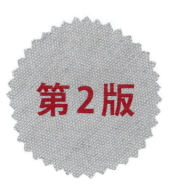

第2版

認知症の作業療法

ソーシャルインクルージョンをめざして

小川敬之
竹田徳則
編

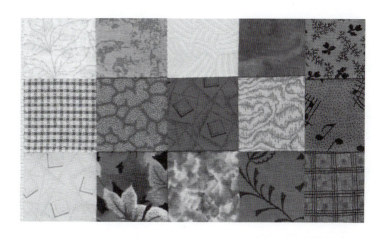

医歯薬出版株式会社

This book was originally published in Japanese
under the title of :

NINCHISYOU-NO SAGYOURYOUHOU—SOSHARUINKURUJON-WO MEZASHITE
(Occupational Therapy of Dementia—Aiming at Social Inclusion)

Editors :
OGAWA, Noriyuki
   Professor, Department of Occupational Therapy, Faculty of Health Science, Kyoto Tachibana University
TAKEDA, Tokunori
   Professor, Division of Occupational Therapy, Faculty of Care and Rehabilitation, Seijoh University

© 2009 1st ed., © 2016 2nd ed.

ISHIYAKU PUBLISHERS, INC.
   7-10, Honkomagome 1 chome, Bunkyo-ku,
   Tokyo 113-8612, Japan

道としての作業療法

世界遺産に指定された「熊野古道」。
形ではなく、歩く道が世界の遺産として認められました。

古道を歩く人の思いや見る風景は、
その時々、その人の思いにより異なります。

「それがいいんだよ」と熊野古道は語りかけます。

その時の気分で、その時の想いで、あなたの歩き方をすればいい。
歩くのがいやなら佇(たたず)めばいい。

この世にたった一人しかいないあなただから……。
あなたが望む歩き方で……。感じ方で……。

何かの事で、自分の歩みに困難を感じたとしても、焦らないでください。

私たちはいつもそこに居て、色を変え、形を変え、姿を変えて
あなたの歩みに添うていきます。

　　　　　　　　　「それでいいんだよ　それがいいんだよ」

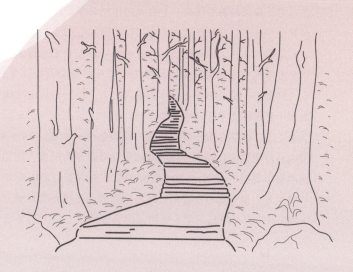

第2版
はじめに

　『認知症の作業療法』の初版が刊行された2009年から6年が経過した．当時の高齢化率は22.7%，平均寿命は男性79.59歳，女性86.44歳，要介護認定者数は469万人であったが，2014年のデータでは，それぞれ25.9%，80.50歳と86.83歳，605万人で，増加と延伸を示している．また，認知症を伴う要介護認定発生に基づく認知症高齢者（認知症ランクⅡ以上）は，2010年の280万人が2015年には345万人，そして団塊の世代が75歳を迎える2025年には470万人へと増加が予測されている．
　このような状況の下，2012年には認知症施策推進5か年計画（オレンジプラン）が策定され，その一つとして2013年より，条件はいくつかあるが在宅生活者を対象に認知症初期集中支援モデル事業が始まり，今後2018年には全国の市区町村での展開が予定されている．
　本事業実施において特筆すべきことは2つある．まず，認知症初期集中支援チームの一員に作業療法士が明記されたことである．次に，複数の専門職が，認知症が疑われる人や認知症の人とその家族を訪問（アウトリーチ）し，評価に基づき包括的・集中的に自立生活を可能にする支援を提供することである．このオレンジプランを受け，2015年には認知症施策推進総合戦略（新オレンジプラン）が策定された．その基本的考えとして「認知症の人の意思が尊重され，できるだけ住み慣れた地域のよい環境で自分らしく暮らし続けることができる社会の実現」が掲げられている．つまり，認知症の人に対して早期に対策を講じる先には，住み慣れた地域での主体的な生活の継続が保障される必要がある．一方では，それを可能にする支援のあり方や仕組みづくりと地域づくりが課題と言える．
　非薬物療法に位置づけられる作業療法とその実践の主たる作業療法士に目を転じると，対象者にとって「意味のある作業」を日々の生活の中で継続できる生活行為の向上を重視した取り組みが広がりつつある．これを達成するには，認知症の人や家族と作業療法士による取り組みのみでは効果は限定的であり，地域住民と心を一つにあわせて支援することや地域のさまざまな社会資源に関わりをもつ人々との協働が必須であることに違いない．また，認知症の人を単に支援するのではなく，社会の一員であるという認識に立ち，ICFの肯定的側面に目を向けるとともに活動と参加，個人因子と環境因子を包含したソーシャルインクルージョンの視点に立つ取り組みが欠かせない．
　そこでこの第2版では，初版の記載をベースに，2009年以降の認知症関連の施策や社会的資源，国内外の認知症に対する作業療法視点での介入研究，認知症早期対象者のスクリーニングと認知症初期集中支援やQOLに関する評価なども厳選して掲載することにした．また，認知症の作業療法に対する力量を高めるためには事例検討の蓄積が欠かせないことから，「対応の実際 事例編」（164～242ページ）で提示する事例は内容を刷新した．第2版では，在宅における早期介入の事例，地

域での支援事例，身体障害領域でよく困難に直面する認知症もしくは認知症に類似した疾患事例，精神疾患なのか認知症なのか判断に迷う事例などについて紹介した．これらは，作業療法士が今後精力的に取り組んでいくべき領域や内容である．なぜなら，認知症のステージや症状・状態に適合したアプローチは十分な鑑別なくしては成り立たない．認知症とひとくくりに捉えるのではなく，認知症の人の豊かな生活の実現のためには，初版で示した「エビデンスとナラティブ」の接点を基盤とした「ソーシャルインクルージョン」の浸透が，認知症作業療法の次のステップへ進む鍵であり，社会的存在として「いまを生きる」認知症の人に正面から向き合う我々に課された課題である．

　この第2版が，作業療法士に留まらず保健医療福祉分野においても，認知症に関わりをもつ幅広い職種の方々の業務の手引書として，また，それらの職種を目指す学生や大学院生の教科書や指南書として，大いに活用されることを切に望んでいる．

　ネズミ一匹から始まり，今では世界に夢と希望を発信し，人に生きる力を与え続けているWalt Disney のことば．

The way to get started is to quit talking and begin doing.
何かを始めるためには，しゃべるのをやめて行動し始めなければならない．

　実践を旨とする作業療法．少しの学びを得たならば，その知識と想いをもって，目の前の方へ，地域で我々を必要としている方々のもとへ，作業療法士が夢と希望を運ぶ担い手として活躍することを願って．

　最後に第2版の出版にあたり，快く担当してくださった戸田健太郎さんをはじめとする医歯薬出版編集部の皆さんに感謝します．

2015年12月

編者：小川敬之
　　　竹田徳則

初版 はじめに

　高齢社会のわが国では，今後の増加が確実な認知症の予防とリハビリテーション，ケアのあり方が問われている．本書は，認知症の人にかかわりをもつ作業療法士にとどまらず，保健・医療・福祉関連職種の方と，作業療法士をめざしている学生に，認知症の作業療法を行う手がかりを示すものである．

　作業療法士は，2009年4月時点で50,000名近くとなり，これは2002年の約2.5倍で作業療法士の急増を示している．『作業療法白書2005年』（作業療法2006年8月特別号，協同医書出版社）によると，作業療法士の勤務する施設は，医療領域が5割，保健・福祉・介護領域が4割となっている．そして，各領域において5割～6割もの作業療法士が，認知症の人を担当している．これらから推測すると，認知症の人にかかわりをもつ作業療法士は相当数で今後さらに増加していく．しかしながら，作業療法士によって認知症の作業療法を体系立て，そして多くの事例をとおして作業療法の実践やその技術をまとめあげた著書は皆無といってよい．

　したがって，作業療法士はこれまでの臨床活動で蓄積してきた経験則に基づいて，作業療法を行っているのではないかと危惧をいだいている者も少なくない．また，作業療法の手段としての回想や音楽，園芸，現実見当識法なども，活動の提供に終始してしまい，本来めざすべき「認知症の人の生活」を支える視点での作業療法はかすみがちになってしまい，それを批判する人さえいる．単に回想や音楽を行うだけであれば，必ずしも作業療法士は必要ない．

　作業療法士による認知症の人へのアプローチとは，認知症の人が営む生活を見据え，これまでにその人が積み上げてきたその人らしさと誇りを尊重したうえで，生活上の困難に支援の手を差し伸べるものであろう．つまり，リハビリテーション分野のなかでも，作業療法士は，心と体の関係性を常に考えて，個人が行いたい作業（生活していくための作業）を通して，その「存在」に応えようとするものでなくてはならない．

　本書の特徴は3つある．第1に，これまで単に「認知症」とひとくくりにまとめて論じられてきた作業療法の実践を，認知症のタイプ（アルツハイマー型，脳血管性，レビー小体型，前頭側頭型）と生活環境別（病院，介護保険施設，通所）に対応させて示したことである．

　第2に，第1の特徴に即して，それぞれの豊富な作業療法実践例と，その根拠を示していることである．

第3に，認知症の作業療法で必須となる医学的視点に加えて，認知症の人には包括的な支援が求められていることから，保健と福祉領域それぞれで必要な知識も整理して掲載している．

　認知症の症状は脳の機能障害に起因する部分に，個人のそれまでの生き方が強く関連しながら出現し，また環境によりそれは変化していく．いうなれば，環境要因を考えながら，ナラティブとエビデンスの接点をしっかりとみつめ，対応していくことに，この病気の理解と作業療法の鍵があるといえる．

　「I now begin the journey that will lead me into the sunset of my life.」
　　　（私は今，私の人生の黄昏に至る旅に出かけます）

　第40代米国大統領ロナルド・W・レーガンの言葉である．彼は，大統領の職を退いた6年後の1994年に，アルツハイマー病に侵されていることを自ら告白している．

　日本には，「旅はみちづれ，世は情け」という人情味あふれる言葉がある．私たちは，認知症の人が歩んでいるその旅に，どのような添い方ができるのだろう．本書が，そうしたことを自らに問いかけ，そしてこれまでとこれからの作業療法を考えるきっかけになることを願っている．最後に，医歯薬出版の米原秀明さんと，本書の質を高めるために労をいとわなかった編集部の山中裕司さんに感謝したい．

2009年6月

　　　　　　　　　　　　　　　　　　　　　　　　　　編者：小川敬之
　　　　　　　　　　　　　　　　　　　　　　　　　　　　　竹田德則

執筆者一覧 (五十音順)

■編　集

小川敬之
竹田徳則

■執　筆

石川貴史（いしかわたかし）	新生会病院
岡原一徳（おかはらかずのり）	けいめい記念病院
小川敬之（おがわのりゆき）	京都橘大学 健康科学部作業療法学科
小川道子（おがわみちこ）	介護老人保健施設エクセルライフ
押川武志（おしかわたけし）	西九州大学 リハビリテーション学部リハビリテーション学科
木村大介（きむらだいすけ）	関西医療大学 保健医療学部作業療法学科
小浦誠吾（こうらせいご）	西九州大学 リハビリテーション学部リハビリテーション学科
白井はる奈（しらいはるな）	佛教大学 保健医療技術学部作業療法学科
砂川直美（すながわなおみ）	小倉リハビリテーション病院
竹田徳則（たけだとくのり）	星城大学 リハビリテーション学部作業療法学専攻
竹原　敦（たけはらしゅん）	湘南医療大学 リハビリテーション学科
谷川良博（たにかわよしひろ）	広島都市学園大学 リハビリテーション学科作業療法学専攻
椿野由佳（つばきのゆか）	介護老人保健施設ウエルハウス川西
中込敏寛（なかごみとしひろ）	日本スウェーデン福祉研究所，明治大学 社会イノベーション・デザイン研究所
中野小織（なかのさおり）	特定医療法人アガペ会
増﨑　力（ますさきちから）	小倉リハビリテーション病院
宮岡秀子（みやおかひでこ）	小倉リハビリテーション病院
宮永敬市（みやながけいいち）	北九州市保健福祉局 認知症支援・介護予防センター
村木敏明（むらきとしあき）	元・茨城県立医療大学 保健医療学部作業療法学科
村島久美子（むらしまくみこ）	桜新町アーバンクリニック
山口智晴（やまぐちともはる）	群馬医療福祉大学 リハビリテーション学部

認知症の作業療法
－ソーシャルインクルージョンをめざして－
もくじ

第2版 はじめに　iv
初版 はじめに　vi

第Ⅰ章　認知症を考えるにあたって

老年期のこころ　2

第Ⅱ章　認知症の現在──知識の整理

1. 高齢社会と認知症　14
2. 認知症への取り組みの歴史　24
3. 認知症発症と関連因子　50
4. 定義と分類・症状　58
5. 認知症の人の評価に向けて　74
6. 薬物療法　82
7. 非薬物療法　89
8. コミュニケーション　104

第Ⅲ章　認知症の作業療法の実際

1. 認知症をどう理解するか　116
2. 評価の実際　124
3. 作業療法の技術　149
4. 対応の実際…事例編　164

在宅での支援〜認知症初期集中支援〜
① 認知症初期集中支援チームでの柔軟な対応により，社会資源の利用につながった事例　164
② アルツハイマー型認知症に対する訪問リハビリテーションでの支援事例　174
③ 幻視と妄想によって外出回数が減った症例への支援　179

一般病棟（急性期・回復期）での支援 〜認知症もしくは認知症に類似した疾患への整理と対応〜
④ 急性期病棟における整形疾患を伴う事例　189
⑤ せん妄症状を呈した整形疾患患者に対するチームアプローチと作業療法の視点　198

精神科病院 ～認知症もしくは認知症に類似した疾患への整理と対応～
　⑥ 精神疾患（統合失調症）を伴う事例 ～窃盗をきっかけに医療に関わったケース～　　208
　⑦ 精神発達遅滞を伴う事例　　215

老人施設での支援 ～認知症短期集中リハビリテーション～
　⑧ 生活習慣を取り戻すことによって，周辺症状が軽減できたアルツハイマー型認知症への作業療法　　222

地域での支援 ～仕事・生産・社会とのつながり～
　⑨ デリバリー作業によって在宅支援が成功したレビー小体型認知症の事例　　231

事例編まとめ
　⑩ 事例の普遍性・再現性　　239

5．社会的資源　　(1) 認知症の人のための施設　　243
　　　　　　　　(2) 認知症と福祉用具　　251
　　　　　　　　(3) 家族会・啓発活動　　261
　　　　　　　　(4) 関連法規　　269

第Ⅳ章　今後の展望

　これからの展望　　284

第Ⅴ章　まとめ

1．15年目の手紙　－作業療法をとおして出会う人たち　　294
2．リハビリテーションの実践　－認知症の人の尊厳　　299

索　引　　303

第I章

認知症を考えるにあたって

老年期のこころ

老年期のこころ

「人間五十年，下天のうちにくらぶれば　夢幻のごとくなり　ひとたび生を享け滅せぬもののあるべきか」．

織田信長が曲舞を舞ったころに比べると，人生五十年だったわが国はいつの間にか平均寿命79.94歳（男），86.41歳（女）（平成24年厚生労働省）の世界一の長寿国になっていた．

秦の始皇帝に命じられ，不老不死の薬を探しに出た徐福も結局は妙薬をみつけ出すことができなかったが，それから何千年という時が経った現代，科学は「人が（生物として）長く生きる」ということに少なからずその役割を果たしているかにみえる．しかしながら寿命が延びることで出てくるさまざまなことがらは，プラス面もマイナス面も含め，人の生活形態や意識に大きな変化をもたらしていることも確かである．

図1は1920年，1985年，そして2012年の平均的なライフサイクルを並べたものである．時代背景もあるだろうが，ライフイベントのずれや，退職してからつまり向老期，老年期以降の期間が長くなり，自由になる時間が増えた反面，その時期・時間をどのように過ごしていくか，このことは高齢社会を迎えて久しい現代社会にとって，他人ごとではない大きな問いかけとしてわれわれの目の前にある．

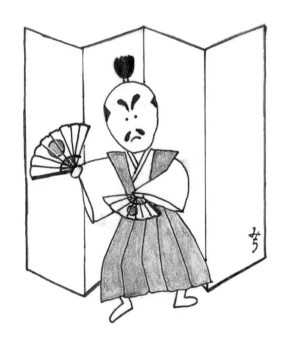

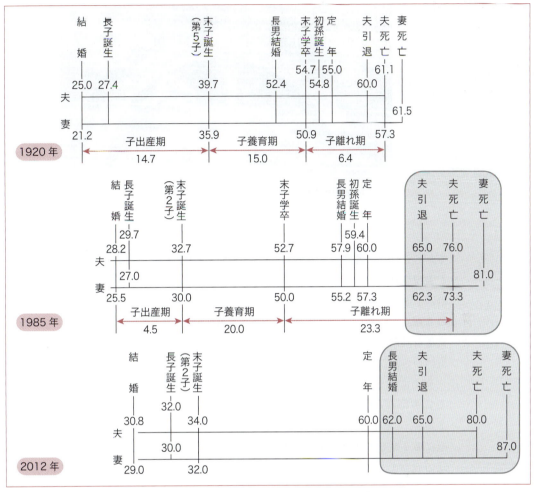

● 図1 ● 戦前，戦後のライフサイクルの変化

約20年前に比べ老年期の期間がさらに長くなっている．

〔宮原英種他，2003[1]，厚生労働省，2012[2]，厚生労働省，2013[3]，WHO，2015[4]から作成〕

　西園がエリクソン（Erikson, EH）の漸成理論（epigenesis theory）を引用し，ライフサイクルも含めた素質と環境の三次元精神医学の提唱をしているが[5]，老年期のさまざまな問題を考察する際にも，ライフサイクル，老いの心，そして時代の特性など多くの要因を考慮し，考察を深めていくことは重要なことだと考える．そこで，この章では認知症のことを述べていくにあたり，その底流にあり，考えておくべき「老齢期のこころ」あるいは「老いる」ということについて考察してみたい．

1．ライフサイクルと老い

　図2は熊野の當寺にある「熊野観心十界曼荼羅」の一部である．江戸初期に熊野比丘尼がこの絵を用いて絵解きを行い，当時，民衆の信仰心を高めたとされている．この絵はその曼荼羅図のなかに描かれている「人生の山坂」といわれる部分

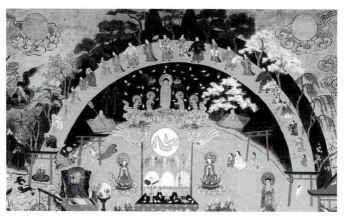

●図2● 熊野観心十界曼荼羅（武久家所蔵）

で，そこには，四季の移り変わりを背景に，誕生から死を迎えるまでの人間の一生が表現されている．日本版のライフサイクルといえるだろうか．西洋にも「人生の階段」として似た絵が存在するが，こうした絵をみると季節は巡り何度も繰り返されるが，人の命には限りがあり，その段階はどれも唯一無二，繰り返すことのない貴重な段階であること，そして人は確実に年をとっていく存在であるということに気づかされる．

ライフサイクルに関しては有名な「エリクソンの漸成理論」（図3）があり，そこで挙げられている老年期の課題は「統合（integration）」と「絶望（despair）」である．「老年期はそれまで経てきたライフサイクルという織物を今度はゆっくり逆に織り戻してゆき，各段階の徳目である希望，意志，決意，才能，忠誠，愛，世話の成熟した形を包括的な英知の感覚へと統合するのは，この最後の段階である」[6]と述べ，統合／絶望という相反する課題のバランスをとることで「英知（wisdom）」が現れてくるとしている．

世間一般的に，「老い」というとネガティブなイメージしかないが，そこにはそれまでの人生を集大成するもっともクリエイティブで困難な大仕事が待っているのである．

しかし，ここで疑問が生じる．WHO（World Health Organization：世界保健機関）によると老年期とは65歳以上をさすことになっているが，本当のところ私たちはいつから老人になるのであろうか．

2．老いの気づき

はたしてこの世に「自分は年寄りだ」と心の底から思っている人がどのくらいいるのだろうか．中峯[7]は釈迦伝記を語り継いだ代表作『今昔物語集』[8]で，若き釈迦が「老い」に出会う章を引用し，老いの気づきについて考察している．若き釈迦は「頭白ク背傴ニシテ，杖ニ懸リテ疲レ歩ブ」供の者にこの人は誰かと問うと，「老人」と言われ，それでは老人とはどういうものかという問いかけに「此ノ人，

老年期								統合 対 絶望 英知
成年期							生殖性 対 自己投入 世話	
成年前期						親密性 対 孤独 愛		
思春期					アイデンティティ 対 混乱 忠誠			
学童期				勤勉性 対 劣等感 才能				
遊戯期			自発性 対 劣等感 決意					
児童初期		自律 対 恥と疑惑 意志						
幼児期	基本的信頼 対 基本的不信 希望							

●図3● エリクソンの漸成理論　　〔Erikson EH, et al., 1990[6]〕

昔ハ若ク盛ナリキ．今ハ齢積リテ形衰エタルヲ，老タル人卜云フ也」と言われ，人すべてがそうなっていくことを知るというものである．若き釈迦にとっては「老

> **コラム　時間と老い**
>
> ミンコフスキー（Minkowski, E)[9]は『生きられる時間』のなかで「若いということは，二十歳であるということよりも，自分の力のあふれでることを感じ，前進感に満ち溢れていることである．それは未来の時間によって制約されない計画が立てられる時間である．これに反して年をとるということは停止することであり，後にとどまることである．それは＜私にはもはや人生において何もする時間がない＞という反省をさせられることである．こうして終わりに近づくという感覚が，ある日われわれの魂にちん入する．その時に我々は＜年をとる＞ということの意味を知るのである．私は後に取り残される．私はもはや周囲の生活の花咲く動きについていけない．それは私より早く進み，私を追い抜く．したがって私は周囲の生活から切り離され，その前進についていけない．年をとるという現象の基盤にあるのは，結局は，周囲の生成に対するわれわれ自身の生命の遅滞感であり，同時に無能感であり，しばしば悲痛感である」と述べ，老年期に起こりやすい心の病への洞察を深めている．

い」の存在があることも知らないほど，老人は自己と切り離された他者であるが，青天の霹靂のごとくある日突然自覚し，認識せざるを得ないものに転化する．そして，生きる限り誰も避けることのできない宿命であることを不意に悟らされるものであると述べている．

これと同じことをボーヴォアール[10]は大著『老い』のなかに記述している．「老いの受容，老いを我が身に引き受けることがとくに困難なのは，われわれがつねに老いを自分とは関係のない異質なものとみなしてきたからなのだ──私はいぜんとして私自身であるのに，別の者となってしまったのか」と述べている．

多くの人は老化ということに対し「自分はまだ……」と自覚し（自覚させ），日々の生活をやり過ごしていることが多い．それは自分のこととして考えても理解できる．しかしながら，それはある意味その人が元気に，いきいきと生きていくために必要なことでもある．問題なのは，「老いていく存在」を自覚する準備をしていない状況で，否応なしにそのことに突然直面せざるを得なくなったときである（退職など）．

準備のないまま，目を背けていた「老い」と対面したとき，さらには病気や認知症などの生きる困難を背負ったとき，そこに潜む喪失感は想像を絶するものになるのではないか．そのとき，こころの拠り所になるものはいったい何であろうか．

3．喪失感

年齢を重ねても心身ともに健康で，できる限り人の手を借りることのないようにとは誰しも願うことである．しかし，加齢とともに，生物としての人間は確実に衰えていく（図4）．前述した老いの気づきのなかで，もっとも最初に気づかされるのは身体的な衰えかもしれない．また精神機能面（知能面）に関してはどうであろう．Katzmanら[12]は年齢を重ねるに従い減退しやすい精神神経機能を示している（表1）．また，結晶性能力と流動性能力（図5）は老年期の知的機能を述べる際よく提示される能力であり，とくに結晶性能力は歳を重ねてなお，向上していく能力だとされている．このことは多くの高齢者に接すると確かにそうした傾向にあることがわかる．全体を総括して眺め，それまでの多くの経験に裏づけられた判断や知識は，ときとして解決できそうもない難問を解くことがある．

そうしたポジティブな側面を大切なものとし，文化として受け入れる社会であれば，たとえ身体的に衰えても，その社会のなかで役割を感じ，自分の存在意義を保つことも可能であろう．しかし，より多くのものをより早く生産していこうとする現代の資本主義社会においてはどうであろうか．生産できなくなった自分はもはや社会から必要とされなくなった存在となり，「社会の廃品（自己の喪失）」と感じることになるのではないか．さらには配偶者の死，友人の死，病，収入の減少など，年をとることでさまざまな角度からメッセージとして送られてくる喪失感．老年期のさまざまな問題に関わるとき，この喪失感をどのように感じとり，目線を向けるかということはとても大切だと考える．以下に示す事例は，そうした喪失感につい

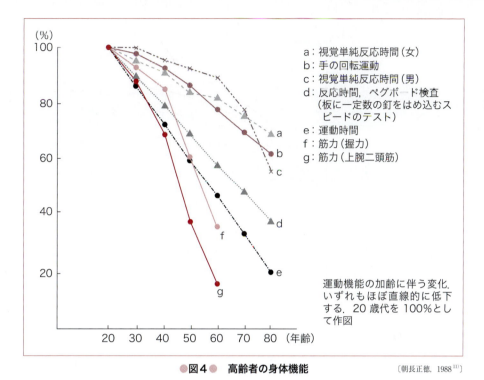

● 図4 ● 高齢者の身体機能

a：視覚単純反応時間（女）
b：手の回転運動
c：視覚単純反応時間（男）
d：反応時間，ペグボード検査（板に一定数の釘をはめ込むスピードのテスト）
e：運動時間
f：筋力（握力）
g：筋力（上腕二頭筋）

運動機能の加齢に伴う変化．いずれもほぼ直線的に低下する．20歳代を100%として作図

〔朝長正徳, 1988[11]〕

● 表1 ● 25〜75歳の間に変化する精神神経機能

ほとんどが不変	語彙　情報　理解　数字の暗誦
	手指，足指の触覚
	手指の2点区別
20%以下減退	ひもを結ぶ　安全ピンをとめる　反応時間
	拍手　手先の器用さ　タップ　継足歩行
20〜40%減退	手で支えて椅子から立ち上がる
	シャツを着る　手書きの速度
	数字の図形の解読　足の背屈
	目を開けての片足立ち
40〜60%減退	上肢の振動覚　足の屈曲
60%以上減退	下肢の振動覚　目を閉じての片足立ち

〔Katzman R, et al., 1986[12]〕

て深く考えさせられた事例であった．

　Aさんは軽度のアルツハイマー型認知症（MMSE 21点，行為障害はない）で80歳代の女性である．夫と同じ敷地内に娘夫婦と暮らしている．最近，夫に対する嫉妬妄想が強くなり，それに対処する夫・娘のストレスが限界に達した時点で相談にのったことがあった．娘との面談であったが，「嫉妬」という個別性の強い感情に対してどれだけ話を聞くことができるのか，不安をもちながらの面談であった．

　話によると，夕食を食べた後，片付けを翌朝にすることに決め就寝すると，翌朝片づいていないテーブルをみて，「夫が誰かほかの女の人を連れ込んで食事をした」と言う．いくら昨日二人で話して片付けを翌朝にしようと決めたと説明しても，

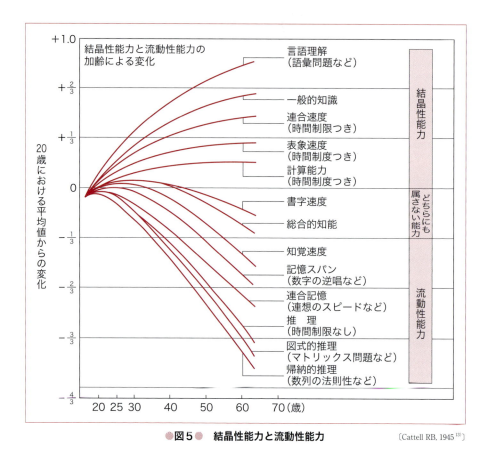

●図5● 結晶性能力と流動性能力　〔Cattell RB, 1945[13]〕

「浮気をしている」と言ってきかない．姿がみえないと「誰か違う女の人と会っている」と言う．記憶障害によるものだといわれそうだが，このような状況を記憶障害だけで説明することはできない．なぜなら，同じように記憶障害があっても，嫉妬妄想にならない人はたくさんいるからである．

　そこで，Aさんの生い立ちを詳しく聞いてみることにした．すると，幼少の頃から，両親や兄弟，親族と次々に死に別れ，身近な人との関係，気の許せる関係にとても疎遠であったことがわかった．堅実な夫との出会いで結婚後は幸せな家庭を築くことはできていたようであるが，夫は亭主関白であり，共に生きていく"人"という拠り所としては中途半端な関係であったのかもしれない．そして，Aさんはその拠り所を意識的にしろ，無意識的にしろずっと求めてきた人なのではないか．老年期に入り，さらには認知症によるもの忘れによって「喪失感」は深くなっていく．Aさんが今まで求め続けていたもの，失いたくないもの，それは人という拠り所だったように思えたのである．生活史・認知症・老いそれぞれが交差して現れてくる症候としての理解が必要だと思った．

　そこで，妻にこれまで毎日行かせていた郵便局に，1回でもいいので「一緒に行こうか」という言葉をかけてみてはどうか，「洗い物を手伝おうか」とときどき言ってみてはどうか，という提案を夫や娘にしてみた．夫もこれまでの生活スタイ

ルにないことを行うことで，とてもエネルギーを使った様子であったが，なんとか少しずつ実行することができ，それに伴い嫉妬も徐々に減少していったのである（完全に消えることはなかった）．

年を重ねることで感じる喪失感．人はどうやってそのことに対峙してゆけばよいのであろうか．

4．馴染みの集団と老い

人は人との関係性のなかで生きている．そして，地域，会社，家族など何らかの集団を形成し，そこに属しながらそれぞれの役割をもって生活をしている．しかし，年齢を重ねていくことでその「役割」も次第に減少していく．山根[14]はライフサイクルのそれぞれの段階における集団の意味を述べ，老年期と集団の関係について「病や老いは，個と集団の関係からみれば，ともに自分を支えていた多くの集団と離れていく，集団から見捨てられていくことでもある」と述べている．ここでも，前項で述べた喪失感は年を重ねていく道程に大きな影を落としている．

また，認知症によくみられるものとられ妄想の精神病理を考察する際にも，喪失感を抜きにはできない．ものとられ妄想者は喪失感と攻撃性，依存欲求と依存拒否の両価感情に翻弄（ほんろう）されており，喪失感には新たなこころ安らげる関係（馴染みの場，馴染みの関係）が必要だとする考えもある[15]．これに関しては室伏[16]が述べた馴染みの関係の叙述（以下）がそれを証明している．

「この集まりはあたかも井戸端会議を彷彿（ほうふつ）させるものがある．気のあった仲間，同類感，通俗的な世話，年寄りの茶飲み友達のようなものがにじんでいる．（中略）このメンバーにはものを盗られるという妄想を持った者が多く，持ち物を抱え持ったりしている人もいるが，その人がこの場ではお菓子などあると分かち合ったりなどしている．きわめてよい平和的な雰囲気で（中略）生き生きしており，これが痴呆症状を持った方たちのぼけの進行をかなり防いでいるように考えられる」．

理屈や言葉の世界を超えた，人と人との関係性が，飾りっ気なしに本質的な姿でそこにある．人には，気のゆるせる仲間と，ただ単純に笑い，語り合い，そのままの自分でいいのだという安心感と信頼感に満たされて過ごすひとときも必要なのだと思う．そして，自分が人の役に立ち，少しでも必要とされ，社会とつながっていることを実感するとき，そのことは命が尽きるその瞬間まで，その人の生きる力になるのではないだろうか．老いとともに否応なしに感じる喪失感に，馴染みの関係や社会とつながる活動は大きな意味をもつと考えられる．

5．老いと英知

『人は成熟するにつれ若くなる』．これは，ヘルマン・ヘッセの本の題名である[17]．われわれの周りにも，何に対しても興味をもち，子どものように無邪気に生きている高齢の方がたくさんいる．たぶん，人が生きている間に経験できること

や考えられることはほんのわずかで，年を重ねるごとに，そのことがだんだん実感としてわかってくるのだろう．深く深く，長い年月をかけ人が生きるということをみつめるからなのかもしれない．もっと知りたい，「人はなぜ生きている」，「なぜ存在している」，「何に向かって進んでいる」のか……．

その人のライフサイクルが統合されていくとき，人間がなぜ存在するかという根源的な問いかけは，大きな好奇心となって，たくさんのものに関心をもち，子どものように目をキラキラと輝かせるのかもしれない．

最後に，ヘルマン・ヘッセと武者小路実篤の詩を紹介する．洋の東西を問わず，エリクソンのいう老年期の「英知（wisdom）」とは，このような状態をいうのではないかと感じさせられる．よいもわるいも相対的にみつめ，口先だけではない，その存在のあり方そのもので魅力ある老いの姿が示されている．こうした老年期の姿に，人が生きる力強さと人間の可能性を感じるのは筆者だけではないと思う．

「老いる」　ヘルマン・ヘッセ[17]

青年がありがたがるがらくたをすべて
わたしもありがたいと思った
髪型やネクタイや兜や剣
そしてとくに女性たちを

しかし今私ははっきりと見る
老いた少年である私が
もうそれらを何一つ持っていないことを
しかし今私ははっきりと悟る
この努力が賢明であったことを

たしかにリボンや髪形や
一切の魅力あるものはまもなく消え失せる
しかし私がそれ以外に獲得したもの

知恵　美徳　暖かい靴下
ああ　それもまたまもなく消えてしまう
そしてこの世は冷たくなる

老いた人びとにとってすばらしいものは
暖炉とブルゴーニュの赤ワインと
そして最後におだやかな死だ——
しかし　もっとあとで　今日ではなく！

「我ながらの喜び」　武者小路 実篤 [18]

　私はいつまで生きるか　その事を知らない
　しかし私はそのうちに　死ぬ事は　まちがいない
　私はそれを知るが　それで　あまり悲観しない
　　（中　略）
　死ぬのはあたりまえの運命と思う
　あんまり苦しみたくないと思うが
　その事を今考えても　あまりやくに立たない
　　（中　略）
　人間は人間だ　生きている内に　少しでもいい仕事をしたい
　いい仕事をしても　何にもならないと思うが
　しかし何にもならないと思っても　いい仕事はしたい
　この世は美しい　そう思っている事が　実に美しい
　何にもならないと思うが　それが楽しみだ
　そう思っている　我ながらの喜び

（小川敬之）

【文　献】
1) 宮原英種・稲谷ふみ枝：高齢者理解の臨床心理学．p8, ナカニシヤ出版, 2003.
2) 厚生労働省：平成23年人口動態統計．2012.
3) 厚生労働省：平成25年版厚生労働白書．2013.
4) WHO：World Health Statistics 2015．2015.
5) 西園昌久：ライフサイクルと精神医学．医学書院, 1988.
6) Erikson EH, et al.（原著）／朝長正徳・朝長梨枝子（訳）：老年期．p35, みすず書房, 1990.
7) 宮田　登・新谷尚紀（編）：往生考．pp26-30, 小学館, 2000.
8) 国東文麿（全訳注）：今昔物語集（一）．pp60-62, 講談社学術文庫, 1997.
9) Minkowski E（原著）／中江育生・他（共訳）：生きられる時間2．pp286-295, みすず書房, 1973.
10) Beauvoir SD（原著）／朝吹三吉（訳）：老い（上・下）．pp333-372, 人文書院, 1972.
11) 朝長正徳：脳の老化とぼけ．p52, 紀伊國屋書店, 1988.
12) Katzman R, Terry RD（原著）／水谷俊雄（訳）：加齢の神経学．西村書店, 1986.
13) Cattell RB：The measurement of adult intelligence. *Psychol Bull*, **40**：153, 1945.
14) 山根　寛：ひとと集団・場．p18, 三輪書店, 2000.
15) 小澤　勲：痴呆老人からみた世界．pp214-225, 岩崎学術出版社, 1998.
16) 室伏君士：痴呆老人への対応と介護．pp123-149, 金剛出版, 1998.
17) Hesse H（原著）／岡田朝雄（訳）：人は成熟するにつれ若くなる．pp26-27, 草思社, 1995.
18) 武者小路実篤：武者小路実篤全集 第十一巻．pp640-641, 小学館, 1989.
19) 河合隼雄：生と死の接点．pp3-75, 岩波書店, 1986.
20) 小川敬之：認知症の作業療法．作業療法ジャーナル, **41**（10）：905-911, 2007.

第Ⅱ章

認知症の現在
―知識の整理

1. 高齢社会と認知症
2. 認知症への取り組みの歴史
3. 認知症発症と関連因子
4. 定義と分類・症状
5. 認知症の人の評価に向けて
6. 薬物療法
7. 非薬物療法
8. コミュニケーション

section 1 高齢社会と認知症

1. はじめに

　高齢社会の日本のみならず認知症の増加は世界各国で予測されている．認知症に関する現状を把握し理解することは，今後の作業療法を考えるうえでは重要である．

　ここでは，高齢社会，平均寿命，認知症の有病率と発症率，認知症の類型別割合，要介護認定における認知症高齢者，若年認知症の実態，今後の動向と課題について述べる．

2. 高齢社会

　わが国の総人口は，2010年の1億2,805万人が今後の推計では，2015年には1億2,659万人，2025年が1億2,065万人で減少する[1]．

　一方，65歳以上の総人口に占める高齢化率は，急速に高まっている．わが国の高齢化率の推移を図1に示した．高齢化率は，1970年に7％で高齢化社会に入り，1994年には14％に達し24年という期間で高齢社会を迎えている．この期間は，諸

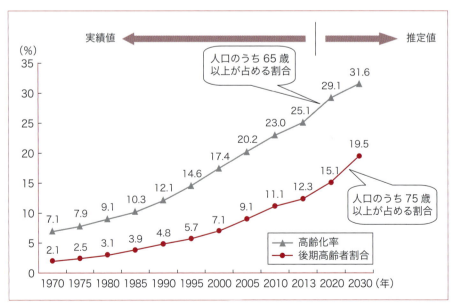

● 図1 ● 高齢化率の推移

〔高齢社会白書，2014[2]より作成〕

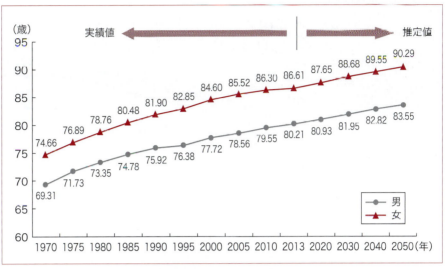

●図2● 平均寿命の推移 〔高齢社会白書，2014[2)]より作成〕

外国に比べると極めて短期間と言える．たとえば，フランスでは115年，スウェーデンが85年，米国は75年，英国が45年である．

わが国の高齢化率は，2005年には20％を超え世界1位となった．その後2013年が25.1％で国民の4人に1人が65歳以上という社会となり，2020年には29.1％，2030年が31.6％と推計されている[2)]．

人口に占める65歳以上のうち，今後は75歳以上の後期高齢者が増加していく．その推移を図1に示した[2)]．後期高齢者の割合は，高齢化社会に到達した1970年の2.1％に対して，25年後の1995年が5.7％で2.7倍，2013年が12.3％で5.8倍に増加している．そして，2030年には19.5％で国民のほぼ5人に1人が後期高齢者と推計されている．

3．平均寿命

わが国の平均寿命の推移を図2に示した．男性女性ともに世界のトップ水準にある．2005年が男性78.5歳（当時世界3位），女性85.5歳（当時世界1位）で，諸外国との比較では，スウェーデンがそれぞれ78.3歳と82.7歳，フランスでは76.6歳と83.7歳，英国が76.7歳と81.2歳，アジアでは韓国が74.3歳と81.5歳であった．その後，わが国では2013年には80.2歳と86.6歳，今後は2020年が80.9歳と87.6歳，2030年には81.9歳と88.6歳，そして2040年が82.8歳と89.5歳へと延伸し，女性では平均寿命が90歳の時代が到来する[2)]．

また，65歳高齢者の平均余命[注1)]は，図3のとおり，2005年が男性18.1年，女性23.1年であった．その後，2010年にはそれぞれ18.5年と23.8年，2013年が19.0

注1）平均余命：
　　　現在の年齢から今後何年生きられるかという期待値

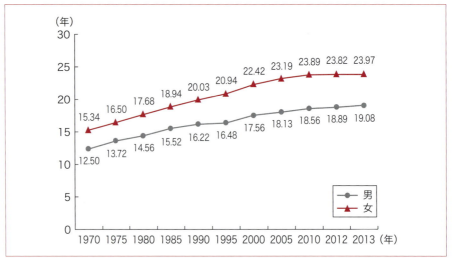

●図3● 65歳の平均余命推移　〔厚生労働省，2011[3]より作成〕

年と23.9年で65歳以降の高齢期の期間が長くなってきている[3]．つまり，この期間をどのように過ごすかがQOLだけでなく介護予防においても重要となる．

4．認知症の有病率

わが国では，急速な高齢化にともない認知症高齢者も増加している．これまでに全国の自治体では，医学的診断に基づいた疫学[注2]調査が行われ，在宅高齢者における認知症の有病率[注3]が報告されている．1970年代から1990年に実施された複数回の調査結果では[4〜6]，有病率は5％前後（3％〜7％）であった．

2000年代に入ると大塚による報告では[7]，65歳以上の認知症高齢者は，2001年が約166万人で有病率は7.3％，その後2016年が約280万人で8.6％，2026年が330万人程度で10.0％と推定された．朝田ら[8]が2009年に行った65歳以上の高齢者を対象とした7自治体の疫学調査のうち6自治体の平均有病率は，14.4％（12.4％〜19.6％）であった．また，図4に示したとおり有病率を5歳ごとの年齢階層でみると，たとえば，女性では65〜69歳の3.3％が75〜79歳では14.9％，85歳以上では40％を超える．同様に男性では，2.2％，11.6％，30％以上となる．さらに，医学的診断に基づく認知症高齢者は2012年時点で462万人，その前駆症状である軽度認知障害（MCI）は400万人と推定されている[9]．

また，厚生労働省による2015年1月の推計では，団塊の世代[注4]がすべて75歳以上となる2025年には，認知症が730万人に達するとの推計が報道されている

注2）疫学：
　　人間集団の健康と疾病とに関わる諸々の要因，諸々の条件の相互関係を，頻度と分布によって明らかにする医学の一方法論
注3）有病率：
　　ある時点における，対象集団の数に対して特定の疾病にかかっている数の割合

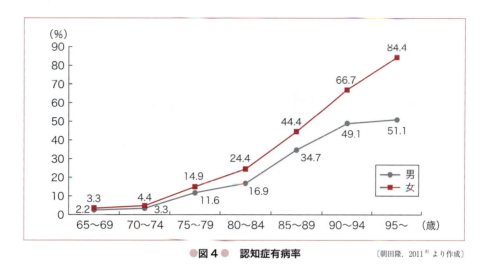

● 図4 ● 認知症有病率　　　　〔朝田隆，2011[8]〕より作成

（読売新聞：2015年1月8日，朝刊31面）．

　今後の都道府県別推計では，2005年を基準とした2035年の増加が上位の県は，埼玉県3.1倍（約25万人），千葉県2.9倍（約22万人），神奈川県2.9倍（約31万人）などとなっている．これは，団塊の世代が多く住むベッドタウンを抱えている県での増加が著しいことを示している[10]．

　一方，諸外国では大規模な調査による有病率の報告は多い．1980年以降に65歳以上の在宅高齢者を対象とした調査では，欧米では13地域で4.9%～7.8%の範囲にあり6%台が多く，アジアでは2.2%～4.3%との紹介がなされている[6]．また，2000年における世界の認知症の総数は2400万人，2040年には8100万人で，しかもその増加はアジア地区で高いと推定されている[11]．

　世界保健機関（WHO）の2012年の報告書「認知症：公衆衛生上に重要課題」によると世界の認知症有病数は，約3,560万人に上る．そして，2030年までに2倍の6,570万人，2050年までに3倍の1億1,540万に増えると予測されている[12]．

　ただし，以上の結果には，調査対象地域における高齢者の構成や調査時期，調査方法の違いなどが少なからず影響している．

5. 認知症の発症率

　わが国では，大規模なコホート研究[注5]によって認知症の発症率[注6]を報告したものは少ない．これは時間と莫大な経費を要するのが一因である．数少ない長期の追跡調査である福岡県久山町での疫学研究[13]では，地域在住高齢者826人を12年

注4）団塊の世代：
　　　1947年から1949年に生まれた人
注5）コホート研究：
　　　特定の地域や集団に属する人々を対象に，長期間にわたってその人々の健康状態と生活習慣や環境の状態などさまざまな要因との関係を調査する研究
注6）発症率：
　　　一定の期間に特定の集団で新たに観察される疾患の頻度（発症）を示す，単位人口に対する割合

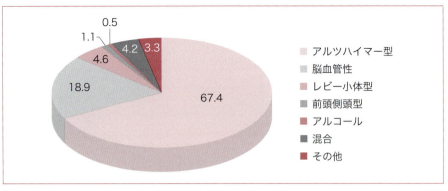

● 図5 ● 認知症の原因分類　　〔朝田隆．2011[8]）より作成〕

間追跡した結果，180人が認知症と診断された．発症率は，年間1,000人あたり男性が15.6人，女性が15.9人とほぼ同値であった．また，香川県三木町での疫学研究[14]）では，3,754人を11年間追跡した結果，発症率は1,000人あたり10.1人だった．

一方，認知症を伴う要介護認定に着目した愛知老年学的評価学研究では，2,725人を5年間追跡した結果，230人が要介護認定における認知症と判定され，1,000人あたり年間11.7人の発症率であった[15]）．また，同様に9,720人を3年間追跡した結果では，330人が認知症と判定され発症率は1,000人あたり11.3人だった[16]）．

諸外国の大規模なコホート研究では，ロッテルダム研究によると約5,500人を2年間追跡した結果，162人が認知症を発症し，発症率は1,000人あたり10.7人と報告されている[17]）．国や地域と対象者の違いはあるが，これらのコホート研究から得られた認知症の発症率は，年間1,000人あたり少なくとも10数名と推定される．

6. 認知症の類型別割合

認知症の類型別割合を図5に示した．朝田ら[8]）の調査によるとアルツハイマー型認知症が67.4％，脳血管性認知症が18.9％で合わせると86％を占め，レビー小体型認知症と他の類型は14％という結果であった．わが国でも欧米と同様にアルツハイマー型認知症の割合が多くなっている．

7. 要介護認定における認知症高齢者

2003年には「2015年の高齢者介護」と題する報告書が出された[18]）．そこでは，2002年の要介護認定高齢者約315万人の半数にあたる149万人が認知症による要介護高齢者であった．その後，2012年の厚生労働省の報告[19]）では，認知症を伴う要介護高齢者は図6に示したとおり2010年の280万人が，2012年には305万人，そして2025年には470万人に増加する．65歳以上の人口比でみた認知症の有病率は，2010年の9.5％に対して2015年が10.2％，2025年には12.8％と推計されてい

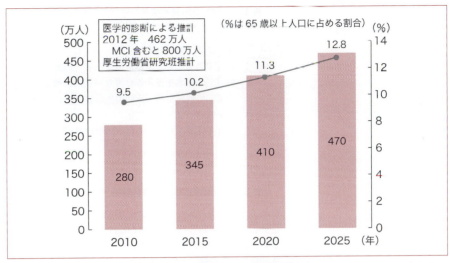

● 図6 ● 認知症による要介護高齢者　〔厚生労働省，2012[19] より作成〕

8. 若年認知症の実態

　認知症でも65歳未満で発症する若年認知症は，就労困難による経済的な問題や家族の介護負担の問題などから社会的に注目されるようになり，その対策が緊急の課題となっている．

　宮永ら[20] は1996年に10万人あたりの該当者数は32人で，全国の患者数を27,000人から35,000人と推計した．原因疾患では，脳血管性認知症が44.2％，アルツハイマー病が16.7％で，最近増えつつある前頭側頭型認知症やレビー小体型認知症の有無についての報告はなされていない．一之渡[21] は，1996年実施した調査結果として，若年認知症は10万人あたり32人，全国の患者数を25,600人と推定している．原因疾患では，脳血管性認知症が54％，アルツハイマー型認知症が21％であった．

　また，朝田ら[22] の2006年～2008年の調査では，10万人あたり47.6人（男性57.9人，女性36.7人）で男性に多く，全国では37,800人と推定している．また，推定発症年齢の平均は51.3±9.8歳（男性51.1±9.8歳，女性51.6±9.6歳）であった．原因疾患として，脳血管性認知症が39.8％，次がアルツハイマー型認知症25.4％だった．したがって，若年認知症の原因類型では，高齢者のアルツハイマー型認知症とは異なり脳血管性認知症が多いことが特徴といえる．

9. 今後の動向と課題

　わが国では，平均寿命の延伸と少子化に伴い高齢化率は高まっていく．認知症は

● 表1 ● 認知症施策推進5か年計画（オレンジプラン）

1. 標準的な認知症ケアパスの作成・普及
2. 早期診断・早期対応
3. 地域での生活を支える医療サービスの構築
4. 地域での生活を支える介護サービスの構築
5. 地域での日常生活・家族の支援の強化
6. 若年性認知症施策の強化
7. 医療・介護サービスを担う人材の育成

〔厚生労働省, 2012[25)]〕

● 表2 ● 認知症施策推進総合戦略（新オレンジプラン）

1. 認知症への理解を深めるための普及・啓発の推進
2. 認知症の容態に応じた適時・適切な医療・介護等の提供
3. 若年性認知症施策の強化
4. 認知症の人の介護者への支援
5. 認知症の人を含む高齢者にやさしい地域づくりの推進
6. 認知症の予防法，診断法，治療法，リハビリテーションモデル，介護モデル等の研究開発およびその成果の普及の推進
7. 認知症の人やその家族の視点の重視

〔厚生労働省, 2015[26)]〕

年齢が増すほど有病率は高まる．したがって，これまでに報告されている認知症の将来推計を上回る増加が予測される．

認知症の増加に対する保健・医療・福祉領域での取り組むべき課題は山積状態である．認知症の発症を防ぐことや一旦発症した認知症を完治することは，現在の医学では研究途上にある．このため介護予防の推進が重要とされ2006年度からは，認知症予防が重点の一つとして掲げられ取り組まれるようになった．これにより国民の認知症に対する関心や理解は高まりつつある．

一方，認知症の人を介護する介護者の介護負担軽減も緊急を要する課題である．なぜなら，介護疲れのもっとも悲惨な結末として，介護者による認知症の人の虐待や介護者と認知症の人の心中（無理心中や未遂も含む），介護者自身の自殺につながっているケースが非常に多い[23)]ことがこれまでに報告されているからである．

若年認知症対策では，若年認知症は老年期の認知症に比べて働き盛りの時期に発症するため，本人が物忘れに気づき始める頃には，対人関係や職業上のトラブルから男性の場合には，休職や退職をせざるを得ない状況に追い込まれているケースが多い[24)]．そして，家庭の経済的困窮や介護負担が問題となっている．

このような状況に対して，厚生労働省では2012年9月に**表1**に示した「認知症施策推進5か年計画（オレンジプラン）」[25)]を公表し，2013年～2017年の期間に着実に推進すべき認知症施策の7項目を明示した．これにより「認知症になっても本人の意思が尊重され，できる限り住み慣れた地域のよい環境で暮らし続けることができる社会」の実現を目指している．「認知症施策推進5か年計画」のすべてが重要だが，そのなかでも，2. 早期診断・早期対応では「認知症初期集中支援チーム」

の設置が掲げられ，チームの一員に作業療法士が明記された．「認知症初期集中支援チーム」とは，複数の専門職が認知症が疑われる人や認知症の人とその家族を訪問し，アセスメントや家族支援等の初期の支援を包括的・集中的に行い（おおむね6か月），自立生活のサポートを行うチームをいう．

さらに，2015年1月には，**表2**の7つを柱にした認知症施策推進総合戦略〜認知症高齢者等にやさしい地域づくりに向けて〜（新オレンジプラン）が，国家戦略として公表された[26]．今後，作業療法士は，認知症の予防とリハビリテーション，認知症の人と家族が安心安全に生活できる地域づくりの多岐に渡って関与する機会が増すことになる．

高齢者の自動車事故に対する警察庁の対応も注目すべきである．現在，75歳以上のドライバーは，高齢者講習の前に講習予備検査を受けなければならないことになっている[27]．現行では，「認知症の恐れ」と判定されても，過去1年間に逆走などの違反がなければ，受診は義務付けられていない．しかし今後は，「認知症の恐れ」とされた人全員に受診を義務化し，認知症と診断されれば免許取り消しや停止とする等が検討されている（読売新聞：2015年1月16日，朝刊27面）．仮に，免許取り消しになった場合の生活や社会参加の支援をどうするのかを合わせて考えることが重要となる．

これまで作業療法士は，認知症発症後の症状の進行遅延を図る三次予防[注7]での対応が中心であった．しかし今後は，地域や在宅において認知症発症前後の早期の段階での対応が求められる．

作業療法士は，認知症高齢者の増加に目をそむけることはできず，早期からの具体的な予防介入策の確立が求められている[28]．また，認知症の人を一人の尊厳をもつ生活者として尊重した立場での，より積極的なサービスの提供が望まれている．

10. まとめ

わが国の高齢化率は2005年の20％が，2013年には25％で2025年には30％に達するとともに，後期高齢者は18％を占めると推計されている．また，2010年の認知症高齢者は，280万人で，65歳以上高齢者の認知症の有病率は約10％，年齢が増えるごとに有病率は高まる．認知症の発症率は，少なく見積もって年間1,000人あたり概ね10数人である．

若年認知症も増加傾向にあり近年の報告では，10万人あたり約40人の発症であり全国では多く見積もって50,000人程度と推定されている．一方では，認知症の人を介護する介護者の介護負担軽減や経済的困窮などに対する国の取り組みと，社

注7）予防の段階
　　　一次予防：健康づくり，疾病予防
　　　二次予防：疾病の早期発見，早期治療
　　　三次予防：疾病の治療，障害の進行・重度化予防

会資源の充実が望まれている．

　作業療法士は，これらを踏まえ既に認知症を発症した人を対象とした三次予防をベースとして，これからは二次予防[注7]や一次予防[注7]への取り組みを視野に入れ，地域包括ケアに関与する職種として，認知症の人と家族のQOL向上に向けた支援がよりいっそう望まれる．

（竹田徳則）

【文　献】

1）総務省統計局：日本の統計 第2章 人口・世帯．2015．
　　(http://www.stat.go.jp/data/nihon/02.htm)
2）内閣府：平成26年版高齢社会白書 高齢化の状況．
　　(http://www8.cao.go.jp/kourei/whitepaper/w-2014/zenbun/pdf/1s1s_1.pdf)
3）厚生労働省：参考資料2　平均余命の年次推移．
　　(http://www.mhlw.go.jp/toukei/saikin/hw/life/life10/sankou02.html)
4）大塚俊男・他：わが国の痴呆性老人の出現率．老年精神医学雑誌，**3**(4)：435-439，1992．
5）平井俊策：痴呆症のすべて．pp49-55，永井出版，2005．
6）柄澤昭秀：アルツハイマー病の疫学−老年期の痴呆とアルツハイマー病の有病率．診断と治療，**91**(2)：211-216，2003．
7）大塚俊男：日本における痴呆性老人数の将来推計−平成9年1月の「日本の将来推計人口」をもとに．日精協誌，**20**(8)：65-69，2001．
8）朝田　隆：厚生労働科学研究費補助金（長寿科学研究事業）認知症の実態把握に向けた総合研究．平成21-22年度報告書．2011．
9）池嶋千秋・他：認知症疫学の現状．老年精神医学雑誌，**25**：81-84，2014．
10）厚生労働省：認知症2035年には2倍の445万人　厚労省推計．朝日新聞（7/6），2008．
11）Ferri CP, et al.：Global prevalence of dementia: A Delphi consensus study. *Lancet*, **366**：2112-2117, 2005.
12）WHO：Dementia cases set to triple by 2050 but still largely ignored.
　　(http://www.who.int/mediacentre/news/releases/2012/dementia_20120411/en/)
13）清原　裕：一般住民における痴呆の実態．臨床と研究，**965**：393-397，2005．
14）福西勇夫・他：在宅痴呆老人の疫学研究−とくに，香川県三木町における有病率と発生率について．精神経誌，**91**(6)：401-428，1989．
15）竹田徳則・他：地域在住高齢者の認知症発症と心理・社会的側面との関連．作業療法，**26**(1)：55-65，2007．（訂正記事：作業療法，**27**(2)：212，2008．）
16）竹田徳則・他：地域在住高齢者における認知症を伴う要介護認定の心理社会的危険因子−AGESプロジェクト3年間のコホート研究．日本公衛誌，**57**(12)：1054-1065，2010．
17）Ott A, et al.：Incidence and risk of dementia. The Rotterdam Study. *Am J Epidemiol*, **147**(6)：574-580, 1998.
18）高齢者介護研究会：2015年の高齢者介護−高齢者の尊厳を支えるケアの確立に向けて−．2003．
19）厚生労働省：「認知症高齢者の日常生活自立度」Ⅱ以上の高齢者数について．
　　(http://www.mhlw.go.jp/stf/houdou/2r9852000002iau1-att/2r9852000002iavi.pdf)
20）宮永和夫・他：日本における若年期および初老期の痴呆性疾患の実態について．老年精神医学雑誌，**8**(12)：1317-1331，1997．
21）一之渡尚道：厚生省科学研究費補助金 若年痴呆に関する研究−平成8年報告書．1997．
22）朝田　隆：若年性認知症の実態と対応の基盤整備に関する研究総括研究報告書．厚生労働科学研究費補助金長寿科学総合研究事業 若年性認知症の実態と対応の基盤整備に関する研究．平成18年度総括・分担研究報告書，pp1-17，2007．
23）加藤悦子：介護殺人−司法福祉の視点から．クレス出版，2005．

24) 朝田　隆（編著）：軽度認知障害（MCI）認知症に先手をうつ．中外医学社，2007．
25) 厚生労働省：認知症施策推進5か年計画（オレンジプラン）について．
(http://www.mhlw.go.jp/stf/houdou/2r9852000002j8dh.html)
26) 厚生労働省：認知症施策推進総合戦略～認知症高齢者等にやさしい地域づくりに向けて～（新オレンジプラン）について．(http://www.mhlw.go.jp/stf/houdou/0000072246.html)
27) 警察庁：講習予備検査（認知機能）について．
(https://www.npa.go.jp/annai/license_renewal/ninti/)
28) 竹田徳則：認知症の一次予防に着目した取り組みと可能性．日本認知症ケア学会誌，**11**(3)：629-634, 2012．

認知症への取り組みの歴史

1. はじめに

　障害の概念も時代とともに変化してきた．そのエポックメイキングが，1980年にWHO（世界保健機関）が発表した国際障害分類（ICIDH：International Classification of Impairments, Disabilities, and Handicaps）の障害構造モデルから，2001年5月の第54回のWHO総会において，その改訂版として採択された国際生活機能分類（ICF：International Classification of Functioning, Disability and Health）への変換である．それにより，第1部は「生活機能と障害」と第2部は「背景因子」に関する部門に整理された．

　認知症高齢者に関する歴史を振り返ると，まず高齢者支援のために制定された老人福祉法（1963年）によってホームヘルパー派遣や特別養護老人ホームの設置が規定されたことが挙げられる．当時，認知症高齢者に対する社会の認知は皆無に近い状態であった．しかし，1972年に出版された有吉佐和子の『恍惚の人』により国民に認知症に対する関心が高まることとなったが，法整備には至らず，認知症高齢者のほとんどが家庭で介護されている状態にあった．

　作業療法士が高齢者の医療，保健領域に進出しはじめたのは，老人保健法（1982年）の制定によるところが大きい．そして1990年代の精神保健における老人性認知症疾患に対する作業療法介入には，それまで単に余暇活動として実践されていたDPS（Dance：踊る，Play：遊ぶ，Song：歌う）に留まることなく，提供されるサービスには，高齢者個々人の認知機能や生活歴（Life History），それに気質・能力といった性格，その人のコーピング（対処）方法，さらには心理社会機能を表す人間関係に基づいて「その人」を包括的に捉える視点が必要である．その上でそれらの要因に基づいたレベルでの最適な作業（Activity）を工夫・提供することにより，彼らの「生きている『今』・『この場所』での生活」に何らかの意味づけがされる作業の技術（テクニック）に留まらず技能（スキル）の開発を通して，認知症高齢者へのウェルビーイング（Wellbeing）の提供が求められた．

　2000年には公的介護保険が導入され，作業療法士の活躍の場が，それまでの医療（病院）に留まることなく，保健（施設）や福祉（在宅）の領域にまで広がっていった（図1）．作業療法も生活支援と環境調整をキーワードに，ICFに基づいた障害モデルを認知症高齢者の捉え方として考える必要が求められてきた（図2）．

　日本では，2005年に一部改正され2006年に施行された介護保険法で「予防重視型システム」への転換へと舵をきり，「地域密着型サービス」や「地域包括支援セ

2. 認知症への取り組みの歴史

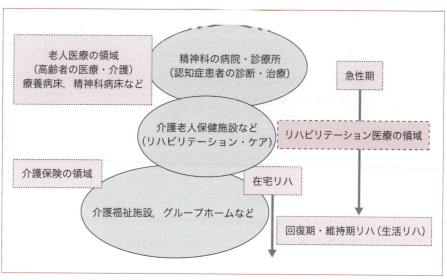

● 図1 ● 認知症性高齢者の医療・介護を取り巻く分野（リハビリテーションの視点から）
〔日本作業療法士協会，2007[1]〕

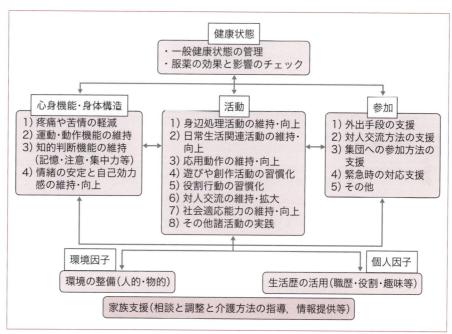

● 図2 ● ICFを用いた認知症高齢者への対応目標
〔萩原喜茂，2008[2]〕

ンター」を創設することを通して，地域包括ケアの考え方を導入した．つまり病院や施設から長年住み慣れた地域での生活支援を充実させることであり，それに符合する内容として日本作業療法士協会も，2008年に策定した「作業療法5か年戦略（地域生活移行支援の推進～作業療法5（GO）・5（GO）計画）」により，5年間に作業療法士の5割を身近な地域に配置し，地域生活への移行を支援し，効果を検証

してきた．さらに百歳人口が5万人を超え，65歳人口がカナダの総人口に匹敵する3千万人を超えた今，国の施策である「オレンジプラン」と連動した認知症の人の日常生活のウェルビーイング（Wellbeing）を支える作業療法の効果的介入を検討課題とすべく，また高齢者の人口増に伴う認知症高齢者の急増に適切にかつ科学的根拠をもって対応すべく，2014年に日本作業療法士協会において2年間の暫定ではあるが「認知症の人の生活支援推進委員会」が立ち上げられた．

それに伴い「医療領域（身体障害）作業療法の対象（65歳以上）」のカテゴリーにおいて，認知症高齢者（器質性精神障害〔アルツハイマー病，脳血管性認知症などの認知症，脳損傷等による人格・行動障害等含む〕）に日々関わっている作業療法士が勤務する施設数は，『日本作業療法白書2010』（2012年3月30日）では，回答を寄せた1426施設中477施設（33.5％）[3]である．さらに日本作業療法士協会事務局統計情報委員会による『2013年度日本作業療法士協会会員統計資料』から，2014年3月31日現在，会員48,008人のうち，対象疾患（主のみ）別会員数におけるICD-10大分類（精神および行動の障害と介護保険分類）の小項目（それぞれ，血管性および詳細不明の認知症と虚弱老人）にはそれぞれ1,658名と2,199名が認知症に関わっている．また領域別会員数（主のみ）における医療法関連施設の認知症疾患医療センターには35名，老人福祉法関連施設の老人福祉施設には1,470名，介護保険法関連施設には4,848名が記載されている．そして認知症関連（認知症疾患治療病棟，認知症疾患療養病棟，重度認知症患者入院治療，重度認知症患者デイケア）の医療施設の認可施設分類別会員数はそれぞれ442名，215名，30名，293名となっている．

2. 文献検索方法

作業療法はリハビリテーションの一翼を担い，非薬物療法として位置づけられている．現時点では薬物療法が効果的な治療法であると未だ確立されていないため，非薬物療法が多様に，さまざまな保健・医療・福祉職種に留まらず，家族や介護者によっても対応方法が工夫されて用いられている．さらに作業療法は，「生きる（ADL／IADL）」・「働く（仕事・生産的活動）」・「楽しむ（遊び・余暇活動）」からなる作業活動を治療・指導・援助として用いる療法である．認知症高齢者に対して用いる主たる4つの作業療法アプローチは，1. 行動を介したアプローチ，2. 感情を介したアプローチ，3. 認知を介したアプローチ，4. 刺激を介したアプローチ，と分類され，その内容も多岐に渡り，他職種も用いるアプローチとも重複する領域が少なくない（表1）．

多様な手段を駆使して認知症に対する作業療法が臨床において実践されているが，未だ体系的な理論や技術が確立されているとは言い難く，セラピストの経験則・経験知に基づいてサービスが患者やクライエントに提供されているのが認めざるを得ない現状であろう．そのため，表1に見られるがごとく，手段として作業療法本来の技術ではない，Reality Orientationや音楽療法，回想法，動物介在療

● 表1 ● 認知症高齢者に対する主たる作業療法アプローチ

1. 行動を介したアプローチ：行動療法，日常生活訓練等
2. 感情を介したアプローチ：回想法
   バリデーション（Validation Therapy）等
3. 認知を介したアプローチ：Reality Orientation 等
4. 刺激を介したアプローチ：レクリエーション，手工芸，音楽，園芸，動物介在活動，アロマ療法，運動療法，タクティールケア（Tactile Care：触覚刺激），物理療法，アロマセラピー（嗅覚刺激），マッサージ，スヌーズレン等

法，園芸療法などが，作業療法士でない専門職によるサービスとして提供されることも少なくない．認知症高齢者と作業を軸として「場」を共有し，かれらの生活に意味づけるウェルビーイングの維持・向上を目的とする作業療法が認知されにくい現状が窺える．

そのため，本稿では第一のキーワードに「作業療法」を掲げ，そして第二のキーワードをアルツハイマー型認知症や脳血管性認知症，ピック病（前頭側頭型認知症），レビー小体型認知症という疾患名に限定することなく，「認知症」とした（注：2004年12月24日に厚生労働省は，それまで広く一般に用いられていた痴呆にかわる行政用語を認知症と改めたが，本稿では論文のタイトルは変更することなく痴呆を用いている．それ以外ではすべて認知症に変換している）．絞り込み条件（選択基準）として，認知症高齢者に対する介入を作業療法の視点，特に筆頭著者が作業療法士であり，作業の視点から捉えられた原著論文（抄録：Abstract あり）であること．チェックタグは「ヒト：高齢者（65歳以上），ただし若年認知症の人の母集団では65歳未満」とした．更に，総説や事例（症例）報告，調査研究や質的研究，文献研究，評価法・尺度の検討・開発は除外した．

2000年の介護保険導入を一つの区切りとして，1990年から2000年まで（以下，1990年代）と，2000年から2014年まで（以下，2000年代）の2つの期間に分類し，検索した．文献検索は2014年10月20日午前9時30分（日本語文献）と同年10月24日午前10時25分（英語文献）に実施した．日本語文献の検索では，NPO医学中央雑誌刊行会（Japan Medical Abstracts Society, 医中誌Web：以下，医中誌）を用いた．一方，英語文献では，MEDLINEの無料検索サービスであるUS National Library of Medicine National Institutes of Health（以下，PubMed）を用いた．

それらのエビデンスレベルは，引用文献掲載レベルを一部改変し，作業療法文献の特性を考慮しⅣ以上とした（**表2**）．各時期を代表する最も高い（ⅡまたはⅢ，該当原著論文がない場合はⅣ）エビデンスレベルにあたる3件から6件の主要原著論文の概略（目的，方法，結果，結論：臨床への応用性に焦点）をレビューした（ただし，システマティックレビュー／メタアナリシスの特性上，レベルⅠは採用しなかった）．さらに，選択基準に則って選択された原著論文に掲載された当該時期の作業療法の特徴を表す主要用語は，主としてICFの構成要素等に基づいて掲載検索論文から選択した．日本語文献検索からは，論文に掲載されたキーワードと

● 表2 ● エビデンスレベル

レベルⅠ：システマティックレビュー / メタアナリシス
レベルⅡ：1つ以上のランダム化比較試験
レベルⅢ：非ランダム化比較試験
レベルⅣ：分析疫学的研究〔コホート研究や症例（事例）対照研究〕，比較対照をもたない1群による研究
レベルⅤ：記述的研究〔症例（事例）報告やケースシリーズ〕
レベルⅥ：患者データに基づかない，専門委員会や専門家個人の意見

〔長田久雄，2005[4]，太田喜久子，2005[5]〕

医中誌に掲載されているシソーラス用語（以下，日本語用語）を，また英語文献検索からは，同じく論文に掲載されたキーワードとPubMedに掲載されたMeSH（Medical Subject Headings）term（以下，英語用語）を選択し，各時期における掲載用語を比較表記した．（**表3**）

3. 文献検索結果

1) 日本語文献

(1) 1990年代

認知症：1,358件，作業療法：368件．両者を組み合わせた最終検索総数は18件であった．選択基準に準拠したレベルⅣ以上の原著論文は5件[6〜10]であった．その内，レベルⅡの1件[6]とその他のレベルⅣの4件の主要な2件[7,10]をレビューした．

(2) 2000年代

認知症：7,055件，作業療法：3,969件．両者を組み合わせた最終検索総数は384件となり，1990年代と比較して格段の論文の増加数であることがわかる（ただし，当該数には「論文種類」として原著論文／症例報告が含まれている）．

今回，更にキーワードに対する絞り込み条件を2項目として厳選した．すなわち1) 論文種類を「原著論文（抄録あり）（症例報告を除く）」と2) 研究デザインを「ランダム化比較試験」・「準（非）ランダム化比較試験」，つまりエビデンスレベルⅡとⅢである．

以上の条件を踏まえると，認知症：60件，作業療法：67件．両者を組み合わせた最終検索総数は6件[11〜16]であった．当該原著論文をすべてレビューした．

2) 英語文献

(1) 1990年代

認知症：27,613件，作業療法：3,969件．両者を組み合わせた最終検索総数は33件であった．選択基準に準拠したレベルⅡの原著論文は4件[17〜20]であり，主要な3件[17,18,20]をレビューした．

(2) 2000年代

本年代は，検索当初からからキーワードに対する絞り込み条件を2項目として厳

● 表3 ● ICF関連用語に基づいた年代別分類用語

	1990年代		2000年代	
	日本語文献	英語文献	日本語文献	英語文献
健康状態関連用語	アルツハイマー病 統合失調症 脳血管障害 脳血管性認知症	アルツハイマー病 (Alzheimer disease)	アルツハイマー病、予後 脳外傷、筋力、大腿筋 行動症状、抑うつ、注意 精神症状、記憶障害	アルツハイマー病 (Alzheimer disease) 認知症/生理病理学 (dementia/physiopathology) 認知症心理学 (dementia/psychology) 精神疾患 (mental disorders) 記憶障害/疫学・リハビリテーション (memory disorder/epidemiology)
療法関連用語	音楽集団療法 音楽療法	モンテッソーリ法 (Montessori method)	運動療法、精油、自己効力感 音楽療法、マッサージ グループ訓練、アロマセラピー 理学療法、筋収縮等尺性 リハビリテーション 老人看護 レジスタンストレーニング	非薬物療法 (nonpharmacological therapeutic program) 遊戯療法 (play therapy) 鍼療法 (acupuncture) マッサージ (massage)
心身機能・身体構造関連用語	見当識	認知障害 (cognition disorders) 精神障害 (mental disorders) 見当識 (orientation) 知覚 (perception) 知覚障害 (perceptual disorders) 加齢 (aging)	軽度認知障害 認知障害	行動障害 (behavioral disorders)
活動・参加関連用語	歌 踊り（舞踏） 絵画 調理 遊戯と玩具 レクリエーション	ADL ADL 評価 (ADL assessment) 動物 (animals) 自動車運転検査 (automobile driver examination) 自動車運転 (automobile driving) 行動 (behavior) 遊戯と玩具 (therapeutic activities) 治療的活動	移動運動 睡眠 ADL 行動 手段的 ADL (IADL) 遊戯と玩具 レクリエーション	ADL 手洗い (handwashing) 行動 (behavior) 睡眠 (sleep)
環境因子関連用語	精神科病院 中間医療施設 デイケア 保健医療施設 老人ホーム 老人保健施設	地域 (community) デイケア (day care) 環境 (environment) 環境刺激 (environment stimulation) 集団活動 (group activities) ヘルスケア (health care) 施設環境 (health facility environment) ホームケアサービス (home care services) 家庭看護 (home nursing) 病院 (hospitals) 仕事満足度 (job satisfaction) 介護老人福祉施設 (nursing homes, homes for the aged) 予防的健康サービス (preventive health services)	中間医療施設 デイケア 老人保健施設 特別養護老人ホーム 病院リハビリテーション科 回復期リハビリテーション病院	地域 (community) 地域健康サービス (community health services) ホームケア (home care) ホームケアサービス (home care services) 住宅改造 (home modification) 家庭看護 (home nursing) 介護老人福祉施設 (nursing homes) プライマリヘルスケア (primary health care) 患者ケアチーム (patient care team) 地域健康サービス (community health services)
個人因子関連用語	学習 QOL	QOL ヒトとペットの関係 (human-pet attachment)	QOL（生活の質） 在宅療法	個人的満足度 (personal satisfaction) 性別要因 (sex factors) QOL、介護者 (caregiver)、配偶者 (spouses)
その他	自己実現 ターミナルケア 治療技術 治療効果 治療成績 保健医療計画	世代間交流 (intergenerational) 介護費 (caregivers) 医療費 (cost of illness) 意思決定 (decision making) 神経心理学検査 (neuropsychological tests) 成果評価 (outcome assessment) 患者ケアチーム (patient care team) 健康サービスのニーズとデマンド (health services needs and demands) 教育 (teaching) 課題遂行と分析 (task performance and analysis) 老年医学評価 (geriatric assessment)	医療従事者・患者関係 ランダム化・準ランダム化比較試験 感情表出、介護（者） 回復期、アウトカム評価 行動評価、転倒、有病率 作業能力評価、治療成績、クロスオーバー研究 精神症状評価 知能検査、医療関係者の態度 長谷川式簡易知能評価スケール 文献研究 神経心理学的簡易検査 Trail Making 検査 パイロットプロジェクト 結果再現性	介護者 (caregivers)、治療成果 (Treatment outcome) 介護 (caregiving)、事故予防 (accident prevention) 状況 (context)、障害評価 (disability evaluation) 能力障害評価 (disability evaluation)、有病率 (prevalence) 雇用 (employment)、実行可能性調査 (feasibility study) 評価 (evaluation)、クラスター分析 (cluster analysis) 老年医学評価 (geriatric assessment)、老年医学 (geriatrics) 時間因子 (time factor)、アイデンティティ (identity)、適応 (adaptation) アンケート (questionnaires)、多面的評価 (multidimentional assessment)、職業 (occupation) ロボット工学 (robotics)、専門職業務 (professional practice) バイカーブ法 (single-blind method) コンピューターを用いた指導 (computer-assisted instruction) 回帰分析 (regression analysis)、神経心理学テスト (neuropsychological tests) ウェルビーイング (well-being)

※各セクションの日本語用語はあいうえお順、英語用語は ABC 順.

選した．すなわち 1) 論文種類を「原著論文（抄録あり）（症例報告を除く）」と 2) 研究デザインを「ランダム化比較試験」，つまりエビデンスレベルⅡのみ，であった．

以上の条件を踏まえると，認知症：1976 件，作業療法：579 件．両者を組み合わせた最終検索総数は 28 件[21〜48]であった．その内，主要な 6 件[24, 25, 29, 40, 43, 47]をレビューした．

4. 主要文献レビュー

以下に「3. 文献検索結果」に基づき日本語の主要文献を年代別に，続いて英語の主要文献を年代別に紹介する．

1）日本語文献
（1）1990 年代
① 著者：田中昌代，寺田佳世，山口昌夫，田川義勝，勝木道夫
　　タイトル：痴呆老人に対する音楽集団作業療法の効果
　　雑誌名（巻：ページ，発行年）：作業療法（9：172-180　1990 年）
　　エビデンスレベルⅣ

【目的】筆頭著者が勤務する病院独自の音楽を用いた集団作業療法を認知症患者を対象に，通常の週 1 回実施する集団作業療法を，集中的に週 3 回・約 1 か月間実施した効果を検討すること．

【方法】認知症状を呈する 60 歳以上の 10 名の患者が対象（脳血管性認知症 8 名，老人性認知症 2 名：男性 5 名，女性 5 名，年齢は 60 歳から 81 歳で平均年齢は 71.9 歳）．対象者は当該プログラムの他に，通常の個別作業療法ならびに理学療法，薬物療法を継続的に受けていた．対象者を参加前に音楽の好みや経験，リズム能力や楽譜の理解度の検査を通して，非リズム群 4 名，片手リズム群 3 名，両手リズム群 2 名，リズム協調群 1 名の 4 群に分類した．用いられた評価は，1) 2 分間隔で 15 回の総計 30 回からなる積極的反応率（表情，行動，意欲），2) 音楽的技術と参加意思，心理的満足度，3) 知的能力；長谷川式スケールとベントン視覚記銘検査，4) 精神症状：長束らの精神機能評価チャート[49]，5) ADL 評価：百才老人の日常生活機能チャート[50]，であった．

【結果】積極的反応率には 3 項目とも相互に関連があった．音楽的技術のリズムの取り方では 6 名が向上，自発的参加は 4 名であり，心理的満足度では 8 名が「楽しかった」と答えた．長谷川式スケールでの向上は 8 名となり，ベントンでは最終的検査が遂行できなかった参加者が多数のため比較できなかった．精神機能評価では改善が 6 名，ADL 改善では 5 名いた．初期・最終評価間の比較では，積極的反応率のみに有意な向上が観察された．表情と意欲には向上の傾向が見られた．

【結論】認知症高齢者に対して，気分転換や精神的賦活，さらには対人交流の場を集団作業療法において提供するために，高齢者に馴染みのある音楽を用いて音

楽能力を基本とした分類を行い，包括的な評価をもって音楽集団作業療法を実施し，その効果を検討したことは，これが有効な一手段であることが示唆された．

② 著者：佐藤浩二，松田隆治，衛藤宏，後藤浩，吉野実，野村秀幸
タイトル：脳血管性痴呆患者に対する作業療法とその治療効果
雑誌名（巻：ページ，発行年）：作業療法ジャーナル（26：371-374 1992年）
エビデンスレベルⅡ

【目的】脳血管性認知症患者に対する特定の課題学習訓練と集団訓練を実施し，長谷川スケールとGBSスケールの評価に基づく作業療法の治療効果を検討すること．

【方法】脳血管性認知症患者53人を対象．研究デザインは封筒法を用いたランダム化手法によるパラレル比較デザイン．対象は学習群27人（男性13人，女性14人：平均年齢73.8±7.5歳：発症からの期間8.5±11.1か月：右片麻痺11人，左片麻痺6人，両側麻痺3人，麻痺なし7人）と非学習群26人（男性12人，女性14人：平均年齢76.7±7.5歳：発症からの期間7.4±9.2か月：右片麻痺6人，左片麻痺6人，両側麻痺5人，麻痺なし9人）に分類．介入条件は，長谷川スケールが21.5から0.5点の中等度から重度を呈する患者（認知症の発症から3年以内）．介入期間は8週間．両群にベースラインとして身体機能の向上を目的とした機能的作業療法を個別に毎日40分間実施．それに加え学習群には精神機能の向上，ADLの向上を目的とした個別作業療法（コース立方体組み合わせ，パズル組み合わせ，図形末梢，更衣訓練）を毎日40分間と毎日60分の集団作業療法（見当識訓練，体操，ゲーム，歌，茶会など）を実施．評価は長谷川スケールとGBSスケールを用い，ベースライン（開始時）と4週後，最終評価の8週後の3回実施．

【結果】両スケールともに，開始時と比較して非学習群では有意差は見られなかったが，学習群では見られた．学習群のGBSスケールにおいては4週後と8週後間に有意差が示された．両スケールに有意な改善を呈した学習群を訓練開始時の長谷川スケール得点を基に，中等度認知機能低下者（21.5から10.5点）と重度認知機能低下者（10点以下）に分類して各評価の経時的変化を検討した結果，長谷川スケールでは両者ともに学習群全体の結果と一致．GBSスケールでは中等度認知機能低下者は学習群全体の結果と一致していたが，重度認知機能低下者においては8週後のみに有意な改善が見られた．

【結論】脳血管性認知症に対する作業療法は，機能維持的な介入に終始せず，集中的に精神機能面をも賦活する作業療法の実施の重要性が示唆された．

③ 著者：大嶋伸雄，進藤図南美，川辺郁代，稲庭知弥子，山田孝
タイトル：女性痴呆患者における調理活動の治療的効果の検討
雑誌名（巻：ページ，発行年）：作業療法（16：201-208 1997年）

エビデンスレベルⅣ

【目的】アルツハイマー型認知症患者に対する調理活動訓練の有効性の確認を通して，当該活動がもたらす治療的効果の要因を分析すること．

【方法】対象者は老人性痴呆疾患治療病棟に入院中のアルツハイマー型認知症の女性患者14名（平均年齢76.7歳，家事や調理経験を有する．初回MMSEは平均12.6点）．活動は対象者を3～4名に分類されたグループで週2回を1単位として実施された（訓練実施期間は3グループ間で異なり8～14週）．全体的なプロセスは献立内容の確認から後片付けまでの6工程．買い出しは作業療法士が引率して近隣スーパーで食材購入を実施．献立は3条件からなり，1) 比較的少ない手順と 2) 季節感の取り入れ，3) グループおよび個々の能力に応じた調理工程，であった．開始前に調理技能の評価と熟練度の繰り返しよる習熟の経験を配慮．調理後は作業療法士が数名参加しての反省会をかねた試食会の実施．その際調理に関する回想場面を通して自己評価の強化を実施した．知的精神機能はMMSEを，病棟内の日常生活の状態・行動・能力はNMスケール[51]を，そして当該活動場面の評価は独自に作成した調理活動観察チェックリストを用いた．

【結果】NMスケールとチェックリストの前後間に有意差が認められたがMMSEには認められなかった．NMスケール項目では「関心・意欲・交流」と「会話」において，チェックリスト項目では「手の巧緻性」，「材料の見積もり」，「表情」，「手順の記憶」，「安全への配慮」に有意差が観察された．NMスケール項目とチェックリスト項目との相関は，「関心・意欲・交流」，「表情」，「会話」，「手の巧緻性」，「安全への配慮」，「衛生面の配慮」，「材料の見積もり」で有意であった．

【結論】女性認知症患者に経験的技能である調理活動の一定期間実施することにより，情緒面で変化が観察され，日常生活における関心・意欲の向上や交流の増加，といった自発性や行動面での変化が観察されたことは，調理活動という対象者にとって馴染みの活動による作業イメージの再現が自己の役割の再評価をもたらし，その結果彼らの潜在的に埋もれていた自己実現の感覚を惹起させたことと考察された．

(2) 2000年代

① 著者：駒井由紀子，繁田雅弘

タイトル：軽度アルツハイマー型認知症の記憶障害に対する注意機能訓練の効果

雑誌名（巻：ページ，発行年）：作業療法（29：479-487　2010年）

エビデンスレベルⅢ

【目的】疾患（アルツハイマー型認知症）と進行度（軽度）を限定した高齢者に対する注意機能訓練が彼らの注意障害や記憶障害の改善に有効であるかを検討すること．

【方法】アルツハイマー型認知症を診断された12名であった（平均年齢は67.3歳，平均教育年齢は13.3年）．Clinical Dementia Ratingが0.5または1.0，日本

版 MMSE が 20 点以上（平均点は 24.4 点）で，塩酸ドネペジルを服用していて，告知を受けていた．訓練期（注意機能訓練）と非訓練期（認知症教育）を設定するクロスオーバーデザインを用いた．各期それぞれ週1回，1時間を12回介入した．評価は開始時，介入後，非訓練期後の3回とした．項目は，認知機能全般を MMSE，前頭葉機能を Frontal Assessment Battery（FAB）[52]，記憶・注意機能を Wechsler Memory Scale-Revised（WMS-R），注意機能を訓練としても実施した Paced Auditory Serial-Addition Task（PASAT）[53] と Trail Making Test（TMT）A/B，であった．ADL と QOL はそれぞれ Disability Assessment for Dementia（DAD）と痴呆性高齢者 QOL スケール（QOL-D）によって評価された．

【結果】開始前と非訓練期後に有意差を認めず，開始前と訓練期後に有意差が認められたのは MMSE と WMS-R，TMT-B であった．開始前と訓練期後・非訓練期後のそれぞれに有意差が認められたが，訓練期後が有意に優れていたのは PASAT2 秒と PASAT1 秒であった．進行度に関しては WMS-R の遅延再生において CDR 0.5 群が優れていた．ADL に関しては3期間に有意差は認められなかった．QOL では 65 歳未満に訓練効果が有意であった．

【結論】当該訓練は軽度アルツハイマー型認知症の高齢者の注意機能や作業記憶を改善させると同時に，訓練開始は軽度の認知機能障害の段階や 65 歳未満での開始が効果的であることが示唆された．

② 著者：磯直樹，内村ふみ子，鶴田明穂，田平隆行，長尾哲男
　タイトル：集団活動における作業工程の進め方の違いが認知症者の精神・心理機能へ及ぼす影響　回復期リハビリテーション病棟における介入研究
　雑誌名（巻：ページ，発行年）：作業療法（30：20-28　2011 年）
　エビデンスレベルⅡ

【目的】回復期リハビリテーション病棟における集団活動の作業工程の進め方が認知症患者の精神・心理機能に及ぼす影響を検討すること．

【方法】回復期リハ病棟に入院している改訂長谷川式簡易知能評価スケール（HDS-R）が 20 点以下の認知症と診断された患者 20 名（平均年齢 83.1 歳，平均入院期間 85.7 日）．アルツハイマー型認知症が 13 名と脳血管性認知症が 7 名．集団活動は週5回，午前 10 時からの 1 時間，3 か月以内であった．作業完遂群と作業分割群の作業工程の進め方とし，10 工程以下に分けられるペーパークラフトである．対象を HDS-R に基づき重度（10 点以下），中等度（11-15 点），軽度（16-20 点）に分類し，重症度別に無作為に 2 群に配置した．評価は認知機能，抑うつ，自己効力感，QOL に関する評価尺度を用いた．それぞれ，HDS-R と NM スケール，GDS-15，一般性自己効力感評価尺度（GSES）[54]，QOL-D であった．

【結果】全対象において HDS-R と NM スケール，GDS-15，QOL-D には前後間に有意差を認めた．作業完遂群において NM スケールと QOL-D に介入前後間

に有意差があった．作業分割群においてはHDS-RとNMスケール，GDS-15，QOL-Dに前後間に有意差を認めた．

【結論】両群ともに介入前後間に精神・心理機能の改善は認められたが，異なる臨床像や重症度，作業の工程の要因等により明確な影響が見られなかった．

③　著者：白井はる奈，白井壯一
　　タイトル：介入者の表情が認知症高齢者の表情に与える影響　スマイルスキャンを用いた分析
　　雑誌名（巻：ページ，発行年）：佛教大学保健医療技術学部論集（5：13-19　2011年）
　　エビデンスレベルⅡ

【目的】介入者の無表情と笑顔の表情が介護保険施設に入所している認知症高齢者の表情変化に及ぼす影響を検討すること．

【方法】介護老人保健施設と特別養護老人ホームに入所している認知症高齢者14名（平均年齢89.9歳，Clinical Dementia Rating．CDR2が3名とCDR3が9名）．介入者と対象者が対面し，2条件下においてランダムに各1回ずつ実施した．第1は，上肢の他動的運動（対面して手をつなぎ，数を数えながら，肩関節の内外転と屈伸，肘関節の屈伸を各10回実施），第2は，キャッチボール（直径16cmのゴム製ボールを数を数えながら10回投げ合う），とした．介入Aは無表情（測定器：スマイルスキャンによる笑顔度を0になるように意識する）で実施し，介入Bは笑顔（笑顔度50以上）で実施した．

【結果】笑顔度の平均値は介入B（笑顔）が有意に介入A（無表情）よりも高値を呈した．最大値も同じく介入Bが有意に高かった．介入時間は介入Bが有意に長かった．

【結論】活動内容が同じであっても，介入者の関わり方により，認知症高齢者の笑顔度に違いが見られたことは，認知症高齢者と関わる場合の非言語的コミュニケーションの重要性を示唆している．

④　著者：中島龍彦，上城憲司，菅原一平，太田保之
　　タイトル：介護老人保健施設の認知症高齢者に対する作業療法プログラムの有用性の検討　無作為割り付け比較試験を用いて
　　雑誌名（巻：ページ，発行年）：精神科治療学（26：1169-1176　2011年）
　　エビデンスレベルⅡ

【目的】介護老人福祉施設において実践される作業療法が入所認知症高齢者の認知機能ならびに重症度，Behavioral and psychological symptoms of dementia（BPSD），ADL，QOLに及ぼす影響を検討すること．

【方法】入所定員150名の介護老人福祉施設において，入所1か月未満，MMSEが11点から23点の入所認知症の人48名（平均年齢77.9歳）であった．彼らを

無作為（番号化した用紙を中身が見えない容器に入れ，本研究に関与しないスタッフに依頼してくじ方式にて割り振り順番を決定）に24名のプログラム介入群（平均年齢84.3歳）と24名の対照群（平均年齢86.5歳）に分類した．介入中に対照群の2名が脱落し最終的には46名が対象者となった．介入群には通常介護と毎日30分の作業療法（ちぎり絵，散歩，園芸，音楽，計算，手工芸，パズル，塗り絵の8種，ならびに提示以外の活動を希望の場合はそれも採用）を2か月間実施．プログラムの持続効果判定に介入後通常介護を1か月間実施した．評価項目は5項目からなり，1）認知機能にMMSE，2）行動観察尺度にCDR，3）BPSD測定にDementia Behavioral Disturbance Scale（DBD）[55]，4）ADL能力評価としてFIM，5）QOL評価として日本語版Alzheimer's Disease-Health Related Quality of Life（AD-HRQL-J）[56]，であった．当該評価を介入前後と介入修了後1か月の計3回実施した．

【結果】2群間比較において，介入後のBPSDに有意差が認められた．さらに3つの期間比較においては，介入群では心身機能が維持されていた一方，対照群では有意な機能低下が見られた．

【結論】介護老人福祉施設における通常介護だけでは認知症の人の生活機能の維持の困難さが明らかとなったが，作業療法プログラムの導入がBPSDの機能を維持させうる可能性を示唆した．

⑤ 著者：鈴木誠，桐本光，山本亮輔，杉村誠一郎，大森圭貢
タイトル：高齢アルツハイマー病患者に対するレジスタンストレーニング介入効果と測定の再現性
雑誌名（巻：ページ，発行年）：作業療法（31：151-163　2012年）
エビデンスレベルⅡ

【目的】実験1では高齢アルツハイマー病の人の筋力測定の再現性を検討することであり，それを受けて実験2では高齢アルツハイマー病の人筋力測定値を基に定量化された負荷量によるレジスタンストレーニングの効果を検討すること．

【方法】実験1：特別養護老人ホームに入居中のアルツハイマー病の人5名（実験群）と年齢，性別，身長，体重，起居移動動作の自立度をマッチさせた地域在住健康高齢者5名（健常群）を対象とした．両群に膝伸展の最大随意収縮（MVC）を1日に2回のセッションを1週間後に再度実施した．実験2：実験1と同じ条件によるアルツハイマー病の人10名（平均年齢90.0歳）を対象として，通常の介護と健康管理を実施する対照群5名と筋力測定の結果に応じた負荷を用いてトレーニングを実施する介入群5名を無作為に割り付けた．トレーニング期間は8週間であった．1名が途中脱落．3種類の評価項目は，1）膝伸展筋力，2）10ｍ歩行テスト[57]，3）Timed Up and Go Test（TUG）[58]である．

【結果】実験1から健常群よりも実験群に若干の筋力低下を認めたが有意差はなかった．実験群の測定の日内ならびに日間再現性は良好であった．実験2ではトレーニング後に介入群の等尺性膝伸展筋力が対照群より有意に増加した．一方，

10m 最大歩行速度と TUG に関しては両群ともに介入前後に有意な変化は観察されなかった．

【結論】高齢アルツハイマー病の人の膝伸展筋力測定における再現性が良好であり，レジスタンストレーニングによって筋力向上が示されたことは，臨床的に当該筋力測定値を基に起居移動動作に関する予備力を評価し，歩行や立ち上がりが可能な時期から筋力低下を予防する介入の可能性を示唆した．

⑥ 著者：松浦篤子，上城憲司
タイトル：認知症治療病棟におけるアロマ活動と作業療法の検討
雑誌名（巻：ページ，発行年）：作業療法ジャーナル（48：430-434 2014年）
エビデンスレベルⅡ

【目的】認知症治療病棟において実施される香りを手段とした作業療法（アロマ活動）が認知症入院患者の心身機能に及ぼす影響と検討すること．

【方法】認知症治療病棟に8か月間入院していた女性認知症患者10名（平均年齢82.3歳，アルツハイマー型認知症8名，脳血管性認知症2名）．10名を通常プログラムにアロマ活動を加えた介入群と通常プログラムのみ実施する対照群に無作為に5名ずつに分類した．アロマ活動は週1回，8か月実施した．評価項目は5項目からなる．第1の認知機能は HDS-R，第2の認知症行動評価尺度スケールは GBS スケール[59]，第3の身体機能は Martin の計測法[60]に則った下腿周径と足背周径，第4は夜間の睡眠状態，第5は観察評価としての当該活動実施中の反応，であった．アロマ活動は4つのプロセスから構成され，1) 挨拶，2) アロマ精油の芳香，3) 下肢マッサージ，4) コミュニケーション，である．

【結果】介入前後において，介入群には GBS に有意な改善が見られ，両周径とも有意な改善が認められた．睡眠状態に関しては良眠傾向を呈した．さらに活動中の反応も肯定的で自発語が増えた．一方，対照群にはすべての項目において有意な差は観察されなかった．

【結論】今回のアロマ活動による作業療法介入では嗅覚の他，マッサージによる触覚や圧覚，温冷覚，コミュニケーションによる視覚や聴覚といったさまざまな感覚刺激が惹起されていることから，アロマ活動のみによる効果のみと断定できず，これらの多要因による精神・心理機能の改善や良眠傾向がもたらされた傾向が推測された．

2) 英語文献

(1) 1990年代

① 著者：Liu L, Gauthier L, Gauthier S
タイトル：Spatial disorientation in person with early senile dementia of the Alzheimer type.
雑誌名（巻：ページ，発行年）：American Journal of Occupational Therapy（45：67-74 1991年）

エビデンスレベルⅡ

【目的】早期アルツハイマー型認知症患者（early senile dementia of the Alzheimer type：SDAT）の空間失見当識を空間見当識と関連する3つのタイプからなる空間技能の面から検討すること．

【方法】空間課題を選択し3つのタイプの空間技能（空間見当識）に分類した，すなわち1）知覚課題（Perceptual），2）認知課題（Cognitive），3）機能課題（Functional），である．以上の空間課題を，2群に分類された対象群に対して遂行された．1）15人のSDAT患者群（80歳以下，Grobal Deterioration Scale[61]においてステージ3あるいはステージ4，Hachinski Ischemic Scale[62]は5点未満．MMSEは18点以上．右利き．自立歩行．視覚障害はなし．メガネ着用の依頼に対しては許可）と2）同人数の対照群（SDAT群の配偶者やQuebec州の基金のメンバー，健常ボランティア．同年齢で同じ右利き．Grobal Deterioration ScaleやMMSEは正常域）である．対象者一人ひとりに，筆頭著者が1）知覚課題（Perceptual），2）認知課題（Cognitive），3）機能課題（Functional）を実施した．

【結果】性別，年齢ならびに教育年数には2群間に差はなかった．SDAT群には知覚空間課題の半分と認知空間課題のすべてに障害されていたが，機能的空間課題においては新しい環境では障害領域が観察されたが，親しみのある環境では健全で障害されていない機能維持がなされていた．

【結論】空間失見当識は危険を伴い，個人の能力を制限することとなり，自宅外での見当識を必要とする自立した活動を著しく制限することとなる．それ故に作業療法士は早期認知症段階において空間見当識技能を的確に評価する必要性のあることが示唆された．

② 著者：Robichaud L, Hébert R, Desrosiers J
タイトル：：Efficacy of a sensory integration program on behaviors of inpatients with dementia
雑誌名（巻：ページ，発行年）：American Journal of Occupational Therapy（48：355-360 1994年）
エビデンスレベルⅡ

【目的】認知症の人の機能改善のために用いるRossとBurdickによって開発された感覚統合プログラムの効果を検討すること．

【方法】3か所の異なった施設に入所中の40人の認知症の人（男性12名，女性28名，平均年齢78.4歳）を2群に無作為に分類した．22名の研究群と18名の対照群である．研究群は1回45分の感覚統合プログラムを週に3回，継続的に10週間続けた．評価はRevised Memory and Behavior Problems Checklist[63]とPsychogeriatric Scale of Basic Activities of Daily Living[64]によってなされた．

【結果】今回の感覚統合プログラムでは研究群における行動に何らかの有意差は観察されなかった．

【結論】当該プログラムには臨床上，効果が得られないと結論づける前に，セッションの頻度や対象者数ならびに評価項目の選定を変えることによる結果の比較が必要とされる．

③　著者：Bach D, Bach M, Böhmer F, Frühwald T, Grilc B
　　タイトル：Reactivating occupational therapy：A method to improve cognitive performance in geriatric patients
　　雑誌名（巻：ページ，発行年）：Age and Ageing（24：222-226　1995年）
　　エビデンスレベルⅡ

【目的】長期療養型病院に入院している認知症患者に対して，いままでの機能的作業療法と理学療法，言語聴覚療法からなる機能的リハビリテーションプログラムと，当該プログラムと同時に活動性回復（reactivating）作業療法介入を付加したプログラムの効果の違いを検討すること．

【方法】高齢者の長期療養型病院に入院している認知症患者44人を対象．層化割付けによるランダム化によって訓練群（22人）と対照群（22人）に分類．両群におけるベースラインでの平均年齢（両群とも83.4歳），性別は男性3人と女性19人のグループと男性2人と女性20人のグループであり，さらに教育歴ならびに社会背景，病歴，認知機能レベル，情動徴候に関して層化して割付けられた．参加条件は，①DSM-Ⅲ-R criteriaによる軽度から中等度の認知症の診断，②過去半年間認知機能障害が観察されること，③入院後2週間以内であること，④脳機能改善薬や抗うつ薬あるいは神経遮断薬を服用していないこと，⑤情動障害あるいは精神障害を呈する状態にないことであった．介入前評価として，訓練開始前に，Clinical Assessment Geriatric Scale（SCAG），Hamilton Depression Rating Scale（HAMD），Depression Status Inventory（DSI），Scale of Well-being（B-S），Benton Test（BT），Grünberger Verbal Memory Test（GVG），Number Association Test（ZVT-G，ZVT-AとZVT-Bの2つのテストバッテリーからなる），Number Symbol Test（ZST），Latent Learning（LL）が用いられた．介入は，対照群は機能的作業療法と理学療法，言語聴覚療法からなる機能的リハビリテーションプログラムを24週間受けるものであった．訓練群は対照群と同じプログラムと同時に24週間にわたって活動性回復（reactivating）作業療法介入を受けた．訓練群は作業療法士1人あたり5-6人からなる小集団セッションにおいて，週2回（1回1時間）当該訓練を受けた．作業療法士は，訓練群に対して，記憶の訓練（天候や動植物を用いる等）や感覚運動機能改善のための手工芸や創造的作業（トランプや小物作り等），自己管理作業（買い物リストの作成や余暇活動の計画等）を実施した．さらにセッション毎にさまざまなトピック（音楽，故郷等）を提供することにより，当日のテーマを決めた．両群ともに，ベースライン時と12週後，24週後に評価が実施された．評価は対象者と臨床心理士による評価者の両者に対する2重盲検化によってなされた．

【結果】全患者に関するベースライン値との比較において有意な改善が見られた評価は，12週後ではうつ徴候スケールのHAMDとDSIと包括的徴候スケールのSCAGであり，24週後では認知機能スケールのGVGとLL，また若干の改善は視運動強調スケールのZSTとうつ徴候スケールのDSIであった．2群間比較においては，12週後では訓練群が対照群よりも認知機能スケールのZSTとGVG, LLとSCAGに有意な改善がみられ，24週後では主観的Well-beingと抑うつの他に認知機能や心理社会的機能のスケールにおいても有意な改善が認められた．

【結論】長期療養型病院における機能的リハビリテーションに追加された当該作業療法介入は軽度から中等度認知症高齢者に対して，Well-beingや抑うつのみならず，認知機能や心理社会的機能に有意な賦活となる現実的で有効なリハビリテーションプログラムであることが示された．

(2) 2000年代

① 著者：Gitlin LN, Corcoran M, Winter L, et al
タイトル：A randomized, controlled trial of a home environmental intervention : effect on efficacy and upset in caregivers and on daily function of persons with dementia
雑誌名（巻：ページ，発行年）：Gerontologist（41：4-14　2001年）
エビデンスレベルⅡ

【目的】在宅環境への短期間の作業療法介入が介護者の自尊心と混乱ならびに認知症の人の生活機能に及ぼす影響を検討すること．

【方法】認知症の人を介護する171家族が無作為に介入群と，通常の介護をする対照群に分類された．介入群には作業療法士が90分の家庭を5回訪問し，介護教育と身体的ならびに社会的の環境調整を教示した．

【結果】3か月後の調査では認知症の人のIADLの低下項目が対照群と比較して少なく，セルフケアの低下が緩やかであり，行動障害頻度が少なかった．さらに介入群の配偶者には混乱回数が減少し，女性の自尊心が高められたことによる行動障害のコントロールや生活機能維持が容易になった．

【結論】本環境プログラムは認知症の人のIADLの自立に適度な効果をもたらすと同時に介護者に自尊心を高め，混乱を減少させることが示唆された．

② 著者：Graff MJ, Vernooij-Dassen MJ, Thijssen M, et al
タイトル：Community based occupational therapy for patients with dementia and their care givers : randomised controlled trial
雑誌名（巻：ページ，発行年）：British Medical Journal（333：1196-1199　2006年）
エビデンスレベルⅡ

【目的】地域作業療法介入が認知症の人の日常生活機能や彼らの介護者の介護能

力感に及ぼす影響を検討すること．

【方法】老年科クリニックに通院している135人の患者と彼らの主たる介護者が対象．参加条件は，患者に関しては，①65歳以上であること，②軽度から中等度の認知症と診断されていること，③住まいは自宅で，少なくとも週に1度は介護をしてくれる主たる介護者がいること，④ Geriatric Depression Scale が12点未満であること，⑥重度な認知症の行動・心理症状（BPSD）が観察されないこと，⑦老年科医によって重度な病気に罹患していると診断されていないこと，⑧アルツハイマー病予防薬（コリンエステラーゼ阻害薬あるいはメマンティン）を継続的に3か月以上服用していない者であった．介護者に関しては重度な疾患に罹患していないこと，が条件であった．認知症の軽度あるいは中等度に層化したブロック・ランダム化の手法を用いた．盲検化の手法は，評価者を盲検化した一重盲検．介入群には家庭において患者と介護者の両者に焦点化して実施．5週間にわたり1回1時間の作業療法が10回実践．対照群には作業療法の介入は無かったが，研究終了後に作業療法が実践された．介入は，認知症患者のためのクライエント中心の作業療法ガイドライン（患者に対しては，認知機能低下を代償する家庭内作業の援助法の訓練と介護者に対しては，患者の認知機能低下や行動障害に対するさまざまな対処法（コーピング）と管理法の学習）に基づいて経験ある作業療法士によって実践された．当該作業療法士は，80時間のコースを受講終了後，最低240時間の当該コースの臨床経験を積んだ経験豊富な作業療法士が担当．10時間の介入の他，分析やレポート，多職種間報告書を含めて，患者と介護者1組につき，18時間を費やした．評価は介入前のベースライン時と6週後（効果判定），12週後（フォローアップ測定）に実施．事前評価として，介入開始前に，認知機能スケール（MMSE と Brief cognitive rating scale）と共存症スケール（Cumulative illness rating scale for geriatrics：CIRS-G），抑うつスケール（Geriatric depression scale：GDS と Cornell depression scale, Center for Epidemiologic Studies depression scale：CES-D），行動障害スケール（Revised memory and behavioral problems checklist：RMBPC），作業運動技能と遂行技能（Assessment of motor and process skills：AMPS），認知症の日常生活機能質問スケール（Interview of deterioration in daily activities in dementia：ICCD-performance）を用い，介護負担感は能力感質問紙（Sense of competence questionnaire）を用いた評価が実施された．

【結果】介入群の患者においては，6週後と12週後の評価では，すべての評価項目において，対照群よりも有意な差が認められた．6週後での運動技能と遂行能力は実施患者のそれぞれ84%と78%に改善が見られた一方，対象群は9%と12%に留まった．介入群の介護者の58%に自分の役割を果たす能力が向上したと答えたが，対照群では18%を示したにすぎなかった．薬物療法や他の心理社会的介入の成果よりも高いエフェクト・サイズであり，その効果は12週後においてもその傾向が維持されていた．

【結論】家庭生活における作業療法介入は，認知機能低下と行動障害のある患者

のみならず，それに日々対応する介護者に対しても，日常生活活動の改善や介護負担の軽減をもたらすことが示され，作業療法は長期的観点からみても，社会的・医療資源依存の軽減や施設入所依存の必要性を削減できる，費用対効果の期待できる療法であることが示唆された．

③　著者：Graff MJ, Vernooij-Dassen MJ, Thijssen M, et al
　　タイトル：Effects of community occupational therapy on quality of life, mood, and health status in dementia patients and their caregivers：a randomized controlled trial.
　　雑誌名（巻：ページ，発行年）：Journals of Gerontology, Series A, Biological Sciences and Medical Sciences（62：1002-1009　2007年）
　　エビデンスレベルⅡ

【目的】地域作業療法が認知症の人やその介護者のQOLや気分，健康状態のみならず介護者の日常生活の統率感に及ぼす影響を検討すること．
【方法】軽度から中等度の認知症を患った65歳以上の地域在住の人とその主たる介護者135組の方々．彼らは，無作為に5週間以上の10セッションからなる作業療法と介入なしの群に分けられた．認知的・行動的介入を実践することにより，認知症の人には認知機能低下を代替する自助具の使用法を介入し，介護者には行動の対処法とスーパービジョンを教授した．評価はベースラインと6週間後，12週間後の3回．評価尺度は，認知症の人と介護者のQOL（Dementia Quality of Life Instrument, Dqol）と認知症の人の気分（Cornell Scale for Depression, CSD），介護者の気分（Center for Epidemiologic Studies Depression Scale, CES-D），両者の健康状態（General Health Questionnaire, GHQ-12），介護者の日常生活の統率感（Mastery Scale），であった．
【結果】両者のDqolは有意に改善した．他の評価尺度もすべて有意な差をもって改善した．この改善は12週間後も維持されていた．
【結論】地域作業療法は，認知症の人のみならず介護者の気分やQOL，そして健康状態や介護者の日常生活の統率感をも改善することから，両者に対して進められることができる効果ある介入であることが示唆された．

④　著者：Ferrero-Arias J, Goñi-Imízcoz M, González-Bernal J, et al
　　タイトル：The efficacy of nonphramacological treatment for dementia-related apathy
　　雑誌名（巻：ページ，発行年）：Alzheimer Disease and Associated Disorders（25：213-219　2011年）
　　エビデンスレベルⅡ

【目的】感情鈍麻に陥った認知症の人に対する非薬物療法の効果を検討すること．
【方法】一重盲検の無作為比較臨床試験であり，多施設で実施されたクロスオー

バー試験である．CDRのステージが1と2の施設入所あるいはデイケアに通所する認知症の人146名である．ベースライン評価は，認知検査，生活機能ならびに抑うつ，potential toxicity 尺度，Neuropsychiatric Inventory Questionnaire（NPI-Q），Dementia Apathy Interview and Rating（DAIR）であった．対象者は無作為に介入群（音楽と芸術活動と精神運動性活動）と対照群（デイルームでの自由活動）であった．4週間実施したのち，クロスオーバーしての同じ期間を同じ方法で介入した．NPI-QとDAIRは4週間後と8週間後に評価した．

【結果】DAIRは両群間に有意差を認めた．中等度の感情鈍麻群には有意な傾向が見られたが，重度群にはそのような傾向は若干みられる程度であり，非感情鈍麻群には全く差はなかった．NPI-Qには有意差は認められなかったが，当該スケールの「感情鈍麻」的質問には明瞭な改善傾向が見られた．この効果は介入期間の終了後も観察されることが推察される．

【結論】この構成的な非薬物的な短期間作業療法介入は，軽度あるいは中等度認知症の人の感情鈍麻の改善には，患者自らが選択する活動よりも有用である．

⑤　著者：Callahan CM, Boustani MA, Schmid AA, et al
　　タイトル：Alzheimer's disease multiple intervention（ADMIT）: study protocol for a randomized controlled clinical trial
　　雑誌名（巻：ページ，発行年）：Trials（13：92　2012年；Published online Jun 27, 2012. doi：10.1186/1745-6215-13-92）
　　エビデンスレベルⅡ

【目的】プライマリーケアに在宅作業療法を実践すれば対照群と比較してアルツハイマー型認知症の人の機能低下を遅らせるか否かを検討すること．

【方法】アルツハイマー病と診断された45歳以上の地域在住の180名の人．介護者が当該研究に納得し，家庭訪問を受け入れてくれた家族である．研究デザインはコンピューターによる無作為化スキームに基づいた一重盲検による並行無作為比較試験である．対象者とその介護者はUSAのインディアナポリスの公的保険医療機関からプライマリーケアと老年医療をうけている方々から募集された．全員が2年以上認知症ケアマネジャーから連携ケアを含めたプライマリーケアを受けていた．このプライマリーケアは公的公的保険医療システムの主たる連携ケア介入である．介入群はさらにこのプライマリーケア以外に2年以上に亘って24セッションからなる在宅作業療法を受けていた．当該作業療法は，機能低下を遅延させ，認知症の人と介護者両者に機能障害に適応させることに焦点化している．この在宅セッションは両者それぞれの特別な固有のニーズとゴールに合わせられている．

【結果】第1は，Alzheimer's Disease Cooperative Studies Group Activities of Daily Living Scaleである．第2は，Short Physical Performance Battery and Short Portable Sarcopenia Measureを含んだ2種の遂行に基づく尺度であった．結果の評価は介護者レポート尺度と当事者の身体遂行機能尺度が自宅にてなされた．

【結論】認知症の人のQOLの改善と機能の低下を遅延させる認知症の人の縦断的

ケアの新しいモデルになりえることが示唆された．

⑥　著者：Wenborn J, Challis D, Head J, et al
　　タイトル：Providing activity for people with dementia in care homes ; a cluster randomized controlled trial
　　雑誌名（巻：ページ，発行年）：International Journal of Geriatric Psychiatry（28：1296-1304　2013年）
　　エビデンスレベルⅡ

【目的】施設における活動レベルは低いままであり，活動への取り組みは入居者のQOLを高めることができることを背景に，本研究の目的は，施設スタッフが活動種目を増やしうることをデザインした作業療法プログラムの評価を検討すること．
【方法】成果を盲検評価する無作為比較試験である．16か所の高齢者施設の認知症の人210名が対象者である．介入施設では当該開発プログラムが実践されたのに対し，対照施設では通常のケアが行われた．第1の評価はQOLであり，第2は自立と積極的な行動，抑うつ，心配，認知症の重症度，投薬薬剤のタイプでした．
【結果】スタッフ評価によるQOLは有意な低下が対象施設に観察された．フォローアップでは，スタッフ評価において介入施設ではQOL低下は若干の低下しか観察されなかった．自己評価によるQOLあるいは他の評価項目には両施設間に有意差はなかった．
【結論】以下の2点に関連付けられることが示唆された．第1は教育やコーチングセッションでのスタッフの参加率の低さや入居者に対する活動が首尾一貫していない提供の仕方とも相まって，介入プログラムが多種多様であったこと，第2は入居者の認知症の重症度や評価尺度の選択，であった．

5. まとめ

　我が国の21世紀は75歳以上の後期高齢者（Old Old generation）が65歳以上75歳未満の前期高齢者（Young Old generation）を絶対数で上回る世紀である．そのため認知症を含めた虚弱・障害高齢者に対するエビデンスに基づいた効果的な介入が今以上に必須となる．日常生活活動を手段として，治療・指導・援助を実践する作業療法の科学としての啓発が求められている．
　そのため，1990年以降2014年にわたる24年間を，我が国の介護保険導入を区切りとして2区分し，作業を手段とした縦断的介入に焦点化したエビデンスレベルの高い主たる原著論文を各時期においてレビューし，その時代における「認知症に対する作業療法」の研究のレベルの特徴を展開した．
　我が国のエビデンスの高いランダム化比較試験は1998年以前では約1万件[65]と推定されている．さらに別のレポートではprospectiveなハンドリサーチにより日

● 表4 ● ランダム化比較試験を報告する時に含まれるべき項目のチェックリスト

章・トピック（Section and Topic）	no	記述項目（Descriptor）	報告頁
タイトル・抄録 (Title and Abstract)	1	参加者はどのように介入群に配置されたか（例，「ランダム割振り」[random allocation]，「ランダム化された」[randomized]，「ランダムに割付けられた」[randomly assigned]）.	
はじめに（Introduction）			
背景（Background）	2	科学的背景と合理的根拠（rationale）の説明.	
方法（Methods）			
参加者（Participants）	3	参加者の適格条件とデータが収集された設定（setting）と場所.	
介入（Interventions）	4	各群に意図された介入の正確な詳細と実際にいつどのように実施されたか.	
目的（Objectives）	5	特定の目的と仮説.	
アウトカム（Outcomes）	6	明確に定義された主要・副次的アウトカム評価項目．当てはまる場合には，測定の質を向上させる方法（例，複数の観察，評価者のトレーニング）.	
症例数（Sample size）	7	どのように目標症例数が決められたか，あてはまる場合には，中間解析と中止基準の説明.	
ランダム化（Randomization）			
順番の作成 　　（Sequence generation）	8	割付け順番を作成した方法．割付けに制限を加えている場合（例，ブロック化，層別化）はその詳細を含む.	
割付けの隠蔽 　　（Allocation concealment）	9	ランダム割付けの実施法（例，番号付き容器，中央電話登録），各群の割付けが終了するまで割付け順番が隠蔽されていたかどうかの明記.	
実施 　　（Implementation）	10	誰が割付け順番を作成したか，誰が参加者を組入れ（enrole）たか，誰が参加者を各群に割付けたか.	
ブラインディング／マスキング 　（Blinding/Masking）	11	参加者，介入実施者，アウトカムの評価者に対し群の割付け状況がブラインド化（盲検化）されていたかどうか．ブラインド化されていた場合，成功していたかどうかをいかに評価したか.	
統計学的手法 　（Statistical methods）	12	主要アウトカムの群間比較に用いられた統計学的手法．サブグループ解析や調整解析のような追加的解析の手法.	
結果（Results）			
参加者の流れ 　（Participant flow）	13	各段階を通じた被験者の流れ（フローチャート図を強く推奨）．特に，各群ごとに，ランダム割付けされた人数，意図された治療を受けた人数，プロトコールを完了した人数，主要アウトカム評価項目の解析に用いられた人数の報告．計画された研究のプロトコールからの逸脱について，その理由も含めて記述.	
募集（Recruitment）	14	参加者の募集期間と追跡期間を特定する日付.	
ベースラインのデータ 　（Baseline data）	15	各群のベースライン（試験開始時）における人口統計学的，臨床的な特性.	
解析された人数 　（Number analyzed）	16	各解析における各群の参加者数（分母），ITT解析かどうか．可能ならば結果を実数で記述（例えば，50％ではなく10/20）.	
アウトカムと推定 　（Outcomes and estimation）	17	主要・副次的アウトカムのそれぞれについて各群の結果の要約．介入のエフェクトサイズとその精度（例，95％信頼区間）.	
補助的解析 　（Ancillary analyses）	18	サブグループ解析や調整解析を含め，実施した他の解析を報告することで多重性に言及する．また，解析は事前に特定されたものか探索的なものかを示す.	
有害事象（Adverse events）	19	各群でのすべての重要な有害事象ないし副作用（side effect）.	
考察（Comment）			
解釈（Interpretation）	20	結果の解釈は，研究の仮説，可能性のあるバイアスや精度低下の原因，そして解析やアウトカムの多重性に関連する危険を考慮して行う.	
一般化可能性（Generalizability）	21	試験結果の一般化可能性（外的妥当性）.	
全体としてのエビデンス 　（Overall evidence）	22	現在入手可能なエビデンスに照らした成績の包括的解釈.	

〔津谷喜一郎，2002[68]〕

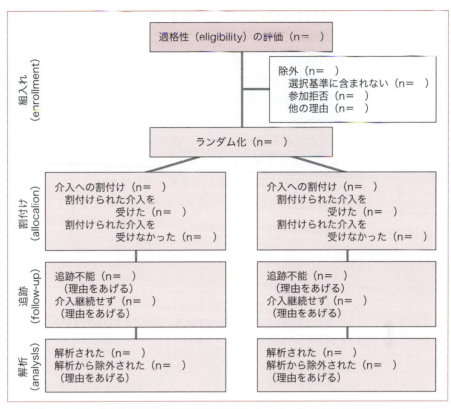

● 図 3 ●　ランダム化比較試験の各段階の被験者（subject）の数を示すフローチャート

〔津谷喜一郎, 2002 [68]〕

本では毎月約 70 件，年間 1,000 件と報告されているなか [66]，たとえば「脳卒中に対するリハビリテーション RCT [67]」は 3 件を数えるにすぎなかったが，2014 年までに「リハビリテーション」をキーワードにする RCT は 819 件を数え，「作業療法」では 55 件，「認知症」では 57 件であった．当該キーワード（「作業療法」and「認知症」）では，既述の如く 6 件 [6, 12~16] が挙げられるまでに展開されている（PubMed：2014 年 10 月 9 日午前 9 時 35 分アクセス）．

RCT [68] には，「研究デザインの詳細な設定（チェックリストに基づく）」「ランダム化の手法（割付け）」「盲検化」「成果（解析を含む）」「倫理」「内的・外的妥当性の検討」等の他に，CONSORT 声明（CONSORT 声明：ランダム化並行群間比較試験報告の質の向上のための改訂版勧告）[68] に則った（**表 4**）被験者の数を示すフローチャートの作成（**図 3**）も必要となる．以上のことを考慮すると，日本の RCT 論文が世界に発信しうる英語論文として The Cochrane Library/CENTRAL に収載されるには道のりは依然として遠いと言わざるを得ない．

作業療法を科学として立脚させるためにも，作業療法が RCT による強さ（Strength）と限界を評価し，作業療法の質や方法に関して正確な情報を提供しなければならない．英語文献では，その数は確実に増え続け，認知症に対する作業療法の効果を発信している．その方向は，各時代の原著論文や検索エンジンに掲載さ

れた主たるキーワードの一覧（**表3**）から，「地域」，「在宅」，「介護者」，「介護負担」，「BPSD」，「予防」に向いていることが読み取れる．このことは，いままでの「病院」（機能訓練中心型リハビリテーション）から「施設」（維持期リハビリテーション）を通過しての，「地域・在宅」（日常生活継続型リハビリテーション）という，治療から維持，そして予防への現実的な世の中の流れ（cost performance and cost effectiveness）に沿っていることを表している．

これらの文献を参考にしつつ，我が国の21世紀における認知症に対する作業療法のエビデンスに基づいた効果・効能（effectiveness and efficacy）そして成果（outcome）を我が国のみならず世界に発信し続けることが，認知症に関わる我が国の作業療法士一人ひとりに課せられた課題であるといえよう．

（村木敏明）

【文　献】
1) 日本作業療法士協会：認知症高齢者に対する作業療法の手引き　改訂版．p3, 2007.
2) 萩原喜茂：認知症に対する作業療法　協会の取り組み等について　その3 認知症高齢者本人への対応目標．日本作業療法士協会ニュース，**313**：9, 2008.
3) 日本作業療法士協会：作業療法白書2010．p30, 2012.
4) 長田久雄：非薬物療法ガイドライン．老年精神医学雑誌，**16**（増刊-1）：92-109, 2005.
5) 太田喜久子：看護ガイドライン．老年精神医学雑誌，**16**（増刊-1）：119-126, 2005.
6) 佐藤浩二・他：脳血管性痴呆患者に対する作業療法とその治療効果．作業療法ジャーナル，**26**(5)：371-374, 1992.
7) 田中昌代・他：痴呆老人に対する音楽集団作業療法の効果．作業療法，**9**(3)：172-180, 1990.
8) 山根　寛・他：精神科病棟における老人の集団作業療法－老年痴呆，脳血管性痴呆，慢性分裂病の混成グループの特徴と治療的意義．作業療法ジャーナル，**26**(7)：533-540, 1992.
9) 佐藤実千代・他：痴呆症状を有する老人保健施設入所者に対する音楽療法の試み．青森県作業療法研究，**4**(1)：29-33, 1995.
10) 大嶋伸雄・他：女性痴呆患者における調理活動の治療的効果の検討．作業療法，**16**(3)：201-208, 1997.
11) 駒井由紀子・繁田雅弘：軽度アルツハイマー型認知症の記憶障害に対する注意機能訓練の効果．作業療法，**29**(4)：479-487, 2010.
12) 磯　直樹・他：集団活動における作業工程の進め方の違いが認知症者の精神・心理機能へ及ぼす影響　回復期リハビリテーション病棟における介入研究．作業療法，**30**(1)：20-28, 2011.
13) 白井はる奈・白井壮一：介入者の表情が認知症高齢者の表情に与える影響　スマイルスキャンを用いた分析．保健医療技術学部論集，**5**：13-19, 2011.
14) 中島龍彦・他：介護老人保健施設の認知症高齢者に対する作業療法プログラムの有用性の検討　無作為割り付け比較試験を用いて．精神科治療学，**26**：1169-1176, 2011.
15) 鈴木　誠・他：高齢アルツハイマー病患者に対するレジスタンストレーニング　介入効果と測定の再現性．作業療法，**31**(2)：151-163, 2012.
16) 松浦篤子・上城憲司：認知症治療病棟におけるアロマ活動と作業療法の検討．作業療法ジャーナル，**48**(5)：430-434, 2014.
17) Liu L, et al.：Spatial disorientation in persons with early senile dementia of the Alzheimer type. *Am J Occup Ther*, **45**(1)：67-74, 1991.
18) Robichaud L, et al.：Efficacy of a sensory integration program on behaviors of inpatients with dementia. *Am J Occup Ther*, **48**(4)：355-360, 1994.

19) Nygård L, et al.: Comparing motor and process ability of persons with suspected dementia in home and clinic settings. *Am J Occup Ther*, **48**(8): 689-696, 1994.
20) Bach D, et al.: Reactivating occupational therapy: a method to improve cognitive performance in geriatric patients. *Age Ageing*, **24**(3): 222-226, 1995.
21) Rodriguez-Mansilla J, et al.: Ear therapy and massage therapy in the elderly with dementia: a pilot study. *J Tradit Chin Med*, **33**(4): 461-467, 2013.
22) Wesson J, et al.: A feasibility study and pilot randomised trial of a tailored prevention program to reduce falls in older people with mild dementia. *BMC Geriatr*, **13**: 89, 2013.
23) Lee GY, et al.: Evaluation of a computer-assisted errorless learning-based memory training program for patients with early Alzheimer's disease in Hong Kong: a pilot study. *Clin Interv Aging*, **8**: 623-633, 2013.
24) Wenborn J, et al.: Providing activity for people with dementia in care homes: a cluster randomized controlled trial. *Int J Geriatr Psychiatry*, **28**(12): 1296-1304, 2013.
25) Callahan CM, et al.: Alzheimer's disease multiple intervention trial (ADMIT): study protocol for a randomized controlled clinical trial. *Trials*, **13**: 92, 2012.
26) Voigt-Radloff S, et al.: Interview for deterioration in daily living activities in dementia: constructed and concurrent validity in patients with mild to moderate dementia. *Int Psychogeriatr*, **24**(3): 382-390, 2012.
27) Kalanowski A, et al.: A randomized clinical trial of theory-based activities for the behavioral symptoms of dementia in nursing home residents. *J Am Geriatr Soc*, **59**(6): 1032-1041, 2011.
28) Döppe CM, et al.: A new combined strategy to implement a community occupational therapy intervention: deigning a cluster randomized controlled trial. *BMC Geriatr*, **11**: 13, 2011.
29) Ferrero-Arias J, et al.: The efficacy of nonpharmacological treatment for dementia-related apathy. *Alzheimer Dis Assoc Disord*, **25**(3): 213-219, 2011.
30) Gitlin LN, et al.: The cost-effectiveness of a nonpharmacologic intervention for individuals with dementia and family caregivers: the tailored activity program. *Am J Geriatr Psychiatry*, **18**(6): 510-519, 2010.
31) Gitlin LN, et al.: Targeting and managing behavioral symptoms in individuals with dementia: a randomized trial of a nonpharmacological intervention. *J Am Geriatr Soc*, **58**(8): 1465-1474, 2010.
32) Voigt-Radloff S, et al.: WHEDA study: effectiveness of occupational therapy at home for older people with dementia and their caregivers--the design of pragmatic randomised controlled trial evaluating a Dutch programme in seven German centres. *BMC Geriatr*, **9**: 44, 2009.
33) Lam LC, et al.: A randomized controlled trial to examine the effectiveness of case management model for community dwelling older persons with mild dementia in Hong Kong. *Int J Geriatr Psychiatry*, **25**(4): 395-402, 2010.
34) Lam LC, et al.: Effectiveness of an individualized functional training program on affective disturbances and functional skills in mild and moderate dementia--a randomized control trial. *Int J Geriatr Psychiatry*, **25**(2): 133-141, 2010.
35) Gitlin LN, et al.: The tailored activity program to reduce behavioral symptoms in individuals with dementia: feasibility, acceptability, and replication potential. *Gerontologist*, **49**(3): 428-439, 2009.
36) Staal JA, et al.: The effects of Snoezelen (multi-sensory behavior therapy) and psychiatric care on agitation, apathy, and activities of daily living in dementia patients on a short term geriatric psychiatric inpatient unit. *Int J Psychiatry Med*, **37**(4): 357-370, 2007.
37) Gitlin LN, et al.: Tailored activities to manage neuropsychiatric behaviors in persons with dementia and reduce caregiver burden: a randomized pilot study. *Am J Geriatr Psychiatry*, **16**(3): 229-239, 2008.
38) Gitlin LN, et al.: A non-pharmacological intervention to manage behavioral and psychological symptoms of dementia and reduce caregiver distress: design and methods of project ACT3. *Clin Interv Aging*, **2**(4): 695-703, 2007.
39) Graff MJ, et al.: Community occupational therapy for older patients with dementia and their care givers: cost effectiveness study. *BMJ*, **336**(7636): 134-138, 2008.

40) Graff MJ, et al.：Effects of community occupational therapy on quality of life, mood, and health status in dementia patients and their caregivers: a randomized controlled trial. *J Gerontol A Biol Sci Med Sci*, **62**（9）：1002-1009, 2007.

41) Chee YK, et al：Predictors of adherence to a skill-building intervention in dementia caregivers. *J Gerontol A Biol Sci Med Sci*, **62**(6)：673-678, 2007.

42) Lin PW, et al.：Efficacy of aromatherapy（Lavandula angustifolia）as an intervention for agitated behaviours in Chinese older persons with dementia: a crossover randomized trial. *Int J Geriatr Psychiatry*, **22**(5)：405-410, 2007.

43) Graff MJ, et al.：Community based occupational therapy for patients with dementia and their care givers: randomised controlled trial. *BMJ*, **333**(7580)：1196, 2006.

44) Gitlin LN, et al.：Maintenance of effects of the home environmental skill-building program for family caregivers and individuals with Alzheimer's disease and related disorders. *J Gerontol A Biol Sci Med Sci*, **60**(3)：368-374, 2005.

45) Nobili A, et al.：The effect of a structured intervention on caregivers of patients with dementia and problem behaviors: a randomized controlled pilot study. *Alzheimer Dis Assoc Disord*, **18**(2)：75-82, 2004.

46) Zimmerman S, et al.：Nursing home facility risk factors for infection and hospitalization: importance of registered nurse turnover, administration, and social factors. *J Am Geriatr Soc*, **50**(12)：1987-1995, 2002.

47) Gitlin LN, et al.：A randomized, controlled trial of a home environmental intervention: effect on efficacy and upset in caregivers and on daily function of persons with dementia. *Gerontologist*, **41**(1)：4-14, 2001.

48) Gélinas I, et al.：Metrifonate enhances the ability of Alzheimer's disease patients to initiate, organize, and execute instrumental and basic activities of daily living. *J Geriatr Psychiatry Neurol*, **13**(1)：9-16, 2000.

49) 長束一行・他：脳血管障害による精神機能低下に対するSolcoserylの臨床効果. *Geriatr Med*, **26**(8)：1202-1215, 1988.

50) 老人福祉開発センター：長寿者の総合的研究報告書．老人福祉開発センター，1976.

51) 小林敏子・他：行動観察による痴呆患者の精神状態評価尺度（NMスケール）および日常生活動作尺度（N-ADL）の作成．臨床精神医学，**17**：1653-1668, 1988.

52) Dubois B, et al.：The FAB: a frontal assessment battery at bedside. *Neurology*, **55**(11)：1621-1626, 2000.

53) Gronwall DM：Paced auditory serial-addition task: a measure of recovery from concussion. *Percept Mot Skills*, **44**(2)：367-373, 1977.

54) 坂野雄二・他：一般性セルフ・エフィカシー尺度．pp1-18，こころネット，2006.

55) 溝口 環・他：DBDスケール（Dementia Behavioral Disturbance Scale）による老年期痴呆患者の行動異常評価に関する研究．日本老年医学会誌，**30**(10)：835-840, 1993.

56) 阿部俊子・他：痴呆老人の生活の質の質尺度（AD-HRQL-J）の開発．老年精神医学雑誌，**9**：1489-1499, 1998.

57) Combs SA, et al.：Balance, balance confidence, and health-related quality of life in persons with chronic stroke after body weight-supported treadmill training. *Arch Phys Med Rehabil*, **91**(12)：1914-1919, 2010.

58) Milosevic M, et al.：Arm movement improves performance in clinical balance and mobility tests. *Gait Posture*, **33**(3)：507-509, 2011.

59) 大塚俊男・本間 昭（監修）：高齢者のための知的機能検査の手引き．pp71-80，ワールドプランニング，1991.

60) 岩崎テル子（編）：標準作業療法学 専門分野 作業療法評価学．pp71-77，医学書院，2005.

61) Reisberg B, et al.／Shamoian CA（Ed）：Biology and treatment of dementia in the elderly. pp16-37, 1984.

62) Hachinski VC, et al.：Cerebral blood flow in dementia. *Arch Neurol*, **32**(9)：632-637, 1975.

63) Teri L, et al.：Assessment of behavioral problems in dementia: the revised memory and behavior problem checklist. *Psychol Aging*, **7**(4)：622-631, 1992.

64) Laberge H, Gauthier L：The psychogeriatric scale of basic activities of daily living designed for a depressed or a demented person. Université McGill, 1990.

65) 津谷喜一郎・他：日本にRCTはいくつあるか？．臨床薬理，**30**(1)：189-190, 1999.

66) 津谷喜一郎・他：日本では毎月約70編のRCTが報告されている．臨床薬理，**33**(2)：273S-274S，2002．
67) 野々垣学・佐鹿博信：無作為化比較試験（RCT）．総合リハビリテーション，**36**(1)：29-33，2008．
68) 津谷喜一郎・他（訳・解説）：CONSORT声明：ランダム化並行群間比較試験報告の質向上のための改訂版勧告．JAMA－日本語版－，**23**：118-124，2002．（注：CONSORTとはConsolidated Standards of Reporting Trials，すなわち「臨床試験報告に対する統合基準」）

section 3 認知症発症と関連因子

1. はじめに

　長寿高齢社会のわが国では，今後も増加が確実とされている認知症について，その予防対策の確立は切実な課題である．認知症の有病率と発症率については，すでに第Ⅱ章-1において概観した．

　認知症の発症をなくすことは現状では困難な状況にある．そこで，認知症予防に向けた取り組みが重要と考えられている．ただし，認知症予防の推進には，国民の認知症に対する正しい理解と認識を深めるための啓発が必須である．一方では，認知症発症の危険因子や保護的因子を明らかにすることが必要である．そして，認知症発症と関連する保護的因子を手がかりにして，予防のための介入を試みることである．さらに介入効果を検証することなど多くの課題がある．わが国では，認知症予防への取り組みは広がりつつあるが，科学的実践の根拠は十分に確立されていない．また，これまで作業療法領域からの一次予防と二次予防における介入は，積極的になされていない．

　そのため本稿では，認知症の予防によいとされている作業療法や，リハビリテーション技術の活用が可能な趣味や余暇活動，社会的ネットワークなどの心理社会面の報告を中心に紹介する．

2. 認知症発症の危険因子と保護的因子

　認知症発症と関連する危険因子と保護的因子を図1に示した[1]．認知症の予防では，個人や社会が避けることが可能な危険因子を避け，認知症の予防に有効と考えられる保護的因子を積極的に生活習慣に取り入れ，そして継続することが何よりも大切となる．

　認知症発症に関しては従来，遺伝や加齢，性別，高血圧，脳血管障害などの生物学的因子や喫煙と多量飲酒などの嗜好が危険因子として論じられてきた．たとえば，図2に示したようにLuchsingerら[2]によると高血圧，糖尿病，心疾患，喫煙の4つにおいて，該当数「なし」に対し2つでは2.5倍，3〜4つでは3.4倍認知症発症のリスクが高かった．糖尿病のみでは，アルツハイマー型認知症（Alzheimer Type Dementia：ATD）発症のリスクが4.6倍高いというわが国の報告もある[3]．

　他方，認知症発症の保護的因子として，作業療法がこれまで重視してきた，人間関係としての社会的ネットワークとサポート，社会的役割や趣味余暇活動，知的活

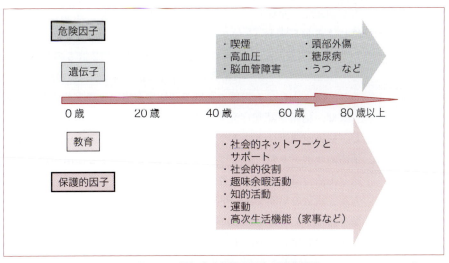

●図1● 認知症の危険因子と保護的因子　〔Fratiglioni L, et al., 2004[1] を改変〕

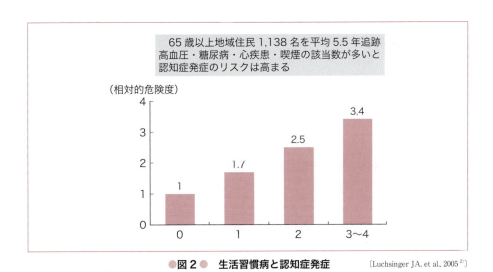

●図2● 生活習慣病と認知症発症　〔Luchsinger JA, et al., 2005[2]〕

動と運動，家事等の高次生活機能が報告されている．これらは，作業療法の技術が認知症予防に活用できる可能性を示唆するものである．

3. 人間関係と認知症発症

　人間関係と健康については，社会的なネットワークが豊かな人に比べて，未婚で家族や親族，友人やグループ活動などに参加しない社会的に孤立傾向にある人の健康は，身体的にも心理精神的にもわるく，高い死亡率の予測因子であるとされている[4]．認知症発症においても人間関係が豊かな人ほど，認知症にはなりにくいとの報告がある．

　Fratiglioni ら[5]は，75歳以上の居宅高齢者1,203人を3年間追跡した結果，176

人が認知症を発症した．結婚している者に比べて，未婚独居者は1.9倍，死別や離婚による独居者は1.5倍の認知症発症のリスクであった．子どもがない場合には1.4倍，友人ならびに地域での交流がない場合が2倍ものリスクを示していた．また，Helmerら[6]は，未婚者は既婚者に比べて認知症の発症リスクが1.9倍だったとし，Bickelら[7]も未婚や死別で認知症発症の上昇を報告している．

　なぜ，結婚が認知症発症の保護的因子になり得るのかは不明な点が多い．しかし，結婚が健康によい3つの機序が考えられている[4]．まず，配偶者の存在による情緒的サポートが，抑うつや不安，病気を抑制する作用が知られている．次に，健康な生活習慣を心がける者が結婚している人には多い．そして，結婚している人の方が，病気の早期受診や早期治療に結びつきやすく，これらが認知症発症にも好影響を及ぼすと考えられる．

　認知症発症と社会的ネットワークとの関連では，Crooksら[8]は，2,249人の女性を4年間追跡した結果，268人が新たに認知症となった．社会的ネットワーク得点が高い者は，低い者に比べて0.53倍，家族や友人との交流頻度では，週1回に対して，毎日が0.61倍，週1〜2回が0.64倍と社会的ネットワークが豊かな状態が発症の低下につながっていた．

　Ertelら[9]は，50歳以上の16,638人を6年間追跡した．その結果として，調査開始時に婚姻状態やボランティア活動，子供や隣人と会う頻度などの社会的活動の多い者ほど，認知機能の低下が少なかった．最も交流の少なかった層では，最も多かった層に比べて2倍の低下を示すなど，社会的活動の多さが認知症発症の保護的要因である可能性を報告している．また，Sörmanら[10]も高齢者の社交的な活動性が，認知症発症のリスク抑制に関連していたことを報告している．

　社会的ネットワークの豊かな状態の者は，認知機能を使う活動が多く，また，健康によいとされるサポートの授受が多い[11]．結局，これらが認知症の予防に好影響を及ぼす可能性が考えられている．

4．余暇活動と認知症発症

　海外では，高齢者の知的・余暇活動と認知症発症との関連について，大規模なコホート研究によって報告されている．おもな活動と認知症発症の予防の可能性を図3に示した．

　Vergheseら[12]は，75歳以上の高齢者469人を5.1年間追跡したコホート研究の結果，124人がATDを発症した．発症との関連では，ダンスをよくする者は，ほとんどしない者に比べて0.24倍，同様にボードゲームでは0.26倍，楽器の演奏が0.31倍，読書が0.65倍など，認知症の発症リスクは1/4〜2/3に低下していた．

　Fabrigouleら[13]は，65歳以上の2,040人を3年間追跡し，84人が認知症を発症した．発症との関連では，旅行をしている者はそうでない者に比し0.48倍，同じく編み物が0.46倍，園芸が0.53倍と認知症の予防効果を示していた．また，Simonsら[14]も園芸において0.56倍と認知症の予防効果を報告している．

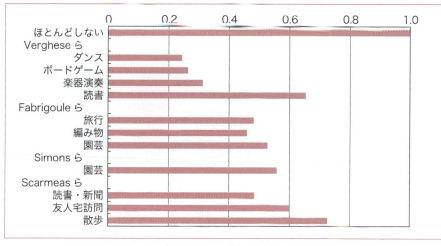

● 図3 ● 知的・余暇活動と認知症のなりにくさ

〔Verghese J, et al., 2003 [12], Fabrigoule C, et al., 1995 [13], Simons L, et al., 2006 [14], Scarmeas N, et al., 2001 [15]〕

　Scarmeas ら[15]は，65歳以上の1,772人を平均2.9年間追跡し，207人がATDを発症した．余暇活動のなかでも読書や新聞が0.49倍，友人宅訪問が0.60倍，映画や外食が0.62倍，散歩で0.73倍とこれらの活動頻度が高いほど認知症の発症が少なかった．Wilson ら[16]の報告でも，新聞，雑誌，読書などの知的活動に費やす時間が長い人ほど，ATD発症のリスクが低かった．

　個別の活動内容と認知症発症との関連には言及していないが，包括的な分類による報告もある．Wang ら[17]は，75歳以上の1,375人を6年間追跡した調査において，280人が認知症を発症した．余暇活動として，精神的活動（読書，新聞，仕事など），身体的活動（水泳，ウォーキングなど），社会的活動（コンサート，芸術鑑賞，旅行など），生産的活動（園芸，家事，編み物，ボランティアなど），レクリエーション的活動（テレビ・ラジオ）について，認知症発症との関連を報告している．それぞれの活動をしていない者に対して，毎日している者では，精神的活動が0.54倍，身体的活動が0.41倍，社会的活動と生産的活動がともに0.58倍で認知症発症を予防する可能性を報告している．しかし，レクリエーション的活動では，その効果は認められなかった．

　以上，海外の報告では，読書や新聞，楽器の演奏やボードゲーム，旅行や園芸などの余暇活動は，認知症発症の予防に有効な可能性があると考えられている．

5．うつと認知症発症

　高齢期のうつは，死亡[18]や身体機能低下[19]，認知機能低下[20]の予測因子であることが示唆されている．うつと認知症発症との関連では，うつが認知症発症に先行するとの報告がある．Berger ら[21]は，ATD発症前の兆しとして，興味や喜びの減少，記憶力低下，希死感などのうつ症状の存在を指摘している．また，Green

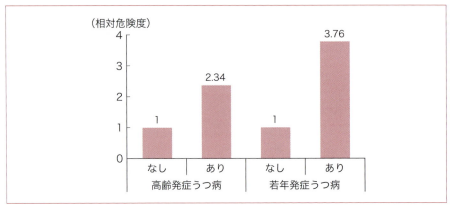

●図4● うつ病と認知症発症　〔Geerling MI, et al., 2008[24)]より作成〕

ら[22)]は，1,953人（平均年齢70.3歳）のATD患者において，うつが認知症発症に先行し認知症発症のリスクは2.1倍高かった．とくに，認知症発症1年前のうつの存在は，発症を4.5倍も高めると報告している．

　Devanandら[23)]は，60歳以上の地域在住高齢者478人を平均2.5年間追跡した調査において61名が認知症を発症した．認知症発症前にうつ気分だった者は，そうでない者に比べて2.9倍の発症リスクであった．同様にSimonsら[14)]は，うつであった者は1.7倍の発症リスクであったとしている．60歳以前のうつとATD発症では，うつなしに対してありで3.7倍認知症発症のリスクが高かった（**図4**）．

　また，認知症発症前におけるうつのエピソード回数と認知症発症との関連では，Kessingら[25)]によると，その回数が4回以上になると認知症発症の危険性は増大していた．Modregoら[26)]は，軽度認知障害114人を3年間追跡した結果，うつを併発している者ではそうでなかった者に比べて，ATD発症は2倍であった．

　認知症に似た症状を呈する，うつが背景の仮性認知症についてDobie[27)]は，仮性認知症の非可逆的な認知症への移行割合を9〜25％であったとし，やはり，うつの存在が認知症発症の危険因子である可能性を報告している．

　うつでは，物事への興味や関心，喜びの喪失，意欲の低下，思考力や集中力の低下，記憶などの認知機能の低下，動作緩慢な状態を呈する．うつ状態が長期間に及ぶことが知的精神活動の低下や閉じこもり，そして社会的交流の減少につながり認知症に移行する可能性が考えられる．また，高齢者の自殺の最大の要因は，うつ（病）であることが明らかにされている[28)]．したがって，うつ対策は，認知症予防にとどまらず，自殺予防においても高齢者の心身の健康を保持するという観点から非常に重要な取り組みとなる．つまり，前述の余暇活動や人間関係の豊かな状態を若い頃からいかに構築していくかが，高齢期を健やかに向かえ，そして健康で過ごすためのポイントといえる．

6. わが国における認知症発症に関連する因子

　認知症発症と関連のある趣味や余暇活動，人間関係は，国や地域，対象者によって異なる可能性がある．諸外国で多くみられる大規模な前方視的縦断研究はわが国ではほとんどなく，認知症予防の推進に必要な危険因子や保護的因子を明らかにした研究は少ない．

　Yoshitakeら[29]は，65歳以上の828人を7年間追跡した結果，103人が認知症となった．仕事や余暇活動に伴う適度な身体活動が認知症の予防効果につながっていたとしている．

　竹田ら[30]は，65歳以上の地域在住高齢者2,725人を5年間追跡した結果，認知症による要介護状態発生が230人であった．5年間認知症にならずに健康寿命を保持している状態を予測するオッズ比でみた要因では，趣味「あり」2.2倍，主観的健康感「よい」2.0倍，うつ「なし」1.9倍，友人宅「訪問」1.8倍などが，健診「受診」1.7倍，歩行「30分以上」1.5倍よりも大きかった．このため認知症予防には，心理社会面の望ましい状態を保持することが重要な可能性を示唆している．

　また，対象者を増やした地域在住高齢者9,720人を3年間追跡した結果，認知症による要介護状態発生が330人だった．趣味活動の内容と認知症発症との関連では，男女ともにスポーツ的活動「なし」男性1.6倍・女性2.1倍，園芸の活動「なし」2.1倍・1.8倍，観光的活動「なし」2.1倍・1.7倍で，健康な状態にある地域の高齢者の認知症予防には，早期からこれらの趣味活動を推奨する意義が大きいことを報告している[31]．

　認知症発症の高齢者を対象とした後方視的縦断研究では，岩田ら[32]は，65歳以上で認知症発症3年未満の178人と対照群322人の比較から以下を報告している．認知症群は対照群に比べて，「発症前に友人がいない」3.1倍，「いても話さない」3.8倍，「趣味なし」3.1倍であった．同様に嶋村ら[33]の対照比較研究では，対象者と対照群はそれぞれ38人と少ないが，発症前に脳血管性認知症者では，趣味が少なく親戚づきあいも少なかった．ATDでは，「近所づきあいや地域活動への参加が少ない」，「生活環境の変化あり」が，対照群に比べて有意に多かった．さらに，近藤ら[34]は，認知症を発症していない者は，発症していた者に比べて，「友人や家族，親族をよく訪ねた」，「電車・バスでよく外出した」，「新聞・本をよく読んでいた」，「社交的な者が多かった」と報告している．

　以上の前方視的縦断研究や後方視的縦断研究の知見は，認知症の確定診断法において違いはあるものの，海外のコホート研究で示唆されている心理社会的因子である．趣味や余暇活動，人間関係や社会参加を豊かな状態に保ち，そして知的活動を伴う活動への取り組みは，知識や技術の維持，新たな知識と技術の習得など，脳機能によいとされる認知力を高めている可能性が考えられている[35]．

7. まとめ

　認知症予防では，趣味などの余暇活動や対人交流の促進，うつを避けるなど心理社会面を豊かに保つことが重要な可能性がある．そして，活動をある程度の頻度で継続することが大切である．このため，人生の早期から積極的にこれらに取り組めるような社会参加や活動の場の提供が可能な地域づくりが必要である．そして，何よりも喜びや楽しみを感じることが，活動の継続には欠かせない．また，孤立的状態にある高齢者対策が，認知症予防にとどまらず QOL の高い生活の実現につながる．

　作業療法士は，広く予防的な視点に立てば，機会あるごとに地域住民に対して，認知症にならずに健康寿命の延伸につながる啓発活動や実践的活動に関わり，その効果を示すことが望まれているといえよう．

（竹田徳則）

【文　献】

1) Fratiglioni L, et al.：An active and socially integrated lifestyle in late life might protect against dementia. *Lancet Neurol*, **3**(6)：343-353, 2004.
2) Luchsinger JA, et al.：Aggregation of vascular risk factors and risk of incident Alzheimer disease. *Neurology*, **65**(4)：545-551, 2005.
3) 岩崎　裕・他：糖尿病とアルツハイマー病の関連－久山町研究から－．アンチ・エイジ医，**4**：68-74, 2008.
4) 近藤克則：健康格差社会 何が心と健康を蝕むのか．医学書院，2005.
5) Fratiglioni L, et al.：Influence of social network on occurrence dementia: a community based longitudinal study. *Lancet*, **355**(9212)：1315-1319, 2000.
6) Helmer C, et al.：Marital status and risk of Alzheimer's disease: a French population-based cohort study. *Neurology*, **53**(9)：1953-1958, 1999.
7) Bickel H, Cooper B：Incidence and relative risk of dementia in an urban elderly population: findings of a prospective field study. *Psychol Med*, **24**(1)：179-192, 1994.
8) Crooks VC, et al.：Social network, cognitive function, and dementia incidence among elderly women. *Am J Public Health*, **98**(7)：1221-1227, 2008.
9) Ertel KA, et al.：Effects of social integration on preserving memory function in a nationally representative US elderly population. *Am J Public Health*, **98**(7)：1215-1520, 2008.
10) Sörman DE, et al.：Leisure activity in old age and risk of dementia: a 15-year prospective study. *J Gerontol B Psychol Sci Soc Sci*, **69**(4)：493-501, 2014.
11) 斎藤嘉孝：社会的サポート／近藤克則（編）：検証「健康格差社会」介護予防に向けた社会疫学的大規模調査．pp91-97, 医学書院，2007.
12) Verghese J, et al.：Leisure activities and the risk of dementia in the elderly. *N Engl J Med*, **348**(25)：2508-2516, 2003.
13) Fabrigoule C, et al.：Social and leisure activities and risk of dementia: a prospective longitudinal study. *J Am Geriatr Soc*, **43**(5)：485-490, 1995.
14) Simons LA, et al.：Lifestyle factors and risk of dementia: Dubbo study of the elderly. *Med J Aust*, **184**(2)：68-70, 2006.
15) Scarmeas N, et al.：Influence of leisure activity on the incidence of Alzheimer's disease. *Neurology*, **57**(12)：2236-2242, 2001.
16) Wilson RS, et al.：Participation in cognitively stimulating activities and risk of incident

Alzheimer disease. *JAMA*, **287**(6)：742-748, 2002.
17) Wang HX, et al.：Late-life engagement in social and leisure activities is associated with a decreased risk of dementia; a longitudinal study from the Kungsholmen project. *Am J Epidemiol*, **155**(12)：1081-1087, 2002.
18) Ganguli M, et al.：Rates and predictors of mortality in an aging, rural, community-based cohort: the role of depression. *Arch Gen psychiatry*, **59**(11)：1046-1052, 2002.
19) Stuck AE, et al.：Risk factors for functional status decline in community-living elderly people: a systematic literature review. *Soc Sci Med*, **48**(4)：445-469, 1999.
20) Jorm AF：Is depression a risk factor for dementia or cognitive decline? A review. *Gerontology*, **46**(4)：219-227, 2000.
21) Berger AK, et al.：The occurrence of depressive symptoms in the preclinical phase of AD: a population-based study. *Neurology*, **53**(9)：1998-2002, 1999.
22) Green RC, et al.：Depression as a risk factor for Alzheimer disease: the MIRAGE Study. *Arch Neurol*, **60**(5)：753-759, 2003.
23) Devanand DP, et al.：Depressed mood and the incidence of Alzheimer's disease in the elderly living in the community. *Arch Gen Psychiatry*, **53**(2)：175-182, 1996.
24) Geerlings MI, et al.：History of depression, depressive symptoms, and medial temporal lobe atrophy and the risk of Alzheimer disease. *Neurology*, **70**(15)：1258-1264, 2008.
25) Kessing LV, Andersen PK：Does the risk of developing dementia increase with the number of episodes in patients with depressive disorder and in patients with bipolar disorder ?. *J Neurosurg Psychiatry*, **75**(12)：1662-1666, 2004.
26) Modrego PJ, Ferrández J：Depression in patients with mild cognitive impairment increases the risk of developing of Alzheimer type: a prospective cohort study. *Arch Neurol*, **61**(8)：1290-1293, 2004.
27) Dobie DJ：Depression, dementia, and pseudodementia. *Semin Clin Neuropsychiatry*, **7**(3)：170-186, 2002.
28) 本橋　豊：自殺が減ったまち：秋田県の挑戦. 岩波書店, 2006.
29) Yoshitake T, et al.：Incidence and risk factors of vascular dementia and Alzheimer's disease in a defined elderly Japanese population: the Hisayama Study. *Neurology*, **45**(6)：1161-1168, 1995.
30) 竹田徳則・他：地域在住高齢者の認知症発症と心理・社会的側面との関連. 作業療法, **26**(1)：55-65, 2007. （訂正記事：作業療法, **27**(2)：212, 2008.）
31) 竹田徳則・他：地域在住高齢者における認知症を伴う要介護認定の心理社会的危険因子－AGESプロジェクト3年間のコホート研究. 日本公衛誌, **57**(12)：1054-1065, 2010.
32) 岩田弘敏・他：老人性痴呆発症の要因探索のための患者・対照研究. 厚生の指標, **42**(11)：32-38, 1995.
33) 嶋村清志・他：老年期痴呆発症に関与する生活環境要因. 日本公衛誌, **45**(3)：203-212, 1998.
34) 近藤喜代太郎・他：アルツハイマー病の危険因子. からだの科学増刊号：33-43, 1995.
35) Scarmeas N, Stern Y：Cognitive reserve and lifestyle. *J Clin Neuropsychol*, **25**(5)：625-633, 2003.

section 4 定義と分類・症状

1. はじめに

　世間ではもの忘れやちょっとつじつまの合わぬ行動をとった際「ボケ（senility）」という言葉を使うことが多い．ボケと認知症の区別は，認知症が学術用語であるのに対し，「ボケ」は通俗用語であり学術的な定義はない．

　現在，使用されている認知症の定義として「いったんは正常に発達した知的機能が，その後に起こった慢性の脳の器質的障害のために広汎に継続的に低下してしまった状態」とされている．しかし，これも知的機能面とはどの範囲か，また低下とはどの程度のことをいうのかなど厳密さの面で論議される部分も多いようである．健康高齢者と認知症高齢者のもの忘れ（記憶障害）の比較を表1に示したが，厳密には判断に悩むことも多く，経験則で目安として判断することが多いのが現状である．

　現在，よく使用されている診断基準に，米国精神医学会の精神疾患の診断・統計マニュアル第5版（Diagnostic and Statistical Manual of Disorders, 5th edition：DSM-5）やWHO国際疾患分類第10改訂版（International Classification of Diseases, 10th edition：ICD-10）がある．しかし，博野[1]はこれらも内容をよくみてみると，微妙な違いがあり，極論をすればその違いにより認知症と診断される，されないという状況が出てくる可能性もあり，何を根拠に認知症と診断したのかには注意を要する，と述べている．たしかに，記憶障害を基軸にさまざまな症候を呈するわけであるが，臨床状態を主観的に観察し「○○認知症」と判断することに限界があるのも確かである．近年ではSPECT（single photon emission computed tomography），PET（positron emission tomography）など脳血流や代謝，アミロイド分子イメージングなどを計測する診断技術も発達し，こうした検査と臨床症状，診断基準などから診断がなされるようになってきている．

●表1● 健康な高齢者のもの忘れと認知症高齢者のもの忘れの比較

	健康な高齢者のもの忘れ	認知症高齢者のもの忘れ
原因	脳の老化 体験の一部を忘れる	脳の病気 体験の全部を忘れる
状態	進行しない 自覚をもつ	進行する 自覚をもたないことが多い
介護	必要なし	必要あり

●表2　治療可能な認知症

内分泌・代謝・中毒性認知症	甲状腺機能低下症，ビタミンB_{12}欠乏症，Wilson（ウィルソン）病，薬物中毒
感染性認知症	脳膿瘍，髄膜炎，神経梅毒など
腫瘍性認知症	治療可能な脳腫瘍
外傷性認知症	慢性硬膜下血腫
その他	正常圧水頭症など

●表3　MCIのPetersen基準

1) 主観的な記憶低下の訴え
2) 正常高齢者に比較し記憶の低下
3) 全般的知能は正常
4) 日常生活上問題なし
5) 認知症ではない

2．認知症のタイプ

　柄澤[2]は老年期にみられる精神障害を脳または身体の障害が直接原因になって起こるものや，内科的疾患，栄養障害，薬物副作用などに起因するものも含めた「器質性精神障害」と，統合失調症や躁うつ病などのいわゆる内因性障害や精神的な原因で起こる心因反応，神経症など器質性とはいえない障害の総称として「機能性精神障害」の2つに大別している．

　「器質性精神障害」では，すべてにおいて認知症状態を呈する可能性はあるが，内科的疾患や栄養障害など障害の原因となる部分を取り除くことによって軽快する治療可能な認知症（Treatable dementia）と，脳の障害や変性により認知症症状を呈する治療の難しい認知症（Untreatable dementia）との区別は重要である（**表2**）．

　また，加齢に伴う記憶力の低下と認知症の記憶障害との区別も難しいところであり，このことは古くから良性健忘，悪性健忘として知られている．

　近年になりPetersen[3,4]らにより提唱されたMCI（Mild Cognitive Impairment：軽度認知障害）は認知症に移行する確率が高い状態であるとし，その診断基準が示されている（**表3**）．しかしこれも，MCIというひとつの疾患概念なのか，それぞれの神経疾患の最軽度状態としてのMCI状態があるという概念なのかで論議を呼んでいる．

　2013年5月，APA（American Psychiatric Association：米国精神医学会）は『精神障害/疾患の分類と診断の手引：DSM-5』を出版した．そこではdementiaという用語を基本的には廃止して，neurocognitive disordersという用語を使用することにし，軽度認知障害（mild neurocognitive disorder）と認知症（major neurocognitive disorder）の棲み分けを行っている（**表4，5**）．日本精神神経学会ではmajor neurocognitive disorderを「認知症」と邦訳し，2014年6月に邦訳『DSM-5　精神疾患の診断・統計マニュアル』[5]を出版した．

　以下，脳の変性や血管障害に由来する認知症（アルツハイマー型認知症，脳血管性認知症，レビー小体型認知症，前頭側頭型認知症など）を中心に述べていく．

1）アルツハイマー型認知症（Alzheimer Type Dementia：ATD）

　Alois Alzheimer（1864～1915）が記憶障害，見当識障害を呈した女性（51歳）の剖検脳の神経病理学的検討を報告したことが初めとされている．後に，

● 表4 ● DSM-5における認知症(Major Neurocognitive Disorder)の診断基準

A. 1つ以上の認知領域(複雑性注意,実行機能,学習および記憶,言語,知覚-運動,社会的認知)において,以前の行為水準から有意な認知の低下があるという証拠が以下に基づいている:
　1) 本人,本人をよく知る情報提供者,または臨床家による,有意な認知機能の低下があったという懸念,および
　2) 可能であれば標準化された神経心理学的検査に記録された,それがなければ他の定量化された臨床的評価によって実証された認知行為の障害
B. 毎日の活動において,認知欠損が自立を阻害する(すなわち,最低限,請求書を払う,内服薬を管理するなどの,複雑な手段的日常生活動作に援助を必要とする).
C. その認知欠損は,せん妄の状況でのみ起こるものではない.
D. その認知欠損は,他の精神疾患によってうまく説明されない(例:うつ病,統合失調症).

▶以下によるものかを特定せよ
　アルツハイマー病
　前頭側頭葉変性症
　レビー小体病
　血管性疾患
　外傷性脳損傷
　物質・医薬品の使用
　HIV感染
　プリオン病
　パーキンソン病
　ハンチントン病
　他の医学的疾患
　複数の病因
　特定不能
▶特定せよ
　行動障害を伴わない:認知の障害が臨床上意味のある行動障害を伴っていない場合
　行動障害を伴う(障害を特定せよ):認知の障害が臨床上意味のある行動障害を伴っている場合(例:精神病症状,気分の障害,焦燥,アパシー,または他の行動症状)
▶現在の重症度を特定せよ
　軽度:手段的日常生活動作の困難(例:家事,金銭管理)
　中等度:基本的な日常生活動作の困難(例:食事,更衣)
　重度:完全依存

〔DSM-5 精神疾患の診断・統計マニュアル,2014[5]〕

Kraepelinによりアルツハイマー病(Alzheimer's Disease:AD)と命名された.

神経病理学的特徴として神経原線維変化(neurofibrillary tangle:NFT)と老人斑(senile plaque:SP),神経細胞の脱落,それに伴う脳萎縮がある.NFTは異常リン酸化タウ蛋白が凝集したものであり,神経細胞内に生じ,神経細胞の変性や消失を引き起こすとされている.SPは正常老人脳にもみられることは知られているが,アミロイドβ蛋白の凝集したものであり,これも神経毒などを発生し,神経細胞の脱落に関与しているとされている[1,17].

診断基準としてはDSM-5のほか,NINCDS-ADRDA[6~8]の臨床診断(**表6**)がよく使用されている.

＜症　候＞

初期症状として記銘力障害がみられ,物を置いた場所を忘れる,同じものを何度

● 表5 ● DSM-5における軽度認知症（Mild Neurocognitive Disorder）の診断基準

A. 1つ以上の認知領域（複雑性注意，実行機能，学習および記憶，言語，知覚-運動，社会的認知）において，以前の行為水準から軽度の認知の低下があるという証拠が以下に基づいている．
　1) 本人，本人をよく知る情報提供者，または臨床家による，軽度の認知機能の低下があったという懸念，および
　2) 可能であれば標準化された神経心理学的検査に記録された，それがなければ他の定量化された臨床的評価によって実証された認知行為の軽度の障害．
B. 毎日の活動において，認知欠損が自立を阻害しない（すなわち，請求書を払う，内服薬を管理するなどの複雑な手段的日常生活動作は保たれるが，以前より大きな努力，代償的方略，または工夫が必要であるかもしれない．）．
C. その認知欠損は，せん妄の状況でのみ起こるものではない．
D. その認知欠損は，他の精神疾患によってうまく説明されない（例：うつ病，統合失調症）．
▶以下によるものかを特定せよ
　アルツハイマー病
　前頭側頭葉変性症
　レビー小体病
　血管性疾患
　外傷性脳損傷
　物質・医薬品の使用
　HIV感染
　プリオン病
　パーキンソン病
　ハンチントン病
　他の医学的疾患
　複数の病院
　特定不能
▶特定せよ
　行動障害を伴わない：認知の障害が臨床上意味のある行動障害を伴っていない場合
　行動障害を伴う（障害を特定せよ）：認知の障害が臨床上意味のある行動障害を伴っている場合（例：精神病症状，気分の障害，焦燥，アパシー，または他の行動症状）

〔DSM-5精神疾患の診断・統計マニュアル，2014[5]〕

も買ってくる，最近の出来事が思い出せないなどエピソード記憶の障害が目立ってくる．病期が進むにつれこれまで知識として保持してきたものの名前など，意味記憶も障害されてくる．全体的には「取り繕い」，「場あわせ反応」といった状態像を呈し，認知症がかなり進んでいても，日頃関わりをもたない人にとっては本当に認知症なのかを疑われるということもある．

　単位的な症候としては失語，失行，失認症状を呈することが多く，失語は語健忘・語想起障害が出現し，理解力の低下も起こり，流暢性失語像を呈する例もある．作業能率の低下やミスの増加など，一見単なる老化現象と思われるような軽微な変化から始まるのが普通であるが，意欲や関心の低下，短気，頑固，猜疑的といった人格の変化やせん妄，幻覚，妄想（ものとられ妄想，嫉妬妄想など），抑うつなどが先行する場合もある．進行するに従い，構成障害，定位障害，着衣失行，観念／観念運動失行など行為の解体現象が生活遂行に大きな影響を与える．また，それ以上に本人が自覚する，行為がうまく行えない不安感，恐怖感も生活を遂行し

● 表 6 ● アルツハイマー病の NINCDS-ADRDA 臨床診断基準

1．Probable AD
A．認知症が確認されている：診察，知能テスト，神経心理学的テスト
B．認知機能のうち，2つ以上が障害
C．記憶障害と他の認知機能が進行性に悪化
D．意識障害，せん妄がない
E．発症年齢は 40〜90 歳で，65 歳以上が多い
F．認知症の原因となる全身疾患やアルツハイマー病以外の脳疾患がない
2．Probable AD を支持する所見
A．言語・運動行為・認知機能の障害（失語・失行・失認）の進行
B．日常生活動作の障害と行動パターンの変化
C．類似疾患の家族歴がある（とくにアルツハイマー病と診断されている場合）
D．髄液；正常，脳波；正常あるいは非特異的変化（徐波の増加など）
E．CT（MRI）；フォローアップで脳萎縮が確認
3．認知症を起こす他の原因を除外 → Probable AD と矛盾しない所見
A．経過中に病期の進行が止まることがある
B．随伴症状；抑うつ，不眠，失禁，妄想，錯覚，幻覚，言語，性行動異常，体重減少
C．進行期に出現しうる異常；筋緊張亢進，ミオクローヌス，歩行障害，けいれん発作
D．CT（MRI）；年齢相応
4．Probable AD と矛盾する所見
A．突然の卒中様発症
B．局所神経症状（片麻痺，感覚障害，視野障害，初期の協調性運動障害など）
C．発症早期のけいれん発作や歩行障害
5．Probable AD の臨床診断
A．認知症が存在し，かつ認知症の原因となる他の神経疾患，精神疾患，全身疾患が否定されているが，発症様式や臨床経過はさまざまである場合
B．認知症の原因となりうる二次的な全身疾患や脳疾患があった場合でも，元からあった認知症の原因とは考えられない場合
C．研究的な検討の場合は，認知機能のうち障害領域が1つだけで，進行性であって他に原因が見出されないときには「疑い」と診断すべきである

〔山岸峰雄他，2006[7]〕

ていくうえで大きな障壁になる．末期には身体機能の低下も著しくなり，排泄や食事摂取など ADL のすべてが障害され，高度の認知症状態を呈する．そこに至るまでの経過は一様ではないが，おおよそ数年から十数年という場合が多い[1,17]．

> **アルツハイマー型認知症の事例**
>
> A さん，60 歳代．AD と診断されてから 4 年．MMSE：3 点（名前の復唱，指示動作の一部），FAST 6，観念失行，着衣失行，視空間障害，鏡現象，場合わせ的な簡単な会話は可能．視覚，聴覚による情報が入りにくい（音，映像としては聞こえている）．ときおり失禁がある．入浴は介助が多くなる．食事は用意をすると時間はかかるが自力摂取可能．
>
> 【生活場面で見られるさまざまな行為障害】
>
> ●トイレに行きたい時，ソワソワする仕草が見られるが，A さんが「トイレを探し

ているタイミング」で一気にトイレまでの誘導を行わないと，スタッフ主導でトイレを誘導したり，他者との関わりが始まってから誘導したりしてもコミュニケーションがかみ合わず，Aさんが混乱してしまうことがある．
- 家で隣の部屋に行こうとする際，襖の取っ手ではなく襖の横の柱に手をかけて懸命に開けようとする．
- デイケアでご飯，味噌汁，おかずが並べられ，周りの利用者が食べ始めても食べようとしない．職員がどうぞと声をかけても食べ始めない．

＜対応（考え方）＞
- ワーキングメモリーや短期記憶の障害は遂行機能にさまざまな影響を及ぼす．生理的な信号からトイレに行きたいと動き出すが，たとえばその途中で隣の人が大きな声で騒いでいる，あるいは職員からレクリエーションに誘われたりすることで注意がトイレから逸れ，自分がなぜ動いているのか分からなくなってしまう．生理的に湧いてくるトイレに行きたいという欲求と周囲からのさまざまな刺激に翻弄されて，今この時をうまく整理できず，ある人はイライラしたり，ある人はその場で失禁したりしてしまうかもしれない．上記で言う「タイミングで一気に……」とは，行為を開始したその時から，他の刺激はなるべく入らないようにし，誘導するという意味である．
- 襖の取っ手の部分に赤いテープを貼り，視覚的に区別が付きやすいようにした．これにより柱に手をかけて開こうとする回数は減少した．
- ご飯茶碗とお箸を手にもってもらったところ，食べることができた．手に持ってもらっても食べられない時には，一口職員が介助して口にご飯を入れてあげると，その後は自力でご飯を食べられた．

2）脳血管性認知症（Vascular Dementia：VD）

脳血管性認知症は脳血管障害に起因する認知症の総称であり，単一疾患ではない．病型分類を**表7**に示すが，脳梗塞（血栓，塞栓）とくに多発性脳梗塞型やビンスワンガー型（Binswanger Type）がもっとも多いとされている．また，小さな病変が1個しか認められなくても認知症を呈することがわかっているStrategic infarct dementiaなどもある[11]．

●表7● 脳血管性認知症の病型分類

1．多発梗塞性認知症（multi-infarct dementia）
2．皮質下脳血管性認知症（subcortical vascular dementia）
①白質病変主体（Binswanger型認知症）
②多発ラクナ（視床，脳弓，尾状核，淡蒼球，内包前脚など）
3．Strategic infarct dementia
①皮質（海馬，角回，帯状回）
②皮質下（視床，脳弓，尾状核，淡蒼球，内包前脚など）

〔目黒謙一，2008[11]〕

● 表 8 ●　脳血管性認知症の NINDS-AIREN の診断基準

1．Probable VD
A．認知症
B．脳血管障害
C．AとBの間隔が3か月以内
①脳血管障害発症後から3か月以内に認知症が発症
②認知機能の急速な低下，または動揺性・階段的な悪化
2．VD の臨床的特徴
A．早期からの歩行障害
B．不安定性および頻回の転倒
C．泌尿器疾患で説明困難な尿失禁などの排尿障害
D．仮性球麻痺
E．人格および情緒障害（感情失禁）
3．VD らしくない症状
A．局所神経徴候や画像異常を伴わない記憶障害・認知機能障害の悪化
B．認知機能障害以外に局所神経症状を欠く
C．画像診断上，脳血管障害が確認できない
4．Possible VD の診断基準
A．局所神経症状と認知症を呈するが，画像上明らかな脳血管障害を認めない場合
B．認知症の発症と脳血管障害の時間的経過が明らかでない場合
C．認知機能障害の発症時期が不明瞭で，経過中に不変・改善を認めた場合

〔山岸峰雄他，2006[7]，Roman GC, et al., 1993[9]〕

　臨床診断としてはDSM-5のほか，脳血管障害と認知症との間に因果関係を想定するNINDS-AIREN[7,9]などがよく使用されている（**表8**）．

＜症　候＞

　記憶障害は記銘と再生に時間がかかることが大きな特徴であり，アルツハイマー型認知症と異なり，エピソード記憶は比較的保たれている．たとえば，デイケアなどのイベント（クリスマス会や軽音楽のイベントなど）の詳細は覚えていなくても，イベントがあったことは覚えていることが多い．

　発症が急性で段階的に悪化する，接触性がよく人格が保たれている，ある程度病識がある，知能低下が不均一でいわゆる「ざるの目認知症（まだら認知症）」を示す．また，とくに注意すべき点は無気力・無関心（apathy）などと関連した社会適応能力の低下である．これは無為，閉じこもりなどを助長し，身体機能に障害がある場合はなおさらのこと，心身ともに廃用症候群にいたる悪循環を起こす可能性がある．目立った周辺症状がみられない場合は，知らないうちに症状が進行していることもある．脳血管性認知症の特性を理解した関わりが必要であり，そうした意味からもデイケアや訪問による専門スタッフの介入，家族教育も大切である．

脳血管性認知症の事例

　Bさん．ユニットケアに入居している．3年前に軽い脳梗塞を発症．脳血管性認知症（ラクナ梗塞性）の診断をうける．
　左上下肢に軽度麻痺，構音障害，嚥下障害，感覚障害あり．MMSE：18，認知症

高齢者自立度判定基準Ⅱa，障害高齢者自立度判定 A1，ADL：杖歩行，その他はほぼ自立，IADL：可能な動作も多いように思われるが，施設職員がほとんど行う．

一日の生活形態はほとんどソファーにて過ごし，フロアーに設置してあるテレビをうとうとしながら見ていることが多い．もともと農家であり，畑仕事や家のことは熱心に行っていた人であったが，梗塞を患ってから無為にすることが多く，次第に認知機能の低下が起こってきた．構音障害があり，うまくコミュニケーションがとりにくい時もあるが，意思疎通は時間をかければ十分とれる．

＜対応（考え方）＞

血管性認知症の人は動作が緩慢なことが多く，コミュニケーションがとりにくいこともあり，無為に見られがちである．そして，できる事もあるが介護側が待つことができず，ついサポートを行ってしまっている現状も，無為という状態に拍車をかけている可能性がある．

そこでBさんの実際にできる事は何か？やりたい事は何かをADL評価や興味チェックリストなどを使用し，時間をかけてしっかりと聴取し，社会資源の活用も視野に入れた介入を行う計画を立てた．それによると以外にも喫茶店でコーヒーを飲むのが好きで，病気を患ってからそれができない寂しさを抱えていた．そこで，2週間に一度，喫茶店に行く機会を設け実施したところ，行く日には行くための準備を2時間前から始め，帰ってきてからは他者と関わることが増えてきた．さらには，施設内でコーヒー会を催そうという提案が出されるまでになった．好きな事を介して活動を開始すると，それが他の動作や活動にも波及し，生活の活性化につながった例である．

3）レビー小体型認知症（Dementia with Lewy bodies：DLB）

1976年，小阪[13]らは病理学的に大脳皮質を含む広汎な中枢神経系に多数のレビー小体が出現し，進行性の認知症とパーキンソニズムを主症状とする変性性認知症の報告をした（びまん性レビー小体病：diffuse Lewy body disease）．その後，第1回 DLB International Workshop を経てレビー小体を伴う認知症（DLB）と呼ぶことが提唱された．1996年のCDLBガイドラインの診断基準により臨床診断が可能になっている（**表9**）．脳の変性性認知症ではアルツハイマー型認知症に次いで多い疾患とされている．

＜症　候＞

比較的早期から視覚認知障害がみられ，視覚対象の大きさや形の弁別，視覚による計算などに障害がみられる．また色彩を伴う非常に鮮明で具体性を帯びた人や動物，昆虫などが昼夜を問わず出現する幻視は特徴的である．

認知障害は変動することが多く，よいときは日時や場所などの見当識もしっかりとしており会話もスムーズだが，わるいと話も通じず，周辺環境の理解もできず，せん妄状態に近い状態を示すこともある．そうしたことが半日，数日単位で変動する．

また，パーキンソン症候を呈するが，筋固縮や動作緩慢で，振戦などは目立たな

● 表9 ● レビー小体型認知症の臨床診断基準

1．必須事項：正常の社会的，職業的機能を障害させるほどの進行性の認知機能低下
2．中核項目（Probable：以下の項目2つ以上を満たすもの，Possible：以下の項目の1つを満たすもの）
1．著しい注意，覚醒度の変化を伴う変動する認知機能 　2．具体的で鮮明な幻視が反復して出現 　3．薬剤などによらないパーキンソン症候
3．DLBの示唆項目
REM睡眠行動異常 神経弛緩薬に対する感受性の亢進 SPECT，PETによる基底核でのドーパミントランスポーターの取り込み低下
4．DLBの支持項目
繰り返す転倒と失神 一過性の意識消失 高度の自律神経障害（起立性低血圧，尿失禁） 幻視以外の幻覚 体系的な妄想 うつ状態 CT/MRAでの内側側頭葉の変化が軽度 SPECT/PETでの後頭葉での低下を伴う全般的な低下 MIBG心筋シンチグラフィーの取り込み低下 側頭葉の一過性鋭波を伴う著明な徐波の脳波

〔森 秀生, 2006[14]〕

いことも多い．進行すると，姿勢反射障害や歩行障害なども出現し，転倒を繰り返すようになる．

> **レビー小体型認知症の事例**
>
> 　Cさん．在宅生活．レビー小体型認知症と診断されて2年，MMSEは19点，日内変動や立ちくらみなど自律神経障害があり，テレビの中に人が居てこちらを見ているなどの妄想，小さな子どもが来ているなどの幻視がみられる．
>
> **＜対応（考え方）＞**
>
> 　テレビに反射して見える景色や電燈の影に勘違いをして混乱することがあるので，そうした場合はテレビに布をかける，間接照明にして影ができないようにするなどの工夫により，混乱を減少できることがある．
>
> 　日内変動，日差変動があるので生活リズムを家族からの情報や観察にて把握し，動けるときには大好きな将棋や散歩を一緒に行い，現在できる事の能力低下が起こらないように介入した．

4）前頭側頭型認知症（Fronto-Temporal Dementia：FTD），Pick病（Pick Dementia）

　19世紀から20世紀の初頭にかけてArnold Pickが前頭葉・側頭葉に限局性に萎縮があり，特異な言語症状や精神症状を呈する症例を報告した．1911年，Alzheimerがピック嗜銀球について記載し，Onari，Spatzらが前頭・側頭葉に限

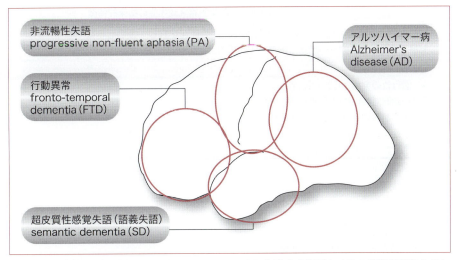

● 図1 ● FTLDのサブタイプであるFTD，PA，SD各臨床症候群とADの脳萎縮部位とそれに対応した臨床特徴

〔池田 学，2006[16]〕

局性萎縮を有する症候群に対し「Pick病」と命名した．しかしその後，Pick病の概念や診断には種々の論議がなされ，現在ではManchesterのグループが提唱した前頭-側頭葉に原発性の萎縮を有する前頭側頭葉変性症（fronto-temporal lobar degeneration：FTLD）の分類で落ち着いている．前頭葉優位型のPick病を前頭側頭型認知症（fronto-temporal dementia：FTD），側頭葉優位型のPick病を意味性認知症（semantic dementia：SD）と呼ぶことが多い[16,17]．

FTLDは臨床症状からFTD，進行性非流暢性失語（progressive non-fluent aphasia：PA），SDの3型からなるとされているが，病期の進行に伴って相互に重なり，これらの臨床症候群は神経病理学的なサブタイプとは対応していないとされている（**図1**）．ここではFTDの臨床的特徴を**表10**に示す．

＜症　候＞

　知的機能の障害よりも人格変化に起因する異常行動，理解しがたい行動の異常が前景に出てくることが多い．たとえば道徳感情が鈍り，自制心が乏しくなって他人を侮辱したり，無作法な言動や窃盗などの反社会的行為が起こることもある（わが道を行く行動）．また無関心，怠惰，好褥的な傾向が現れることもある．これらに対して周囲の人から注意され，非難されても一向に反省の色がみられない（病識の欠如），診断者と同じ行動をとる，視覚に入った文字をいちいち読みあげる（被影響性の亢進），決まった時間に決まったコースを歩く，決まったことをする（常同行動）等の行為がみられる．また，重度の視覚認知障害や構成障害はみられないことから，ある程度進行しても車の運転などは可能である．

　単位的な障害としては，たとえば鉛筆を指して名前を聞いても答えることはできない，たくさんの物品のなかから鉛筆を指さすことができない（語想起と再認の2方向性の障害）などがある．しかし，鉛筆をもって字を書くことは可能で，物品と

● 表 10 ●　前頭側頭葉変性症の臨床的特徴

性格変化と社会的行動の障害が，発症から疾患の経過を通して優位な特徴である．知覚，空間能力，行為，記憶といった道具的認知機能は正常か，比較的良好に保たれている．

1．主要診断特徴
　A．潜行性の発症と緩徐な進行
　B．社会的対人行動の早期からの障害
　C．早期からの自己行動の統制障害
　D．早期からの情意鈍麻
　E．早期からの病識の欠如

2．支持的診断特徴
　A．行動異常
　　1．自己の衛生や身なりの障害
　　2．精神の硬直化と柔軟性のなさ
　　3．易転動性と持続困難
　　4．口唇傾向と食事嗜好の変化
　　5．保続的行動と常同行動
　　6．使用（利用）行動

3．FTLD に共通する支持的診断特徴
　A．65 歳以前の発症，親，きょうだいに同じ症状の家族歴
　B．球麻痺，筋力低下と萎縮，筋繊維束れん縮，保続的行動と常同行動

〔Neary D, et al., 1998[15]，池田　学，2006[16]〕

しての意味はわかっている．つまり「えんぴつ」という語彙が喪失した状態を示す意味記憶障害がみられる．

　躁状態，あるいは多幸的にみえることもあるが，それは表層的で，ヘラヘラと笑っていることがある．しかし，田邊[17]によれば「これは感情の爽快感からくる高揚とは異なる」と述べており，筆者もその印象をもつ．

> **前頭側頭型認知症の事例**
>
> 　B さん．60 歳前半，女性．50 歳代で前頭側頭型認知症と診断．実母（80 歳後半），夫と同居．
>
> 　認知症のデイケアを利用．当初は他利用者に気軽に話し掛けたり，大好きな演歌のビデオを鑑賞したりと比較的落ち着いていた．しかし進行とともにデイケア内を歩き回る，常同的に言葉を発する，順番が待てないなど，脱抑制や常同行動などの症状を背景とした行動が認められるようになる．
>
> 　在宅で大きな問題となったのは車の運転であった．運転はできるが，交通規則を守ることが難しくなってきており，とても車を運転してもらうことが難しい状況であった．しかし，本人は決まった時間に車のところに行き，車の運転をしようとする．
>
> 　＜対応（考え方）＞
> 　車のキーは介護者が預かり，定時に車のところに一緒に行き，車の鍵がかかっていることを 2 人で確認するようにした．B さんは運転席側のドアを開けようとするが，その時に介護者が鍵を取り出し，鍵を開け，ドアを開けて運転席に乗る．「今日は助手席に乗って，私の運転を見てください」とお願いし，助手席側に乗ってもらった．

この関わりを毎日繰り返した（ルーティン化）．すると1か月ほど経過した後，定時に車のところには行くが，運転席ではなく助手席に座るという行動に変容した．

　以上，臨床で遭遇する可能性の高い認知症の特徴と症候について簡単に述べた．しかし，ここで注意すべき点は，認知症は進行性であることが多く，進行に伴いさまざまな機能や能力が低下してくる．しかしながらそれまで築いてきたパーソナリティが機能や能力と並行して低下しているかというと必ずしもそうではないということである．目の前にみえている混乱状態だけで，その人の人格も含めたすべてを理解したような気にならないことも，医療や福祉に携わる者として注意をしておかなければならない視点である（図2）．

3．認知症の症状

　認知症の症状は大きく2つに分けて整理すると理解しやすい．1つは現代の医学では治療が困難とされる中核症状であり，もう一方は種々の関わりにより改善することが可能とされている周辺症状である．以下それらの症状についての説明を行う．

1）中核症状
DSM-5などの診断基準にもあるように，認知症診断の要になる症状である．

1．記憶障害
　記憶障害は認知症の中心となる症状である．大きく前向性健忘と逆行性健忘に区別される．前向性健忘は新しい事実や事件を覚えることの障害であり，逆行性健忘は以前の経験の再生ができなくなる障害である．記憶障害を生じる認知症の代表はアルツハイマー型認知症であるが，その障害の中心は前向健忘で，進行すれば数分前の出来事もまったく覚えていないほど重篤になる．記憶内容の分類はSquireの分類が有名であり，アルツハイマー型認知症ではエピソード記憶の障害が，前頭側頭型認知症では意味記憶の障害が起こりやすいことはよく知られている．また，記

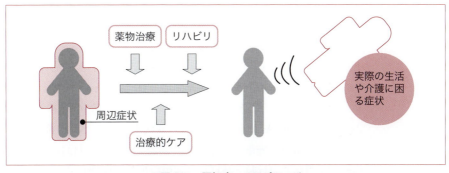

● 図2 ● 認知症へのアプローチ
〔痴呆性高齢者を抱える家族等介護者のための家族教室冊子，2003[19]〕

● 表 11 ● アルツハイマー型認知症と血管性認知症の記憶障害の特徴

	アルツハイマー型認知症	血管性認知症
記銘	障害	障害，時間がかかる
保持	障害	比較的保持
再生	自由再生・手がかり再生ともに障害，誤再生などの誤った表出，再認も誤る	自由再生は軽度低下，時間がかかる，手がかり再生が有効な場合もあり，再認は比較的良好
内容	エピソード記憶のまとまった欠損，作話を示す場合もある	エピソード記憶の枠組みは比較的保持，内容を部分的に保持，作話を示す場合もある

〔目黒謙一，2008[11]〕

憶は記銘─保持─再生の 3 つのプロセスからなるが，目黒[11]はアルツハイマー型認知症と脳血管性認知症の記憶障害の特徴について記憶プロセスを軸に**表 11** のように分類している．

2．見当識の障害

見当識には，時間に関するもの，場所に関するもの，人に関するものがある．時間に関する見当識は，病気の早期から障害され，まず日付や曜日があいまいになってくる．人についての見当識障害は，病気が重症になってからみられ，自分の娘を，姉や母と間違えたりする．

3．遂行機能の障害

遂行機能は目的に合わせて手順を考えたり，段取りをつけたりする能力であり，①目標の設定（goal formation），②計画の立案（planning），③目標に向かって計画を実際に行う（carrying out goal directed plan），④効果的に行動を遂行する（effective perfomance）の手順で行われるとされている．たとえば，煮物を作ろうとして，野菜の皮をむかずに煮てしまうなど，料理の技術は保たれているが，手順を頭のなかで組み立てることができなくなる，といったことが観察される．

4．高次脳機能障害

失語，失行，失認などの症状が出現する．出現頻度・種類は，前述した前方型，後方型などによる認知症のタイプによって違いがみられ，生活遂行へ大きな支障をきたすことも多いことから，それらの知識や特徴・対応方法を理解したうえでの関わりが必要である．

2）周辺症状

周辺症状は認知症があるからといって必ずみられる症状ではない．認知症の進行に伴い，出現したり，消失したりする．

1996 年，米国での研究者会議において認知症の行動・心理症状（Behavioral and Psychological Symptoms of Dementia：BPSD）という用語を用いるように合意がなされた[20]．またそのことを受け，国際老年精神医学会（International Psychogeriatric Association：IPA）は代表的な BPSD の精神症状として妄想，幻覚，抑うつ気分，睡眠障害，不安，誤認などを，行動面の異常として攻撃，興奮，徘徊，不穏などの行動を挙げ，各症候の出現頻度や介護者への負担の程度によってこれらをさらに 3 群に分類している（**表 12**）．

4. 定義と分類・症状

● 表12 ● BPSD の分類（国際老年精神医学会）

Group 1＜1群＞ 頻度が高く，介護者がもっとも悩まされる症状群	Group 2＜2群＞ 頻度は中等度で，介護者がやや悩まされる症状群	Group 3＜3群＞ 管理可能な症状群
A．精神症状 　幻覚（hallucinations） 　妄想（delusion） 　抑うつ気分 　（depressive mood） 　不眠（sleeplessness） 　不安（anxiety） B．行動異常 　攻撃（physical aggression） 　徘徊（wandering） 　不穏（restlessness）	A．精神症状 　誤認（misidentifications） B．行動異常 　焦燥（agitation） 　不適切な振るまい，行動 　（culturally inappropriate-behavior 　and disinhibition） 　彷徨(ほうこう)（pacing） 　金切り声を上げる（screaming）	B．行動異常 　啼泣(ていきゅう)（crying） 　暴言（cursing） 　無気力（lack of drive） 　繰り返しの質問 　（repetitive questioning） 　つきまとい（shadowing）

〔安宅勇人他，2000[21]〕

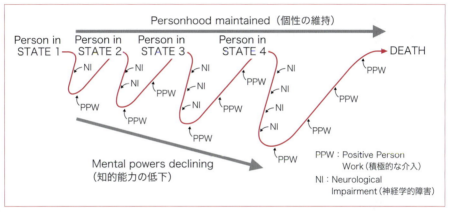

● 図3 ● 病気の進行と積極的介入の関係

〔Kitwood T，2000[8]〕

　現在，認知症の治療薬も研究・開発されているが，今のところ中核症状を改善する治療法はない．環境整備や関わり方，生活療法，レクリエーションなどを積極的に提供することで，周辺症状を出さなくてもすむ人的・物理的環境を提供していこうとする関わりが主流である（**図3**）．そうした意味からもリハビリテーションの果たす役割は大きいといえる．

4．まとめ

　以上，治療困難な認知症の代表として4つの認知症の特徴と症状について述べた．**表13** はそれらを一覧にまとめたものである．しかし，これらはそれぞれ独立して出現するというよりは，むしろ各認知症が混合して出現することもまれではない．そうしたことを念頭に置いたうえで，各認知症の特徴を把握しておくことも大

● 表13 ● 認知症のタイプと特徴

認知症のタイプ	アルツハイマー型認知症（Alzheimer Type Dementia：ATD）	脳血管性認知症（Vascular Dementia：VD）	レビー小体認知症（Dementia with Lewy Bodies：DLB）	前頭側頭変性症（Fronto-Temporal Dementia：FTD）
特徴	・近時記憶・エピソード記憶の障害が強い ・見当識障害 ・視空間認知の障害 ・失語・失行・失認など ・場合わせ，取り繕い反応	・脳の損傷部位・程度によって麻痺などの状態像が異なる ・比較的保たれている部分と，そうでない部分がある（まだら）	・注意や覚醒レベルの変動 ・具体的で詳細な内容の幻視 ・パーキンソン症候群	・緩徐に発症し，進行する ・早期から性格変化，社会性の消失 ・手続き記憶，エピソード記憶，視空間認知能力は保たれる ・運動性失語症様の症状 ・語義失語（意味性認知症）
精神症状	・妄想（ものとられ妄想） ・意欲低下 ・易怒性 ・不安感	・意欲の低下 ・感情失禁 ・夜間せん妄など ・再発することが多く，しかも，そのたびに段階的に悪化する	・幻覚，とくに幻視 ・体系化した妄想 ・幻覚・妄想に基づく不安，焦燥興奮，異常行動 ・注意や明晰さの著明な変動 ・意欲低下　など	・非影響性の亢進 ・脱抑制 ・常同行動 ・自発性の低下 ・特定のものに執着する
身体症状	・麻痺や固縮（筋強剛）など局所徴候はみられないことが多い ・終末期には錐体路症状がみられる	・排尿障害，歩行障害，麻痺 ・仮性球麻痺に伴う嚥下障害，構音障害 ・パーキンソン症候群など	・繰り返す転倒 ・失神 ・抗精神病薬に対する感受性亢進 ・パーキンソン症候群がある（固縮，小刻み歩行）	・麻痺や固縮など局所神経兆候は初期にはみられないことが多い ・運動ニューロン型では，上肢に顕著な筋力低下と筋萎縮がみられる

〔小川敬之，2007[22]〕

切である．

（小川敬之）

【文　献】

1）博野信次：臨床痴呆学入門．金芳堂，2001．
2）柄澤昭秀：老人のぼけの臨床．pp1-6，医学書院，1981．
3）Petersen RC, et al.：Mild cognitive impairment: clinical characterization and outcome. *Arch Neurol*, **56**(3)：303-308, 1999.
4）Petersen RC, et al.：Current Concepts in mild cognitive impairment. *Arch Neurol*, **58**(12)：1985-1992, 2001.
5）Americn Psychiatric Association（原著）／髙橋三郎・大野　裕（監訳）：DSM-5 精神疾患の診断・統計マニュアル．pp 594-597，医学書院，2014．
6）McKhann G, et al.：Clinical diagnosis of Alzheimer's disease: report of the NINCDS-ADRDA Work Group under the auspices of Department of Health and Human Services Task Force on Alzheimer's Disease. *Neurology*, **34**(7)：939-944, 1984.
7）山崎峰雄・片山泰朗：Alzheimer病と脳血管性認知症の鑑別．*Mebio*, **23**(6)：90-97, 2006．
8）田子久夫：診断基準（NINCDS-ADRDA）／平井俊策（監修）：老年期認知症ナビゲーター．pp24-25，メディカルレビュー社，2006．

9) Roman GC, et al.：Vascular dementia: diagnostic criteria for research studies. Report of the NINDS-AIREN International Workshop. *Neurology*, **43**(2)：250-260, 1993.
10) 田子久夫：診断基準（NINCDS-ADRDA）／平井俊策（監修）；老年期認知症ナビゲーター．pp26-27, メディカルレビュー社, 2006.
11) 目黒謙一：血管性認知症 遂行機能と社会適応能力の障害．p104, ワールドプランニング, 2008.
12) McKeith IG, et al.：Diagnosis and management of dementia with Lewy bodies: third report of the DLB Consortium. *Neurology*, **65**(12)：1863-1872, 2005.
13) 小阪憲司・他："Lewy 小体病"の臨床神経病理学的研究．精神経誌, **82**(5)：292-311, 1980.
14) 森 秀生：認知症を伴う Parkinson 病．*Mebio*, **23**(6)：64-71, 2006.
15) Neary D, et al.：Fronto-temporal lobar degeneration: a consensus on clinical diagnostic criteria. *Neurology*, **51**(6)：1546-1554, 1998.
16) 池田 学：前頭側頭型認知症の臨床と画像診断．*Mebio*, **23**(6)：57-63, 2006.
17) 田邊敬貴：痴呆の症候学．pp48-65, 医学書院, 2000.
18) Kitwood T：Dementia Reconsidered. p68, Open University Press, 1999.
19) 日本作業療法士協会（編）：痴呆性高齢者を抱える家族等介護者のための家族教室冊子．日本作業療法士協会, 2003.
20) 臼井樹子・本間 昭：BPSD の疫学と統計．臨床精神医学, **29**(10)：1217-1223, 2000.
21) 安宅勇人・他：BPSD の症状．臨床精神医学, **29**(10)：1225-1231, 2000.
22) 小川敬之：認知症の作業療法．作業療法ジャーナル, **41**(10)：905-911, 2007.

section 5 認知症の人の評価に向けて

1. はじめに

　　作業療法士による認知症の作業療法実践では，認知症の人を正確に把握する必要がある．ここでは，認知症の人の作業療法の流れ，評価を進める際の作業療法士の基本的姿勢，認知症の人のとらえ方について述べる．また，実際のテスト法において把握できる内容の限界，それを補う観察のポイント，評価で見落としがちな内容，作業活動の選択，認知症の人の生活に根ざした作業療法実践へと結びつけていく評価のポイントを述べる．

2. 作業療法の流れ

　　作業療法の一般的な流れは，①担当医からの処方箋→②情報収集や面接→③具体的な評価の実施→④課題整理→⑤目標設定とプログラム立案→⑥作業療法実施→⑦再評価→⑧作業療法の終了もしくは⑤以降へと循環していく．この流れは，医学モデルによる心身機能の障害と能力低下の改善に焦点化したボトムアップアプローチによる評価手順である．③の具体的な評価実施では，テスト法と観察法を併用する．

　　認知症の人の評価では，観察法による評価が優先される場合が多い．これは，テスト法の説明を十分に行ったとしても，認知症の人の認知機能やコミュニケーション能力により，実施内容の理解が十分ではなく，信頼性の高い結果が得られないことによる．そして，その人の現存（残存）しているプラス面を見落とし，マイナス面の過大評価につながる危険性がある．

　　生活場面や作業療法場面での観察から得られる情報は多岐にわたり，作業療法プログラム立案の手がかりとなることが少なくない．認知症の人が記憶障害や見当識障害などの中核症状をもち，そこから派生する不安や混乱がありながらも，現在おかれている環境のなかで必死に生活しているその状態を克明に把握することが，その人らしさを知ることにつながる．

　　また，認知症の人の語りを真摯な態度で受け止め，個別性を重視することが作業療法士には求められる．つまり，認知症の人がどのような人なのか，これまでどのような人生を歩んできたのか，今の生活はどのような状況なのか，何を望んでいるのかを探り，そしてみきわめる．これらを評価の中心に据え，必要に応じてテスト法を織り交ぜる場合がトップダウンアプローチによる評価である．

いずれにしても，各評価から得られた結果をあらゆる面から分析し，認知症の人の尊厳を尊重したうえで，生活障害の改善とその人らしい生活を営めるようにする支援を忘れてはならない．

3. 基本的姿勢

　認知症の人の評価を進めていく過程や実際の作業療法場面で困難を感じるひとつにコミュニケーションの構築がある．認知症の人のコミュニケーション障害には，受信者として，記銘力障害や理解力の低下によって内容を十分に理解できない場合がある．また，発信者としては，喚語困難や語想起困難，錯語，反響言語[注1]，同語反復[注2]などにより，相手に伝えたい内容や気持ちを的確に発信（表出）できない場合が多い．これらには，認知症の原因や症状の進行過程，中核症状の程度，抑うつや不安などの精神症状，そして生活している環境要因も複雑に絡みあっている．

　このような場合，作業療法士は，①相手の目を見て，②注意を引きつけ，③簡略な言葉と身振りを用い，④「はい」，「いいえ」で回答しやすい発信を常に心がける，⑤言語的な反応や動作を急かさず「待ち」の気持ちを保つことが，相手の反応を引きだすことにつながる[1]．そして，認知症の人の現在（これまで）の生活や今の気持ち，考えていること，欲していると思われる内容を，言語的表出と非言語的表出の双方から把握する努力を心がける．われわれは，認知症の人を人生を生き抜いてきた先輩として尊重し，理解しようとする姿勢を貫かなくてはならない[2]．なお，コミュニケーションの詳細についてはⅡ章-8（p104〜113）を参照されたい．

4. 認知症の人をどのようにとらえるか

　小澤[3]は，認知症の人のケアについて，認知症を病，障害と見定め，彼らが抱える不自由さを知って的確なケアを届けるという視点，その人がどのような生き方をしてきたのか，どのような人柄なのか，彼らが暮らしている家族，地域，あるいは状況を知って関わり方を深めるという，彼らの心に届くケアを提供するという視点の重要性を述べている．ここでいう「ケア」という言葉は，そのまま広く全人間的復権を目指すリハビリテーション[4]，主体的な生活を図ることを目的とする作業療法[5]という言葉に置き換えられる．

　作業療法士は，認知症の人をこれまでの生物・医学モデルをベースとした，国際障害分類としての機能障害や能力障害，社会的不利というマイナスの側面を強調してとらえてはならない．なぜならば，人間は喜びや悩みなど感情や心をもつ社会的

注1）反響言語：
　　　自分に発せられた言葉を繰り返す
注2）同語反復：
　　　自分が発した単語を繰り返す

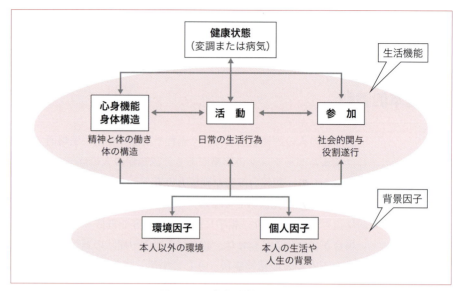

● 図1 ● 国際生活機能分類 ICF

〔ICF 国際生活機能分類, 2002[7] より作成〕

存在であり[6]，これらは，作業療法士がこれまでに重視してきた側面である．認知症の人の語りやふるまいから，心のありようや社会とのつながり方を探ろうとする姿勢をよりいっそう重視すべきである．

つまり，**図1**のとおり，2001年の国際生活機能分類[7,8]に示された，生物・心理・社会モデルである，健康状態，心身機能と身体構造，活動と参加を包括した生活機能，背景因子としての個人因子と環境因子に着目し，現存（残存）しているプラス（肯定的）と課題であるマイナス（否定的）側面をとらえる．決してマイナスの側面を強調することなく，認知症の人を一人の生活者としてとらえる姿勢を保ち続けることを決して忘れてはならない．

また，認知症は初期，中期，後期と進行していく．このため各ステージにおける課題の違いを認識しておく必要がある．たとえば，アルツハイマー型の認知症の人であれば，初期にはADLは自立しているが，もの忘れや記憶障害に対する本人の不安や混乱，そこから派生する抑うつ的な状態にある．中期では，認知機能の障害は徐々に進行し，失行や失認も表れADLの自立度は低下してくる．後期では，症状はさらに進行し人間生活の基本である立位や座位保持も十分ではなくなる．やがて寝たきりへと移行し，最終的には死を迎える．長期的にはこのような経過たどることを十分認識し，認知症の人それぞれのステージにふさわしいQOL（quality of life）を実現していくという総合的な視点が求められる．なお，認知症の症状特性は前述のⅡ章-4（p58〜73）を参照されたい．

5. テスト法の限界

作業療法の実践には，前述の評価が必要なことは作業療法士なら理解しているは

ずである．しかし，筆者個人の印象に過ぎないかもしれないが，十分な評価を経ずに手続き記憶と称した作業活動や，認知機能の活性化と理由付けしたパズルや構成行為などの机上活動をプログラムとして提供している作業療法士が少なくない．一方では，プログラム内容に苦慮している者が多い．

　以下は，筆者がこれまでに新人の作業療法士との関わりで，何度も経験してきた会話の一部である．

　　　　　新人OT：認知症の人を担当したのですが何をしたらよいのかよくわかりません．
　　　　　筆者：担当した認知症の人はどんな人？
　　　　　新人OT：アルツハイマー型認知症の人で，HDS-Rは12点，MMSEが15点です．
　　　　　筆者：で，どんな人なの？
　　　　　新人OT：N-ADLが40点，NM-スケールは30点です．
　　　　　筆者：で，どんな人なの？
　　　　　新人OT：……．
　　　　　筆者：病棟でのADLの状況は？
　　　　　新人OT：まだ2回しかお会いしてないのでよく分かりません．
　　　　　筆者：認知症の人の作業療法の基本は何？
　　　　　新人OT：馴染みの関係づくりや，手続き記憶を活用した作業活動の提供です．
　　　　　筆者：それを行うには何が不足している？
　　　　　新人OT：評価です．
　　　　　筆者：どんな評価が不足している？
　　　　　新人OT：……．

　認知症のスクリーニングで用いる改訂長谷川式簡易知能評価スケール（HDS-R）とMini-mental State Examination（MMSE）を行ったことは否定しない．テスト法で得られた得点は，観察法に比べて客観性の高い結果が得られるという利点がある．しかし，HDS-RやMMSEでは，年齢や教育年数を考慮した標準得点が不明である[9]．このため65歳の人のMMSE23点と90歳の人の23点とでは正常と思われる範囲が異なり，結果の解釈には慎重でなくてはならない．

　また，言語的コミュニケーションに何らかの課題のある人には，テスト法を用いることは現実的ではないし，点数そのものが認知症の人のADLやIADLを反映しているとは限らない．さらに評価結果には，実施する評価場面の環境や認知症の人の行動・心理症状（behavioral and psychological symptoms of dementia：BPSD）の程度が影響する．つまりテスト法は，再現性に乏しい場合がある．そして，認知症の人の生活行為とその方法や実用度などの質的な側面の把握は十分ではない．

　生活の視点に立った作業療法の実践では，日常のあらゆる場面を通じた観察が基本となる．そして，担当した認知症の人がどんな人であるのかを，作業療法士が自

分の言葉で表現できてこそ，その人に一歩近づけたといえるのではないだろうか．

6. 観察のポイント

　観察の場面は多岐に渡る．たとえば，生活の場である院内（施設内）や居室での様子，職員や他の人との交流時のコミュニケーション，あらゆる場面での感情表出の有無などを見てとる．ADLやIADLでは，現在何がどこまでできているのか，介助の必要な工程はどの工程なのか，そしてどの程度の声がけや援助（介助）の手を差しのべる必要性があるのか，これらを動作（活動）分析に則りみきわめる．

　また，BPSDについては，いつどのような状況下で出現しやすいのか，どんな環境や場面でより混乱をきたしやすいのか，周囲の者の関わり方の違いによって反応は異なるのかなどをポイントに観察する．そして，BPSDの原因となっている背景を追究することが肝要であり，これがプログラム立案と環境調整の手がかりになる．

　その一例を紹介する．筆者は，認知症の作業療法を科目担当している．そこでは学生に必ず見せる１編のビデオがある．これは，島根県にある認知症老人のデイケア施設「小山のおうち」でのケアの実践を紹介した内容である．1994年にNHKで「心を開いて笑顔を見せて－痴呆とともに生きる」というタイトルで放映された．ここでの取り組みは，その後『輝くいのちを抱きしめて』〔高橋幸男（著），NHK出版，2006年〕と題して出版されている[10]．

　ビデオに登場するSさんは，自宅で家事を役割として担っていた．その後，ガスの消し忘れなどが顕著となり家事をやめ「小山のおうち」に通所するようになった．しかしSさんは，他の通所者との団欒には加わらず，ゴミ箱をあさっては，くず紙などをポケットに詰め込み自宅に持ち帰ることが頻繁にみられた．いわゆる収集癖である．Sさんは，若くしてご主人を亡くし，農家の手伝いや病院での賄いなどをして女手ひとつで７人の子を育てあげた気丈な方だった．スタッフは，Sさんにとって「仕事」をやめることがいかに残酷なことで，役割を持ち続けことがSさんの「心を開く」ことにつながると判断した．また，「もの」を粗末にせずに大事にすることがSさんの価値観であり，収集はその表れと分析した．

　そこで，Sさんのこれまでの生活歴を手がかりに，昼食後の食器の片づけを仕事として取り組んでもらうことにした．Sさんは，スタッフが予想した以上に手際よく食器を洗って片付けることができ，しばらくすると表情も穏やかとなり他の通所者との団欒にも加わるようになった．

　Sさんのごみ収集をスタッフが行動障害という視点のみでとらえ，これをやめさせることを優先した対応であったなら，何ら解決には至っていなかったと考えられる．つまり，認知症の人の現在の症状を紐解く手がかりは，注意深い観察と生活歴の把握，そして分析が重要であること示している事例といえる．

7. 評価でのヌケとモレをなくす

　面接場面や他からの情報収集では，認知症の人が歩んできた生活史から苦楽の過程や趣味と関心事，担ってきた役割，家族関係，家族間の各種サポートの受領と提供の関係などを知ろう（得よう）とする努力と根気を怠ってはならない．これらが，テスト法や観察法に加えて，今を生きる認知症の人を総合的に知る手がかりとなる．また，これは前述のとおり認知症の人のBPSDの分析に役立つ．認知症の人の全体像を把握していく過程において見落としがちな点を以下に述べる．

　中核症状である記憶障害や見当識障害などに加えて，たとえば身体的な疲労や苦痛の原因として，疼痛や発熱，便秘や排尿障害，脱水症状，空腹などがあげられる．また，既往歴や合併症，各種検査データ所見，呼吸・循環機能などを知っておくことがBPSDの背景を考えるうえで役立つ場合が多い．生活環境面では，車椅子使用者であれば車椅子適合の確認は，日中の安楽な状態を保障する苦痛の軽減とADL自立促進には欠かせない．

　また，介護保険対応施設では，診療録に具体的な診断名や画像所見の記載がない場合がある．このような場合，作業療法士は，発症までの経過やADLの遂行状況，記憶や物事への関心と意欲の様子などから，類型化された認知症の典型例と症例との比較が必要となる．これにより対象者の認知症の類型化に迫れるし，作業療法やケアのあり方に役立つ．たとえば，レビー小体型認知症であれば，記憶障害に加えて，認知機能や注意・集中の日内変動，幻視やパーキンソン症状による転倒が特徴である．前頭側頭型認知症であれば，性格変化や社会性の消失が早期からみられる．しかし，記憶や視空間認知は十分に保たれている場合が多い．

8. 作業活動の選択

　これまで認知症の人には，手続き記憶として現存（残存）している作業活動が提供されていることが多かった．しかし，提供のみでは十分ではない．なぜかというと個別性の高い認知症の人では，同じ作業活動でも本人のこれまでの生活史によって，それぞれの人のもっている作業活動に対する価値や重要さは異なる．

　作業活動の選択にあたっては，認知症の人本人から興味関心ごとの内容や優先順を確認する．しかし，優先順が不明な場合には優先度の高い活動に気づいてもらうことも必要である．また，本人がこれまでやりたくても行うことができなかった内容の有無も確認する．これらの確認には，一般社団法人日本作業療法士協会の提唱している生活行為向上マネジメントシートの活用が有用である[11]．しかし，本人から確認が十分できない場合には日々の観察で興味関心を示す活動を見逃すことなく，また，家族からの情報を参考にして作業活動を選択するという過程が重要となる．

　認知症の人に用いる作業活動は，取り組むその人にとって「意味のある作業活動」でなくてはならない[12]．

9. 作業療法実践

　認知症の人を一人の生活者として尊重し，全人間的にとらえる姿勢を保ち続け，作業療法サービスを提供していくには何が重要になるのだろうか．

　認知症の人がどのような過程で今日に至っているのか．現存しているプラスの諸機能は何か．その人らしたとしての安心感や喜びに満たされた表情はどのような状況下で表れるかなどを総括する必要がある．

　筆者は，認知症の人に関わる作業療法士の役割について[13]，①心理面の安定を図る，②ADLおよび応用動作能力の自立を図る，③社会的機能の向上を図る，④QOLの向上を図る，⑤廃用症候群の予防をあげている．これらの達成には，その人のもつよさを生かしつつ，諸活動や人と人との交流を通して，言語的・非言語的コミュニケーションを駆使しながら，活動の場と活動を共有することを継続していくことが何よりも求められる．

　人間は加齢やそれに伴う諸機能の低下は避けがたい．しかし，人と人との交流や活動への取り組みを通した心理社会面を重視した関わりは，人間生活において決して最後まで切り捨てることがあってはならない．なぜなら，馴染みの関係[注3]や快・不快の感情は最後まで残されているからである．このため作業療法士は，決して計画性なく，中途半端に現実見当識法や回想法，認知機能訓練を用いることがあってはならない．

10. まとめ

　認知症の人の全体像把握には，認知症の人を一人の生活者として尊重し全人間的にとらえる姿勢を保ち続ける．評価では，テスト法から得られる情報には限界があることから，各種生活場面での詳細な観察と生活歴などの情報収集を重視する．また，一部の評価結果のみをもって，その人（認知症の人）を早計に認知症と判断（確信）してはならない．認知症の人に現存（残存）しているよい面を探り出す姿勢を基本に据え，そして作業療法でそれを活用していく．また，用いる作業活動は，認知症の人にとって「意味のある作業活動」であることが，その人らしさの発揮とBPSDの改善につながる．

（竹田徳則）

注3）馴染みの関係：
　　不自然な関係から，同じことを何度も，繰り返しながらも対等な関係へ，何となく相手を知っている感じとなっていく．そして，一緒にいる，何かをしていることに違和感がなくなる[14]．

【文　献】
1）松山　修：お年寄りと家族のためのソーシャルスキル．サイエンス社，2004.
2）竹田徳則：コミュニケーションが困難な事例 認知症／澤　俊二・鈴木孝治（編）：コミュニケーションスキルの磨き方．pp133-140, 医歯薬出版，2007.
3）小澤　勲：認知症治療の GOAL を考える－認知症ケアの立場から．老年精神医学雑誌，**17**（臨増）：73-77, 2006.
4）砂原茂一：リハビリテーション．岩波書店，1980.
5）日本作業療法士協会：作業療法ってどんな仕事？（http://www.jaot.or.jp/ot_job）
6）近藤克則：健康格差社会 何が心と健康を蝕むのか．pp36-47, 医学書院，2005.
7）障害者福祉研究会（編）：ICF 国際生活機能分類－国際障害分類改定版．中央法規出版，2002.
8）竹田徳則：認知症のリハビリテーション／日本認知症ケア学会（編）：認知症ケアの実際Ⅱ 各論 第3版．pp183-186, ワールドプランニング，2007.
9）目黒謙一：痴呆の臨床．pp11-13, 医学書院，2004.
10）高橋幸男：輝くいのちを抱きしめて「小山のおうち」の認知症ケア．日本放送出版協会，2006.
11）日本作業療法士協会（編）：作業療法マニュアル57 生活行為向上マネジメント．日本作業療法士協会，2014.
12）竹田徳則：認知症のリハビリテーション．日本認知症ケア学会誌，**13**(4)：677-683, 2015.
13）竹田徳則：認知症の作業療法／日本認知症ケア学会（編）：認知症ケアの実際Ⅱ 各論 第4版．pp204-223, ワールドプランニング，2013.
14）小林敏子・橋本篤孝（編）：痴呆介護の手引き．pp117-120, ワールドプランニング，2003.

section 6 薬物療法

1. はじめに

　認知症の治療には薬物療法と非薬物療法とがあり，現在の認知症治療は介護保険を利用した公的なサービスや家庭での介護を中心とした非薬物療法に，適切な薬物療法を組み合わせて行うのが原則である．認知症治療における薬物療法は，認知症の中核症状（記憶障害，失語，失行，実行機能障害など）の進行を抑制するものと，認知症の行動・心理障害（以下，BPSD）の改善を目的とするものとに分けることができる．このうち，認知症の中核症状に対する効果が期待される薬剤は抗認知症薬とよばれる．その代表である塩酸ドネペジル（以下，ドネペジル）は，1999年に発売されたアルツハイマー型認知症（Alzheimer Type Dementia：以下，ATD）に対する抗認知症薬で，コリンエステラーゼ阻害薬に分類される．その後2011年からは抗認知症薬としてさらに3剤が使用可能になった．このうちガランタミンとリバスチグミンはコリンエステラーゼ阻害薬であり，メマンチンはNMDA受容体拮抗薬である．その結果，現在では本邦においても欧米と同様に4種の抗認知症薬が使用可能となり，薬剤の選択の幅が増している．さらに2014年9月からはレビー小体型認知症の治療薬としてドネペジル（商品名；アリセプト）が保険収載された．

　認知症の薬物療法を考える場合に，次のような点に注意が必要である．第一に抗認知症薬として現在使用されている4種の薬剤は，病気の発症を防いだり進行を止めたりすることができる薬ではなく，認知症の臨床症状の進行を遅らせる薬，いわば対症療法薬であるという点である．第二に認知症のBPSDに対して，各種の抗精神病薬や漢方薬が使用されているが，認知症の治療を考える上では患者本人の認知症の進行の予防とBPSDの改善はもちろんであるが，介護者の負担の軽減をはかることも重要である．そのためには初期の段階から，数年後の患者・家族の置かれる状況を念頭に置きながら，病状の説明や生活指導を行い，さらには終末期までを見据えた息の長い薬物治療と介護提供が必要である．第三に睡眠薬，抗不安薬，抗精神病薬や抗コリン薬などによって認知症の症状が悪化する場合も稀ではない．特に高齢者では高血圧・脳梗塞・心不全などの合併症の治療として複数の薬剤が投与されている場合が多く，多剤併用による副作用には十分な注意が必要である．

2. 抗認知症薬の現状とこれからの可能性

1) アルツハイマー型認知症（ATD）の薬物療法について

　ATDの抗認知症薬としてコリンエステラーゼ阻害薬3種（ドネペジル，ガランタミン，リバスチグミン）とNMDA受容体拮抗薬であるメマンチンが市販されている．ATDの脳内では神経伝達物質のアセチルコリンが不足しており，これが記憶障害や遂行能力の低下などATDの中核症状の主因と考えられている（アセチルコリン仮説）．コリンエステラーゼ阻害薬は，ATD患者の脳内で不足しているアセチルコリンの分解を抑え，脳内のアセチルコリンを増加させることで，臨床症状を改善させる薬である．2011年に新たに発売されたコリンエステラーゼ阻害薬の2剤のうち，ガランタミンはコリンエステラーゼ阻害作用に加えてアロステリック賦活作用があり，プレシナプスに作用してアセチルコリン以外の神経伝達物質を増やす作用がある．リバスチグミンはアセチルコリンエステラーゼだけでなく，ブチリルコリンエステラーゼへの阻害作用も合わせ持つ薬剤である．現在使用されている3種のコリンエステラーゼ阻害薬のATDに対する進行抑制効果は，ほぼ同等と考えられている[1]．コリンエステラーゼ阻害薬の併用はできないので，実臨床では3種のコリンエステラーゼ阻害薬の中から進行度・年齢・腎機能など個々の症例の特性に応じて，これら3薬の薬理作用の違いや半減期の違い，剤形の違い（リバスチグミンは貼付剤である）などを考慮して選択することになる．

　同じく2011年に発売されたメマンチンはコリンエステラーゼ阻害薬とは全く異なる作用をもつ抗認知症薬である．進行したATD患者の脳内では興奮性神経伝達物質であるグルタミン酸の過剰活動が起こり，これが神経細胞に対し毒性を示すことが知られている．メマンチンはグルタミン酸の受容体であるNMDA受容体の過剰活動を抑えることで，神経細胞を保護し，記憶障害や学習障害といった認知機能障害の進行を抑制する作用がある．中等度から高度のATDに対して，単独あるいはコリンエステラーゼ阻害薬との併用で認知機能障害の進行を遅らせる効果がある．

　ATDの抗認知症薬であるこれら4薬の具体的な漸増の方法や使用される容量について**図1**に示した．認知症の中核症状の進行に合わせて増量し，進行を抑制するのが基本的な使用法である．しかし，抗認知症薬の副作用によって増量が困難な場合も存在する．コリンエステラーゼ阻害薬の主な副作用は嘔吐・下痢・食欲不振などの消化器症状で，服薬開始後早期に認められることが多い．一方で易怒性や徐脈など数週間から数か月して出現してくる副作用にも注意が必要である．メマンチンの副作用は，フラツキや眠気が多く，増量によって副作用の頻度は高くなる．4種の抗認知症薬の副作用を**表1**にまとめる[2]．

　抗認知症薬はあくまで対症療法薬であり，ATDの根本治療薬ではないので症状が劇的に改善する症例は少ない．服薬開始後，今までできなかった掃除や食事の準備が再びできるようになった，会話が増え表情が生き生きとしてきた，周囲への気遣いができるようになったなどの改善が認められる場合があるが，全例で抗認知症

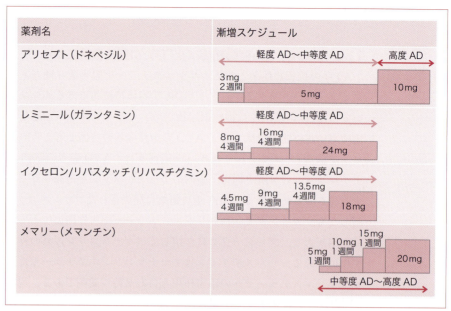

●図1● アルツハイマー型認知症治療薬の基本的な使い方

●表1● アルツハイマー型認知症治療薬の副作用

	部位	副作用症状	副作用の具体的な内容
AChE阻害薬	脳	精神症状	暴れる，落ち着きがない，眠れない，幻覚
		錐体外路症状	手足の震え，筋肉のこわばり，流涎，下肢むずむず感，舌なめずり，口がモグモグ動く
	心臓	徐脈，房室ブロック	冷汗，胸痛，悪心
	肺	呼吸困難	息が苦しい，労作時の息切れ
	消化管	悪心，嘔吐，下痢，消化性潰瘍，消化管出血	吐き気，食欲低下，嘔吐，下痢，腹痛，便が黒くなる
	膀胱	頻尿，尿失禁	尿の回数が増える，尿が漏れる
NMDA受容体拮抗薬	脳	精神症状	めまい，ふらつき，暴れる，落ち着きがない，眠れない，幻覚
	消化管	便秘	便秘

〔日本薬剤師研修センター，2005[2)]を改変〕

　薬が良く効いて症状が改善する訳ではない．なかには家族からみても症状に変わりが無く，徐々に進行する場合もある．そのような場合には家族が自らの判断で服薬を中止することがあり，その後1～2週間程度で認知症が急速に進行することもある．基本的にはATDに対する抗認知症薬を服薬しているからといって症状が改善し，元の状態に戻ると考えるのは誤りであり，あくまでも認知症の進行を平均して約1年程度遅らせる薬剤と理解して対応する事が望ましい．

　ATDの治療においては早期診断・早期治療の重要性が増している．MCIといった認知症の前駆状態を示す概念の導入も，認知症の早期からの薬物治療を念頭に置

いたものである．また早期からの治療介入によって，介護負担が軽減され施設入所までの期間が延長することが明らかになっている．

2）レビー小体型認知症（DLB）の薬物療法について

　DLB は認知症患者全体の約 15％を占め，認知症の原因としては ATD に次いで 2 番目に多い疾患である．その臨床症状は幻視など視覚認知障害を特徴とする認知機能障害に加えて，転倒の原因となるパーキンソン症候，便秘や立ちくらみの原因となる自律神経障害，夜間に寝ながら大きな声を出す REM 睡眠障害など，多様で全身に及ぶ．さらに，これらの症状には動揺性があり良い時と悪い時があるため，家族や介護者はその対応に困ることが多い．

　このような多様な症状に対しての薬物療法として，認知機能障害に対してはドネペジルを主体としてコリンエステラーゼ阻害薬が，パーキンソン症候に対しては L-ドーパやドパミン作動薬が，睡眠障害に対しては各種睡眠導入薬や抗精神病薬のセロクエルなどが使用されている．DLB では認知機能障害に加えて，幻視・妄想・抑うつ・睡眠障害などの BPSD も疾患特有の症状として出現する．そのため抗精神病薬や抗うつ薬，抗不安薬などが使用されることも多い．しかし，DLB では抗精神病薬に対する過敏性もその特徴であり，不適切な薬物療法の副作用としてパーキンソン症候の悪化や過鎮静，嚥下障害などが出現し不幸な経過をたどる例も認められる．薬剤過敏性の対象は今回保険適応となったコリンエステラーゼ阻害薬ドネペジルも例外ではなく，その使用にあたっては注意深い観察が必要となる．

3）脳血管性認知症（VaD）の薬物療法について

　VaD では，高血圧症・糖尿病・高脂血症・腎機能障害などの合併症の治療を十分に行うことが，発症の抑制や認知機能障害の進行抑制に重要である．同時に全身的な動脈硬化性変化の評価（例えば ABI による閉塞性動脈硬化症の有無，頚部血管エコーによる頚部動脈の狭窄やプラークの有無，心エコーによる心機能評価など）も重要で脳血管性認知症の予後を左右する因子となる．

　VaD を示唆する臨床症状として脳血流障害による覚醒レベルの低下が上げられる．そのため日中の眠気が強く，テレビを見ていてもいつの間にか寝てしまうなど，生活の中の活動性が低下している場合が多い．周囲への注意力の低下や注意の持続が困難で，周りから見ると考える速度の低下，わかりやすく言うと「頭の回転が遅くなった」と感じられることも脳血流障害，とくに VaD の主因となる大脳白質のびまん性の血流低下の症状である．VaD は AD と誤診される場合も多く，コリンエステラーゼ阻害薬が過量に処方されると夜間せん妄・睡眠障害・易怒性といった BPSD を引き起こす．VaD の治療の基本は抗血小板剤による脳血流の改善であるが，少量のコリンエステラーゼ阻害剤で覚醒レベルの改善や活動性の向上が認められる場合もある．特に，80 歳を過ぎた高齢発症の VaD の場合には，認知症の原因として ATD の病理が同時に存在する場合が多く混合型認知症と呼ばれる．この場合の薬物療法では抗血小板剤による脳血流の改善と ATD の治療を同時に行うことになる．

4）認知症の薬物療法，特に抗認知症薬の将来

　ATD，DLB，前頭側頭型認知症（FTD）といった代表的な変性性認知症の研究の進歩から根本的な認知症治療薬の開発が望まれている．ATDの治療における現在の薬物療法の主役であるコリンエステラーゼ阻害薬（ドネペジル，ガランタミン，リバスチグミン）やNMDA受容体拮抗薬のメマンチンは，認知症の最終段階であるシナプス障害や神経細胞死による神経伝達物質の賦活や阻害をすることで進行を抑制しようとするものである．将来的にはアルツハイマー病の原因であるβアミロイドの沈着やタウの過剰リン酸化で起こる神経原線維変化を抑制する薬剤の開発が期待される．

3．認知症の行動・心理症状（BPSD）に対する薬物療法

　認知症における暴言・暴力・徘徊・幻覚・妄想・昼夜逆転などのBPSDは，家族や介護者にとって大きな負担となる．その原因は多様であり，認知症の進行がなくても，生活環境の変化や発熱や疼痛といった身体的要因もその原因となる．そうした要因を取り除いて改善が認められる場合もあるが，BPSDの存在自体が環境の改善や身体要因を取り除く障壁になることも少なくない．こうした場合には，適切な向精神薬[注1]を組み合わせることが必要になってくる．現在BPSDに対して使用される薬剤としては，抗精神病薬，抗不安薬，抗うつ薬，睡眠導入薬などが症状に合わせて用いられる．抗精神病薬にはハロペリドールを代表とする定型精神病薬と，リスパダールやセロクエルといった非定型精神病薬がある．これまで認知症のBPSDに対しては前者が主に使用されてきたが，近年では錐体外路症状の出現が少ないことから後者を第一選択とする場合が増えている．抗精神病薬の使用により，パーキンソン症候群による歩行障害や覚醒レベルの低下が出現し，場合によっては転倒し大腿骨を骨折する可能性もある．どちらを投与するにしても低容量で，短期間の使用にとどめるべきである．またリスパダールやセロクエル，オランザピンといった非定型抗精神病薬の使用によって，血糖値が上昇し糖尿病が悪化する場合があり注意が必要である．

　抗認知症薬も中核症状への効果だけでなく，BPSDへの効果も認められる薬剤である．コリンエステラーゼ阻害薬は抑うつ，アパシー，閉じこもりなどのBPSDへの効果が期待される．NMDA受容体拮抗薬であるメマンチンは，コリンエステラーゼ阻害薬との併用によって，興奮/攻撃性，易刺激性/不安定性，夜間の行動異常などのBPSDに効果が認められる[3]．

　最近では認知症のBPSDに対して漢方薬（抑肝散など）が使用され，副作用が少なく効果をあげている．抑肝散は妄想・幻覚・興奮/攻撃性といったBPSDへの効果が認められている[4]．抗精神病薬と違って，ドーパミン神経系への抑制作用がないのでADLの低下を来さないのが特徴である．特にレビー小体型認知症では幻

注1）向精神薬（こうせいしんやく，英：Psychoactive drug, Psychotropic）：
　　　中枢神経系に作用し，精神活動に何らかの影響を与える薬物の総称

―かかりつけ医のための BPSD に対する向精神薬使用ガイドライン―

- BPSD には認知症者にみられる言動・行動のすべてが含まれる．
- BPSD の発現には身体的およびあるいは環境要因が関与することもあり，対応の第一選択は非薬物的介入が原則である．
- BPSD の治療では抗精神病薬の使用は適応外使用になる．基本的には使用しないという姿勢が必要．
- 向精神薬，特に抗精神病薬については処方に際し十分な説明を行い同意を本人およびあるいは代諾者より得るようにする．

BPSD

右記の条件を満たし，薬物療法を検討する場合には，必要に応じ認知症疾患医療センター等の専門的な医療機関と連携をとるようにする
- 身体的原因がない．
- 他の薬物の作用と関係がない．
- 環境要因により生じたものではない．
- 非薬物的介入による効果が期待できないか，もしくは非薬物的介入が適切ではない．

検討の対象となる BPSD については右記の点を事前に確認し，開始後は下記のチェックポイントに従ってモニタリングするようにする
- その症状/行動を薬物で治療することは妥当か，それはなぜか．
- その症状/行動は薬物療法による効果を期待できるか．
- その症状/行動にはどの種類の薬物が最も適しているか．
- 予測される副作用はなにか．
- 治療はどのくらいの期間続けるべきか．
- 服薬管理は誰がどのように行うのか．

幻覚，妄想，攻撃性，焦燥	抑うつ症状，うつ病	不安，緊張，易刺激性	入眠障害，中途/早朝覚醒
メマンチン，コリン分解酵素阻害薬を使用し，改善しない場合抗精神病薬の使用を検討する．DLB ではコリン分解酵素阻害薬が第一選択となる．	コリン分解酵素阻害薬を用い，改善しない場合抗うつ薬の使用を検討	抗不安薬の使用を検討	病態に応じて睡眠導入薬/抗精神病薬/抗うつ薬の使用を検討

●図2● BPSD に対する薬物療法の進め方

〔厚生労働省，2013[7]〕

覚や妄想などの BPSD を認める症例が多いが，重篤な抗精神病薬への過敏性が診断基準に取り上げられており，抗精神病薬の投与によって認知機能や歩行機能の低下，姿勢の異常が起こることがある．こうした点から安全性の高い抑肝散などの漢方薬が使用されることも増えている[5]．

認知症の治療では，本人が薬剤の使用目的や副作用を理解することが困難な場合が多いので，家族にしっかりと注意点を説明し管理させることが重要である．認知症の BPSD に使用されている向精神薬は厳密には認知症の BPSD には適応がなく，定型および非定型の抗精神病薬の使用によって認知症の方の死亡率が高まるといった警告も出されている[6]．認知症の BPSD は千差万別で，安易な薬物療法によってさらなる BPSD，すなわち薬剤性（医原性）BPSD が出現する場合もあり注意が必要である．BPSD に対する薬物療法のガイドラインを図2に示す[7]．

4. 認知症高齢者における薬物療法の留意点

認知症患者にかぎらず，高齢者の場合には加齢による臓器の生理的予備能力の低下があり，さらに複数の身体合併症を持つことが多く多剤併用による薬物相互作用も問題となる．日常的に処方される薬物の中には，アセチルコリンの活性を低下させる作用（抗コリン作用）のある薬剤の他，興奮性の神経伝達物質の一つであるヒ

● 表2 ● 高齢者で認知機能障害を引き起こしやすい主な薬剤

ベンゾジアゼピン系の睡眠導入剤	サイレース,ロヒプノールは半減期が長く,長期間にわたり沈静作用を示すため,転倒・骨折の頻度が高い.中〜短期作用型ベンゾジアゼピンが望ましい. ハルシオンなど超短時間型の場合には認知機能の悪化やせん妄をきたすことがある.
抗うつ薬 (三環系,四環系抗うつ薬)	抗コリン作用・鎮静作用が強く,SNRI,SSRIを低容量で使用することが望ましい.
抗パーキンソン病薬	L-dopaやシンメトレルは幻覚・せん妄をきたすことがある. エフピーは中枢神経系の刺激作用がある. アーテンは認知機能の悪化をきたすことがある.
抗不整脈剤・ジギタリス製剤	リスモダン,ノルペースは強力な抗コリン作用があり認知機能の悪化をきたすことがある. ジギタリス薬にてせん妄や見当識障害をおこすことがある.
抗コリン作用の強い抗ヒスタミン薬	アレルゲン,レスタミン,アタラックス,ペリアクチン,ヒベルナ,ポララミンなどは抗コリン作用が強い.高齢者においてアレルギー反応の治療を行う場合には,抗コリン作用の弱い抗ヒスタミン薬が望ましい.
抗けいれん薬	フェノバルビタールやアレビアチン,テグレトールは認知機能障害をきたすことがある.血中濃度の測定が不可欠である.

〔AGS, 2012[8]〕より作成

スタミンの活性を低下させる抗ヒスタミン剤などがある.これらは加齢と認知症の変化により枯渇した認知症高齢者の神経伝達物質をさらに減少させ,認知機能の低下やBPSDを誘発する可能性があり注意を要する.高齢者で認知機能障害を引き起こしやすい主な薬剤を**表2**に示す[8].

(岡原一徳)

【文 献】

1) 「認知症疾患治療ガイドライン」作成合同委員会(編):認知症疾患治療ガイドライン2010 コンパクト版2012. pp137-138, 医学書院, 2012.
2) 日本薬剤師研修センター(編):STANDARD 医師・歯科医師・薬剤師のための医薬品服薬指導情報集[薬効別]追補版2:じほう, 2005.
3) Cummings JL, et al.: Behavioral effects of memantine in Alzheimer disease patients receiving donepezil treatment. *Neurology*, **67**(1): 57-63, 2006.
4) Matsuda Y, et al.: Yokukansan in the treatment of behavioral and psychological symptoms of dementia: a symptomatic review and meta-analysis of randomized controlled trials. *Hum Psychopharmacol*, **28**(1), 80-86, 2013.
5) 岡原一徳・他:レビー小体型認知症患者に対する抑肝散投与の有用性−長期投与の有効性および安全性に関する後方視的研究. *Dementia Japan*, **28**(1): 97-107, 2014.
6) 日本老年精神医学会(監訳):認知症の行動と心理症状BPSD 第2版. pp129-133, アルタ出版, 2013.
7) 厚生労働省:かかりつけ医のためのBPSDに対応する向精神薬使用ガイドライン. 2013. (http://www.mhlw.go.jp/stf/houdou/2r98520000036k0c.html)
8) American Geriatrics Society 2012 Beers Criteria Update Expert Panel: American Geriatrics Society updated Beers Criteria for potentially inappropriate medication use in older adults. *J Am Geriatr Soc*, **60**(4): 616-631, 2012.

非薬物療法

1. はじめに

　現在，認知症の治療には，病態改善や周辺症状（BPSD）改善を目的とする薬物療法と，周辺症状の改善や，その個人がもともともっている能力を引き出そうとする，精神療法，心理・社会的アプローチなどを主体とした非薬物療法に大別できる．

　非薬物療法は科学的実証性が乏しいとされているが，臨床現場においてその有用性を肌で感じている人も多く，またそうした事例報告も実際に多い．しかしながら，カンと経験に頼る自己流に陥りやすい面もあり，そうした意味でも効果をしっかりとした方法で検証していく必要があるのも確かである．近年では，無作為二重盲検法などを用い，非薬物療法の検証を行った研究も報告されており，今後さらにこうした取り組みの積み重ねを行っていくことが望まれる．

　米国精神医学会治療ガイドラインでは，心理・社会的アプローチを
①行動に焦点を当てるアプローチ（行動療法アプローチなど）
②感情に焦点を当てるアプローチ（回想法，バリデーション療法，支持的精神療法など）
③刺激に焦点を当てるアプローチ（芸術療法，レクリエーション療法など）
④認知機能に焦点を当てるアプローチ（現実見当識訓練，認知行動療法など）
に分類し，それぞれはQOLの改善やADL能力を向上させる共通した目標をもっているとしている．

　野村[1]はこれら諸療法を，もともとは高齢者対応としていた手法が認知症対応に変化したもの，当初から認知症対応を意図として考えられた手法など，**図1**に示すように3つのタイプに分類し整理している．

　作業療法は，作業や活動を通して対象者が望む生活を喜びや安心感をもって送ることができるよう支援する関わりである．しかし，人の心はそのときどきで揺れ動く．前日までよかった作業や活動が，今日よいとは限らない．作業療法士には，そのとき，その瞬間に必要な作業や活動を判断し，具体的な支援策を講ずる技術と知識が必要になってくる．

● 症　例

- Bさん，58歳．若年性アルツハイマー型認知症．診断から5年，MMSE：10点
- ADL：食事，歩行，排泄もトイレまで誘導すると自立，更衣，整容，入浴は要介助
- 神経心理学的所見：着衣失行，観念運動失行，観念失行

　大工仕事をしていたBさんは，もともと人と接することは好きな人で，町内の世話役や少年野球の監督などもしていた．

　その日，デイケアでは午前中に職員のサポートを受けながら木製のお面磨き作業を行い，お茶を飲みながらテレビで野球観戦を行った．昼食後，カラオケグループで歌を唄い，庭で花に水やりや雑草を抜いて過ごし自宅へ帰る．次の日，朝から「俺は何もわからん，何もできない」と不安感が強く，前日のようにお面磨きを行える状況ではなかった．そばで共感的に話を聞きながら，自宅からもってきていた少年野球の監督をしていたときのアルバムを何気なしに眺め，ときおりBさんに話しかけてみる．昼食後には少し落ち着いたのか，「あの仕事は大丈夫か」という言葉に，「今日もよろしくお願いできますか」と応え，磨きかけのお面を目の前に用意した．午後は，職員がそばにいなくても，お面磨きの作業を時間になるまで集中して行っていた．

　上記はデイケアでのごくありふれた2日間の記述であるが，この短い期間にも，仕事的作業活動，歌，園芸，写真回想，バリデーション，などさまざまな活動やコミュニケーション技術を，状況に応じて使い分けている．実は，この「状況に応じて」という関わりがとても大切であり，その活動や作業を提供する「タイミング」をみきわめられることがアプローチの効果を何倍にもする．

　作業療法は諸作業を通して（ときとして徒手的介入も含む），対象者の体と心に働きかけ，生活を支援していく関わりではあるが，そのタイミングに提供できる技

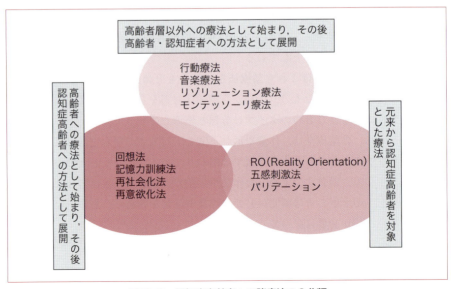

● 図1　認知症高齢者への諸療法の3分類

〔野村豊子，2006[1]〕

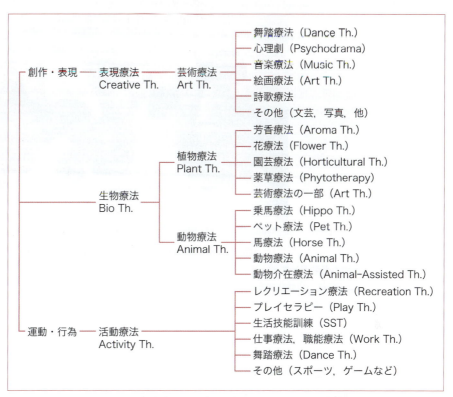

●図2● 作業療法のさまざまな媒介により生まれた補助的療法

〔山根寛他, 2003[2)]〕

をもちあわせていなければ，広がりの少ない関わりになってしまう．そうした意味では手段として，多くの"引き出し"をもっておくことは必要である．**図2**は山根[2)]が作業療法のさまざまな媒介により生まれた補助的療法として，まとめたものである．以下に，現在多くの臨床場面で行われている非薬物療法について，その一部を概説する．

2．心理・社会的アプローチ

1）回想法（reminiscence/life review）

1960年代，米国の精神科医Butlerの提唱により始まった．その当時，高齢者の行う回想は認知症の始まりであるというステレオタイプ的な考えが主流であったことに異を唱え，回想は高齢者が自分のこれまでの人生を振り返り，整理し，その意味を深く考えようとする自然で普遍的な心理過程であると考えた．これは，エリクソンが述べている老年期の発達課題「人生の統合」に相通じる．

回想法は，生活の質の向上や精神的・情動的な安定を目的として，施設などでは昔の歌や活動，物品をとおして行われることの多い「一般回想法」と，個人の生活史に焦点を当て，過去の人生を整理しその意味をみつめ直すことで人生の統合をめざそうとする「ライフレビュー」とに大きく二分される．

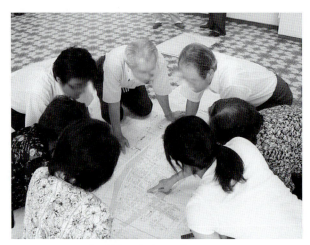

●図3● 昔の地図を広げ，地域の回想を行っている

地域の高齢者に集まっていただき，50年前のこの地域の地図を眺め，昔話に花を咲かせている．「この店は江戸時代からある店なのよ」など，こうした場面でしか知ることのできない歴史や物語が次々と出てくる．参加していてとても面白い．

　また臨床で行われている形態としては，6〜8人程度の集団で行う集団回想と，一対一で行う個人回想がある．

　施設などでは集団回想を行うことが多いが，集団といっても基本は個人であり，一人ひとりの動作や言葉に注意を払いながら行うことが大切なのはいうまでもない．集団では集団内の相互交流が促進され，一対一ではなかなかつくることのできない集団力動によりその場の雰囲気がつくられることもある．また話が苦手な人であっても他者が会話をしている場面に参加することで楽しい気分を味わう人もおり，バリエーションをもった参加の仕方を提供することができるという利点もある．しかし，どうしても集団での行動が難しい人や，自宅で行う場合は，個人回想で行うことになる．個人回想の場合は対象者の抱えている固有の課題や個人のエピソードに焦点を当てやすく，そのときどきの対象者の気持ちの動きや言葉の裏に潜む意味を感じ取りながら聞くことが可能であり，生活史に沿った話や関わりがもてる利点がある．それぞれの形態の利点や適応を知り，対象者の状況に合わせた使い分けが必要である．

　野村ら[3,4]は回想法の効果をつぎの3つに整理している．

　①認知症者自身への効果（情動機能の回復，意欲の向上，発語回数の増加，表情などの非言語的表現の豊かさの増加，集中力の増加，問題行動の軽減，社会的交流の促進，支持的・共感的な対人関係の形成，他者への関心の増大）

　②職員への効果（一人ひとりの高齢者の生活史や生き方に対する敬意の深まりとグループメンバーの社会性の再発見，日常の接し方への具体的示唆，仕事への意欲の向上，個別の高齢者に即したケアプランのための基礎知識的情報の拡大，世代間交流の進展）

　③介護家族への効果（日常でみられない活発な会話や生きいきとした表情から対

● 表1 ● バリデートのためのテクニック

1) センタリング（精神の統一，集中）
2) 事実に基づいた言葉を使う
3) リフレージング（本人の言うことを繰り返す）
4) 極端な表現を使う（悪意・善意の事態を想像させる）
5) 反対のことを想像する
6) 思い出話をする（レミニシング）
7) 真心をこめたアイコンタクトを保つ
8) 曖昧な表現を使う
9) はっきりとした低い，優しい声で話す
10) ミラーリング（相手の動きや感情に合わせる）
11) 満たされていない人間的欲求と行動を結びつける
12) 好きな感覚を用いる
13) タッチング（触れる）
14) 音楽を使う

〔Feil N，2001 [5]〕

人関係能力などの再発見，具体的な会話や対応への示唆，家族の歴史の再確認，世代間交流の自然な進展）

2) バリデーションセラピー（validation therapy）

認知症により，混乱したり，偏執狂的になったり，妄想を抱いたりしても，しっかりとしたコミュニケーションをとることで，その人の人間性（personhood）を最大限に尊重し，その人全体を理解しようと努める関わり・実践である．これはNaomi Feil[5]により提唱された．

Feilは認知症の人がおかれている状況（段階）として，人にはその年までに解決しなければならない課題があり，それを解決しないままに人生最後のステージを迎えた場合，①認知障害（maloriented），②日時，季節の混乱（time confusion），③繰り返し動作，④植物状態の4つの人生の未解決ステージを迎えるとしている．そうした混乱にあるとき，その混乱している状態もその人の現実として受け止めていくことで，安心感を取り戻し，関わる人を身近に感じ，実在感がもてるようになり，それが混乱を鎮めていくとしている．

Feilの実践と経験から生まれたバリデートするための14のテクニックが紹介されている．**表1**にそのテクニックの項目だけ紹介する．

3) 現実見当識訓練（reality orientation：RO）

1960年代，アラバマ州の退役軍人管理局病院において，認知症や脳血管性障害などによって起こる認知障害や見当識障害を有する高齢者を対象に，精神科医Folsomらが開発した．そして1970年代に方法論も整理され，世界に普及していった．

ROは24時間RO（非定型RO），クラスルームRO（定型RO）の2つに分類される．24時間ROとは治療スタッフやケアスタッフが入院患者に対し，時間と場所を問わず，さまざまな場面で日時や場所，人物などの情報を繰り返し教示する方法であり，また生活空間内においても正しい見当識をもてるような配慮（みやすい

大きな時計を付ける，大きく所在地を書いておく，スタッフの顔写真と名前が書かれたボードをみやすい場所に置く，など）をすることをいう．クラスルームROとは，決まった時刻と場所に対象者に集まってもらい，30分から1時間程度の時間内で行われることが多い．季節に関連した題材を参加者で話し合ったりするなど，場所や時間などの見当識に関する情報を繰り返し提供する方法である．

ただし，ここで注意すべき点がある．それは，対象者が場所や時間，人物をはっきり認識できるようにすることだけが，目的になってはならないということである．人は，生活するなかでさまざまな集団や環境に所属している．そこでは自分の居場所や役割，人間関係を自分なりに認識し，所属意識や安住感などを感じながら行動をとっている．しかし，長期の臥床や認知症などにより，自分と周辺環境との関係性が希薄になると，自分がその集団や環境のなかでどのように動いたらよいのか，何を行ったらよいのかがわからなくなり，不安は増大してくる．ROはそうした状況にある人に対し，自分がどういう場所にいて，何をしようとしているのかなど，周囲と自分との関係性を再確認し（手がかりを提供し），少しでも安心して過ごすことができるようにすることが大切な目的となる．そう考えると，認知症で見当識が低下している場合など，われわれが認識している今と認知症の人が認識している今が大きく違うとき，やみくもにわれわれの"今"を突きつけることがないようにしてなくてはならない．あくまで対象者が，安心感をもてるようにすることを大切にしたアプローチであることを念頭において行うことが重要である．

4）メモリーブック（memory book）

メモリーブックは1990年代にオハイオ大学のBourgeois MS（Speech Pathologist）によって考案されたもので，個人の生活史やイベントの写真・文章を一冊の本にまとめ，認知症の人や記憶障害患者とのコミュニケーションを支援するツールとして使用される．

回想法の一つに，個人の生活史に焦点を当て，過去の人生を整理しその意味を見つめなおすことで人生の統合を目指そうとする「ライフレビュー」があるが，冊子（メモリーブック）になった現物を眺めながらコミュニケーションをとることでライフレビューの促進にも役立つと考えられる．

飯干[19]はメモリーブックの効果を以下の5つにまとめている．①過去を回想することによる情動の安定，②過去の見当識に関する能力の向上，③過去・現在・未来を通して自分の人生を考えることがもたらす人生への肯定感，④自伝的記憶を口述，書字，音読，読解することによる言語機能の改善，⑤対象者を取り巻くスタッフや家族が，対象者の自伝を知ることによる対象者の理解と良好な関係性構築の促進．

メモリーブックは文章と，それを適切に反映する写真やイラストで構成され，対象者や家族と相談しながら，過去の思い出のパート，現在の生活のパート，未来への希望のパートなどパートに分け作成する方法をとられていることが多い．

メモリーブックとは方法が違うが，一般回想法の時に特定の人を決め，そこで語られたことをボランティアが後ろで書き取り，それを冊子にまとめる方法もある

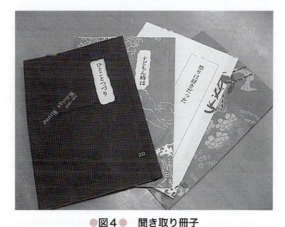

●図4● 聞き取り冊子
回想法にて語られた個人の想いを聞き，書きとって，物語風に冊子にまとめたもの．

（聞き書き取り）（図4）．これも語られたことが活字になり，それを家族や周囲の人たちが読むことで，日頃聞き流していることが物語としてイメージしやすくなり，より深い相互の関係を取るのに役立つ．

5）タクティール® ケア（TAKTIL® care）

ラテン語の「タクティリス（Taktilis）」に由来する言葉で，スウェーデン語で「触れる」という意味がある．その意味が示すように，手を使って10分間程度，相手の背中や手足を「押す」のではなく，やわらかく包み込むように触れるのがタクティールケアである．

タクティールケアの一番の目的は，穏やかさと安心感を受け取ってもらうことであり，その根拠と考えられているのが，オキシトシンホルモンの分泌と痛みをやわらげるゲートコントロールになる．それにより受け手は心地よさと安心感，痛みの軽減を感じ，実施する側にも同じ働きをもたらすことがある．

継続的に受けることで，身体が温まる，心地よい睡眠や深い呼吸ができるようになる，身体認識が向上する，身体が動かしやすくなる，腸の蠕動運動が活発になるなどの効果があるといわれている．身体認識があいまいな方，身体に硬さのある方に，リハビリテーションの前にタクティールケアを行うことで，心身がリラックスし，リハの効果も上がりやすい．

このケアは，私たち自身の手の持つ力を再認識させてくれる．

＜タクティール® ケアの歴史＞

今から半世紀近く前のスウェーデンの病院で，新生児担当をしていた若い看護師が，未熟児のバイタルサインが不安定なのは母親との接触不足ではないかと考え，保育器の中で眠る未熟児の手足を優しく撫で，包み込むように触れていたところ，体温が安定し食欲も出て体重の増加が見られ発育が促進したことから，さまざまな研究が始まった．その後，心身に障害のある人のケアに，そしてホスピスなどでがんの緩和ケアに活用され，10年程前にスウェーデンのシルヴィア王妃が会長を務

められる財団シルヴィアホームが，認知症緩和ケア教育の補完的な手法として取り入れた．スウェーデンでは，小学校低学年の児童がお互いの背中のタクティールケアをすることでいじめや暴力行為が減少している映像を，国営放送が放映している．

　日本では2006年から臨床現場の福祉職への教育が始まり，2014年度現在，受講者は累計1万人を超え，新生児，発達障害，重度心身障害，がん，認知症などのリハビリテーション，メンタルヘルスなど，多くの現場や在宅で活用され，教育関連では，大学や専門学校が取り入れ始めている．また，研究では，国内外の各種学会での発表がさまざまな分野でなされている．

6）音楽療法（music therapy）

　米国では第二次世界大戦終結後，帰還兵の精神的な後遺症を軍の病院で治療していたが，そのときに音楽家がボランティアとして訪問していたことが音楽療法の大きな発展のきっかけとなったとされている．

　わが国においては1960年代に英国からJuliette Alvinが来日したのをきっかけに，音楽療法に対する興味が急激に高まったとされている．

　音楽療法は大きく分けて「聴く音楽療法（受動的音楽療法）」と「活動する音楽療法（能動的音楽療法）」に分けられる[9]．

　受動的音楽療法はBGMや音楽鑑賞などを通して，心身のリラクゼーションや機能の回復・維持を目的とし，またBSR（ボディソニック・ルーム）などで適度な振動を一緒に体感することで，感情易変，興奮，失見当識の改善がみられた認知症患者の事例報告などもある[10]．好きな音楽や，心地よい音楽を聴くことで脳波・血圧・脈拍・発汗に変化が起こり，臨床的には気持ちが落ち着く，痛みや不安も和らぐという効果も報告されている[10]．また，最近では精神ストレスマーカーであるCgA（クロモグラニン）を低下させるなどの報告もある[11]．

　能動的音楽療法では，セラピストが意図的に相手に合わせて提供する活動を，参

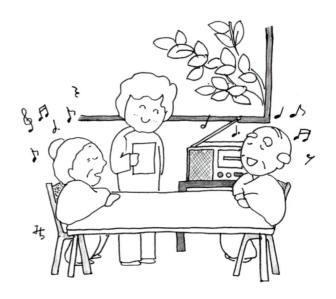

●表2● 音楽療法が成り立つための5要素

1）音楽療法は，クライエントの特定の不適切な行動や状況を軽減する援助としての，特別な矯正手段の1つである．
2）音楽療法には音楽あるいは音楽活動が応用される．音楽療法士は，音楽を主要な手段として応用する．セラピストは音楽と音楽活動を通してクライエントとコンタクトをとり，慎重に積み上げられる音楽体験への参加を通して，クライエントとの関係を構築し，クライエントの機能のレベルを向上させる．
3）音楽療法は専門的な訓練を受けた者によって，実践されるかスーパーバイズされる．セラピストは音楽を選び，音楽活動を構成し，クライエントとの治療的な関係の確立を意図とする．
4）治療的状況のなかで，もっとも重要なのはセラピーを受けるクライエントである．クライエントの行動とその変化を通してのみ，治療的努力の成果が評価されうる．
5）音楽療法の活動は，「援助する」という明確な治療目標をもっている．クライエントの身体的・心理的・社会／感情的な機能のレベルが向上したことを示すために，クライエントの行動または状況の何が変化すべきか，という目標が明言されなければならない．

〔Bunt L. 1996[9]〕

加者自身が行うことで達成感や効力感を感じる機会となる．また，楽器の工夫（少しのおもりを付けて麻痺側上肢で把持するなど）を行うことで，機能回復の訓練的要素を含んだセッションも可能である．

Peters（1987）が挙げている音楽療法が成り立つための5つの要素を**表2**に示す．これはセラピーとしての音楽を考えるときに一つの指針となるものである．

7）動物介在療法（animal-assisted therapy：AAT）

ヒトと動物との関係は，その昔から家畜としてだけでなく，護衛やペットとして利用されてきた．生活を共にすることで心理的な絆が形成され，家族同様に愛情を注ぐ対象となることもまれではない．1万2千年前と推定される人骨がイスラエルの墓で発掘され，その両手には子イヌがしっかりと抱かれていたという．このことからは，イヌを家畜ではなく，伴侶としてかわいがっていた姿が思い描かれる．

療法（セラピー）として利用されたもっとも古い記録としては，18世紀，英国のヨーク・リトリート（精神疾患患者の収容施設）での試みとされている．それまで精神疾患の治療は罰を与えることで行っていたが，ヨーク・リトリートではそれを転換し，患者にウサギやニワトリなどの世話をさせ，一種の楽しみを与えるのと同時に自制心を身につけさせようとした．

現在行われている動物介在療法の先駆的報告としては，Levinsonが1962年に報告したものがある．治療を行っていた子どもは，引っ込み思案で寡黙であり，治療関係を築くことに苦労をしていたが，ある日，Levinsonが飼っていたジングルスというイヌが子どもにじゃれつき，子どもはイヌとひとしきり遊んだ後，落ち着いた様子になり，治療環境への安心感をもつことができ，その後，治療者との関係をうまくとるための架け橋になったという．

動物介在療法に利用する動物の選択に関しては，1998年，人と動物の相互作用に関する国際会議（International assosiaion of Human-Animal interaction organization）によってAATのガイドラインが作成されている．そのなかで動物の選択に関しては以下のように書かれている．

「動物介在療法・活動に用いる動物は，過去から将来にわたり適切な環境下で飼育されている家畜化された動物（野生動物を含まない）で，正の強化子を用いた訓練法で訓練されたものに限る」．

高齢者，認知症への実践も報告されており，高齢者では抑うつ，孤独感の軽減（Levinson, B. M., 1978），自己効力感の向上（Hoffman, R. G., 1991），社会的相互作用の向上（Haughie, E., 1992）などが，認知症ではイヌとの接触により焦燥感や不穏が軽減する，社会性の改善がみられるなどの報告もある（Beyersdorfer, P. S., & Berkenhouer, D. M., 1990, Kongable, L. G., 1989, Fritz, C. L., 1995）．ただし，医療機関などでは衛生面の問題から実施が難しい場合も多く，そうした点をどのようにクリアしていくかが今後の課題でもある．

8）園芸療法（horticultural therapy）

認知症者に対する園芸療法（作業療法士が実践する場合は作業療法技法）は，その知覚刺激の多様性と簡便性から，認知機能面，精神機能面および社会的機能面などの効用が示され，結果として罹病または病状の進行を遅延させることが期待できる可能性が報告されている[12]．園芸作業やその周辺活動には，生命を維持する作物に関わることができ，作業自体が日常生活動作との共通点も多く，他のアクティビティとの組み合わせがしやすいという利点もある．**図5**には，米国精神医学会が推奨する非薬物療法の治療介入の標的となる認知，刺激，行動，感情を，園芸療法の考え方と他の療法，介護技術の考え方とのコラボレーションにより，同時にすべてを標的にできることを示した．園芸療法は，ただその環境にいるだけや参加するだけでもそれなりの効用が期待できる技法であるが，専門的な知識を持った作業療法士が認知症の対象者の症状やナラティブを理解したうえで介入することで，かなり欲張りでナラティブな環境状況にあわせた認知症非薬物療法の実践が可能となるのである．

図6に示す「コケ玉の作り方」に関しても，一クラフト作業としてとらえると，ハサミなどの道具を使用する際の身体機能面の効用が表面化しやすいが，ミズゴケや植物および根についた土などの感触は，誰もが経験し感じたことのある触覚刺激

①行動に焦点を当てるアプローチ（行動療法アプローチ）	②感情に焦点を当てるアプローチ（回想法，バリデーション療法，支持的精神療法など）
③刺激に焦点を当てるアプローチ（芸術療法，レクリエーション療法）	②認知機能に焦点を当てるアプローチ（現実見当識訓練，認知行動療法など）

園芸療法（作業療法園芸技法）は，他の療法，介護技術の考え方とコラボさせることで，同時にすべての認知症非薬物療法の実践が可能！

●図5● 米国精神医学会が推奨する非薬物療法（2009）と園芸療法の組み合わせにより期待される効用

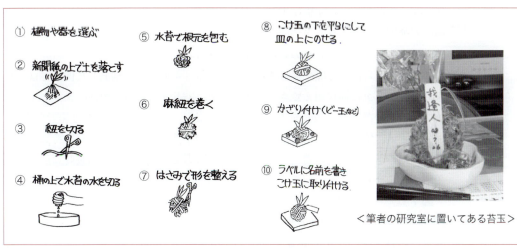

●図6● 苔玉の作り方の一例　〔九州保健福祉大学作業療法学科学生 長尾和穂・作〕

が存在する．また，作品を完成させた達成感や満足感に加えて，良質な作品の材料となっているのは植物という生命であるため，少しでも愛情がわくことでその後の水管理などの作業や役割に対して，積極性が生じることが期待できる．その後，コケの表面に空気中から付着した緑ゴケが繁殖しより美しいコケ玉に変化することもあり，生育が良い場合には根が表面まで伸びてきて，植え替えをする際に植物の生命力を改めて感じることができる機会となることもある．認知症の対象者は，そのような生命の不思議さや力強さを感じることにより，他の技法では感じることが困難である生命性を感じ，生きることに対する正の感情を示すことが期待できる．

　認知機能および記憶面に対しては，穏やかな生命である植物や自然と関わる園芸作業には，中等度から重度の認知症者であっても残存している可能性があるとされる「手続き記憶」を，自然に無理なくかつ安全に有効活用できるという特徴がある．また，収穫物や作業自体や作業用具などがもたらす安心感や懐かしさは，回想（園芸回想法）として用いることもできる[13]．

　園芸療法は，自然の中の穏やかな生命である植物の多様性を継続的に活用できる療法である．屋外，簡易ハウスや屋根付きのスペースなど，園芸療法の実施環境は，そこへ移動するだけまたは見るだけでも多様な知覚刺激を受けることが可能であり，活動に参加すると生命感を身近に感じることができ，五感（視覚，触覚，嗅覚，味覚，聴覚）からの直接脳に伝達される知覚刺激を容易にかつ複合的に取り入れることができる[14]．一方，ヒトは常に何かを知覚したいという欲求があるとされており[15]，もしもそれらの感覚を遮断された状態では，機能面に加えて精神面に悪影響があると報告されている[18]．また，五感の力が理性や感性を超えて生活の中で重要な役割を担っていること[17]，および触ることは見るだけでは得られない事物の本質的な情報を提供すること[16]なども報告されている．つまり，自然な形で同時に複数の五感の知覚刺激が可能な園芸療法の実施環境は，認知症となった対象者やその家族がその場に滞在するだけでも，受動的であっても多様な効用が期

待できる．さらに，作業療法士などの専門家が，自然や植物からくる知覚刺激の多面的な効用を理解したうえで関わることで，認知症患者に対する能動的な心身へのリハビリテーションとしての効用が期待できる．

認知症者と対面する際に最も大切と思われる「その時々の情動」に関しては，従来の介護・ケア技術に加えてユマニチュード，バリデーション療法，タクティールケアなどの介護ケア・技術を導入するまたは応用している病院・福祉施設が多い．園芸療法は，他の療法や活動との組み合わせの相性が良好であるという特徴も有しているため，実施環境の効用に加えてそれらの考え方を導入時や活動時に取り入れて，さらに「その時々の情動」を安定または向上させることが可能である．

図7は，園芸療法の実施環境や活動の視点を考慮することで得ることができる「その時々の情動」への好影響の視点に加えて，先に述べた園芸回想法の考え方と，未来への目標を具現化できる「植物・園芸・自然の未来予想図」となる「栽培計画」の考え方を示した．認知症者への回想法の利用は頻繁に用いられているが，園芸回想法を作業療法士が用いることで，安心安全で低コストかつ切り口が無限に存在する有効性の高い回想法の導入につながる可能性がある．園芸回想法の材料となるのは，多様な収穫作物，作業技術，農耕作業の道具，収穫物の加工・料理など多彩であり，実施環境からの自然と親しんだ経験などもその材料となるのである．したがって，特別にコストをかけて園芸回想法のための設備を整える必要性は小さい．一方，初期認知症者への症状の進行予防の技法として，スコットランドのリン

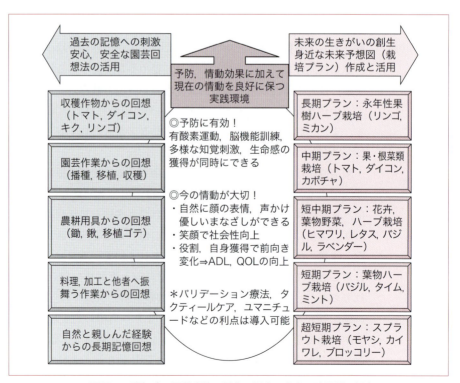

● 図7 ● 認知症の園芸療法の現在，過去，未来の時間別の視点

〔小浦誠吾他，2014[12]〕

クワーカーが推奨している「未来予想図」の作成がある．旅行や結婚式出席など近未来に楽しい目標があることで，認知症の症状の進行を遅らせることができるというものである．園芸療法に活用する農作物（稲など園芸作物ではない農作物も含む）の「栽培計画」を立てて一般の作業や収穫および収穫物の利用などの楽しい作業を目標とすることで，その一つ一つがわかりやすい「未来予想図」となりうるはずである．園芸や栽培に興味のない対象者であっても，認知症の診断をきっかけに園芸に関わると，栽培や花・収穫物の利用作業にともなう「生命を育てる」行為によって自己の存在価値や役割および尊厳を維持でき，小さな種や苗が成長する様を確認することで，生命の素晴らしさを再認識する機会を得られる可能性がある．

　表3に，園芸活動別の推奨する園芸植物例の一部を示した．園芸療法で活用する植物の種類は多数存在しており，季節ごとおよび生育ステージごとに技法を選択することが可能なため，技法の種類を細分化すると無限に存在することになる．しかし，安全性やコストを念頭に入れながら，同時に複数の五感からの知覚刺激を対象者に提供することや，植物という穏やかな生命や自然自体を有効活用することを考慮すると，珍しい植物や高価な植物の活用には制限がある．結果的に，季節ごとに大量に販売される草花や野菜の苗を活用するケースが多くなりがちであるが，むしろその方がRO法（Reality Orientation Methods）や園芸回想法の観点からは導入はスムーズであり利点も多い．さらに，小さなハーブガーデンを組み込むことができれば，嗅覚，触覚の刺激が付加されやすいだけでなく，フレッシュまたはドラ

● 表3 ● 園芸療法活動別の推奨される園芸植物リスト

活動の種類	活動時期	推奨園芸植物
1　クラフト・室内活動系の活動		
ハーブソープ作成	一年中	ローズマリー，アップルミント，バラ，タイム
苔玉，テラリューム作成	真夏以外	アイビー，ハツユキカズラ，クワズイモ，ベゴニア
押し花（葉）作り，押し花利用作品作成	一年中	ニチニチソウ，ナデシコ，パンジー，シロツメクサ，バラ
枯葉（落ち葉），植物のモザイク画作成	秋	モミジ，カエデ，イチョウ，ビワの枯葉（落ち葉）
草木染め作成	春から秋	ヨモギ，タンポポ，タマネギの皮
植物の叩き染め作成（花，葉，茎）	一年中	コスモス，ローズマリー，アップルミント，ニチニチソウ
アロマトリートメント（触れるケア）	一年中	アロマオイル（ホホバ，ラベンダー，イランイラン）
ドライフラワーのポプリ作成	一年中	ミニバラ，ラベンダー，ローズマリー，センニチコウ
2　栽培系の活動		
播種作業，球根植え付け，種芋植え付け，苗植え付け	一年中	レタス，ホウレンソウ，アサガオ，ヒマワリ，チューリップ，バジル，ミント，ラベンダー，ジャガイモ，サツマイモ
挿し木	春～梅雨	ローズマリー，アジサイ，バラ，ブルーベリー，カシス
雑草除去などの花壇，畑の管理作業	一年中	マリーゴールド，ニチニチソウ，エダマメ，トマト
花がら摘みなどのコンテナ栽培管理作業	春から秋	マリーゴールド，ニチニチソウ，ペチュニア，ミニトマト
苗の圃場移植作業	一年中	マリーゴールド，ニチニチソウ，トマト，カボチャ
ハーブ収穫とハーブティー作成	一年中	レモングラス，アップルミント，カーモミール，ステビア
収穫，試食（生食）	一年中	トマト，レタス，キュウリ，リンゴ，ミカン，ブルーベリー
花，野菜，果樹収穫と加工，料理作業	一年中	トマト，エダマメ，カボチャ，ダイコン，

イのハーブティーを活用した休憩（コミュニケーション）や料理活動などにも適用範囲が広がる．そのような活動に関わることにより，認知症者の役割や存在価値の再確認または再獲得も期待でき，他のアクティビティへの参加のきっかけや後ろ向きになりがちの感情を前向きにする効用も期待できる．

　作業療法士が病院や福祉施設で認知症者を対象に実践する園芸療法は，感覚刺激の効用の精度を高めその効用を着実に成果に結び付けることが求められる．そのためには，指導者自身が五感の刺激を常に感じることができる心のゆとりや豊かさおよび安心できる知識を有し，対象者の情動の変化とわずかな非言語情報を受け取り，活動の特性を十分に理解した上で進めることが大切になる．一方で，栽培技術や作物に関する知識については，むしろ対象者の方が高いレベルを有していることも多いため，その際は対象者が指導者となり「先生」の役割を担ってもらうことにより，作業活動の自然な流れのなかで自己の存在価値や役割を確認する機会をより増やすことが可能となるのも園芸療法の魅力であろう．

（小川敬之，中込敏寛，小浦誠吾）

【文　献】
1）野村豊子：非薬物療法／平井俊策（監修）：老年期認知症ナビゲーター．pp276-277，メディカルレビュー社，2006．
2）山根　寛・他：園芸リハビリテーション　園芸療法の基礎と事例．p7, 32, 医歯薬出版，2003．
3）野村豊子：回想法．中央法規出版，1998．
4）黒川由紀子：回想法．誠信書房，2005．
5）Feil N（原著）／藤沢嘉勝（監訳）：バリデーション．pp27-72，筒井書房，2001．
6）鈴木みずえ・他：認知症高齢者の家族介護者に対するソフトマッサージ（タクティールケア）のストレス・介護負担の緩和，健康の回復に関する有効性の検討．看護研究，**45**(6)：589-602, 2012．
7）牧野公美子・他：タクティールケア実践者のケア肯定感の因子構造とその関連要因．日本認知症ケア学会誌，**12**(2)：354-366, 2013．
8）Suzuki M, et al.：Physical and psychological effects of 6-week tactile massage on elderly patients with severe dementia. *Am J Alzheimers Dis Other Demen*, **25**(8)：680-686, 2010．
9）Bunt L（原著）／稲田雅美（訳）：音楽療法．ミネルヴァ書房，1996．
10）加藤美知子・他：音楽療法の実践．星和書店，1995．
11）西村亜希子・他：音楽聴取と唾液中コルチゾール CgA との関連．日本音楽療法学会誌，**3**(2)：150-156, 2003．
12）小浦誠吾・他：認知症在宅介護のための園芸福祉・園芸療法および自然・植物活用の視点．人間・植物関係学会誌，**14**(別冊)：24-25, 2014．
13）小浦誠吾：日本における園芸療法の現状と今後の可能性．園芸学研究，**12**(3)：221-227, 2013．
14）小浦誠吾・他：園芸療法模擬活動による五感の刺激に関する研究．日本園芸療法学会誌，**2**：23-27, 2009．
15）大山　正：視覚心理学への招待－見えの世界へのアプローチ．pp2-30，サイエンス社，2000．
16）三宮麻由子：「五感を揺さぶる公園」の可能性をめぐって．都市緑化技術，**32**：26-29, 1999．

17) 進藤一馬：五感の構造．pp8-33，精興社，1992．
18) 杉本助男：感覚遮断下での人の心的過程．社会心理学研究，**1**：27-34，1986．
19) 三村　將・飯干紀代子（編）：認知症のコミュニケーション障害－その評価と支援．pp154-160．医歯薬出版，2013．

section 8 コミュニケーション

1. はじめに

　一般的に，認知症の人へのケアが上手な人は，コミュニケーションのとり方が上手な人であると考えられており，認知症の人への治療的介入の成功，失敗は，セラピストがコミュニケーションの非言語的メカニズムを理解して用いているか否かにかかっている[1]ともいわれている．

　認知症の人と関わるうえで第一に心に留めておかねばならないことは，認知症の人も一人ひとりがかけがえのない「人」であるということである．認知症によって，いかなる症状がみられようとも，「人」として尊厳をもって接することは絶対条件である．また，認知症の人とコミュニケーションをとるためには，コミュニケーションの障害は対象者ごとに違い，そのときの感情や健康状態，相手，環境などにも左右されるということも忘れてはならない．

　われわれが認知症の人に関わる目的は，対象者を作業療法に誘導することではなく，彼らのやりたいことをわれわれが理解し，関わりのなかに生かすこと[2]である．その際に適切なコミュニケーションは不可欠なものとなる．

　ここでは，まず認知症の行動・心理症状（Behavioral and Psychological Symptoms of Dementia：BPSD）について簡単に解説を行う．次に，近年強調されているパーソン・センタード・ケアについて概観し，コミュニケーションの重要性と，認知症の人とコミュニケーションをとるうえで基本となる留意点について述べる．

2. BPSDについて

　認知症の症状は，中核症状とBPSDに分けて考える必要があり，それぞれの成り立ちが異なるため，治療やケアにおいても異なる対応が必要となる．中核症状とBPSDの概略を**図1**に示した．BPSDは人によって現れ方が異なる症状であり，ものとられ妄想，嫉妬妄想などの幻覚妄想状態，抑うつ，不安，焦燥などの精神症状から，徘徊，弄便，収集癖，攻撃性，不眠にいたるまで，さまざまな症状がある．これらのすべての行動には理由があると考えなければならない．多方向から詳細に対象者を観察し，コミュニケーションをとりつつ評価を行うことで，行動の理由がより明らかになり，本人も介護者も幸せになれる解決法を導き出せる可能性が高まる．

　BPSDを「満たされていないニーズの反映」であるととらえ，「行動は態度の異

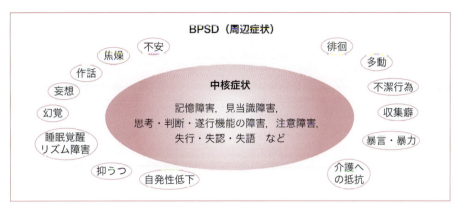
● 図 1 ● BPSD について

なる他者によってどう変化するか」など，外的環境因子との関係を分析しながらその要因を明らかにしていくことが大切である[3]．すなわち，適切な介入を行うためには，対象者の言動から，対象者自身のニーズと刺激に対する反応を評価することが必要であり，われわれには対象者が発する言語的，非言語的なサインをキャッチする能力が求められる．

とはいえ，臨床場面では上記のことがわかっていても対応に苦慮することが多々ある．しかし小澤[4]は，BPSDを認知症の症状だから仕方がないとはじめから投げてかかってケアにあたるのと，必ずよくなると確信してことにあたるのとではまったく違った結果になるだろう，と述べている．つまりBPSDは，意味のあるメッセージであり，彼らなりのコーピングであるととらえ，あきらめずに評価・介入を続け，よりよい解決方法をチームで考えていくという姿勢が大切である．

3. パーソン・センタード・ケアとは

「パーソン・センタード・ケア」という語は英国のTom Kitwoodが提唱したものであるが，その理念はわれわれ作業療法士のベースにあるものでもある．

Kitwoodは多領域にわたる学問的背景をもっており，自然科学の学位取得後，神学を学び聖職位を授与され，化学教師をしながら学校牧師をしていた．後に，教育心理学，社会学の学位も取得し，晩年はブラッドフォード大学で老年心理学の教育・研究を行った．このような多領域にわたる学問的背景が，包括的に認知症の人のウェルビーイングを考えるパーソン・センタード・ケアの思想の基盤になったのではないかといわれている．

Kitwoodを中心とした研究者たちは，何千時間にもわたり認知症の人を観察した研究から，人が「何かにたずさわること＝Occupation」と「人との関わり」がウェルビーイングと密接に結びついていることを明らかにした．そこから，対象者を「認知症」をもつ人ではなく，認知症をもつ「人」としてとらえ，その人らしさを尊重することが必要であると唱えている．つまり，パーソンフッド（その人らしさ．ひとりの人間として，周囲に受け入れられ，尊重されること）を高めることが

● 表1 ●　悪性の社会心理

だましたり，あざむくこと	後回しにすること
のけものにすること	差別をすること
能力を使わせないこと	非難すること
人扱いしないこと	急がせること
子ども扱いをすること	中断させること
無視すること	わかろうとしないこと
怖がらせること	あざけること
強制すること	侮辱すること
区別をすること	

〔水野　裕，2008[5]〕

● 表2 ●　悪性の社会心理の具体例

	要素	具体例
スタッフA	子ども扱いをすること	車いすに座っているクライエントの頭をなでながら「おじいちゃん，かわいいねぇ～」
スタッフB	人扱いしないこと，無視すること	クライエントを目の前にして，他スタッフに「○○さんに薬飲ませた？」
スタッフC	急がせること，能力を使わせないこと	ベッドから自分のペースで起き上がろうとしているクライエントに「さっさと起きて下さい」と言い，手出しをして起き上がらせる
スタッフD	後回しにすること，わかろうとしないこと	クライエントが「ちょっと，ちょっと！」と声をかけているのに，目も合わせず用件も聞かずに「後で行くから待っててね」と言って通り過ぎる
スタッフE	区別をすること，のけものにすること	施設内のイベントへの参加について，他スタッフに「○○さんは認知症が重度でわからないから，参加しなくてもいいでしょう」
スタッフF	強制すること，中断させること	車いすに座ってテレビを見ているクライエントに，声をかけずに車いすを動かしてトイレに誘導する
スタッフG	非難すること	みそ汁をこぼしてしまったクライエントに「どうしてこぼすの？！こぼさず注意して食べて下さい！」
スタッフH	だましたり，あざむくこと，わかろうとしないこと	入所中のクライエントが「家に帰って子どもの世話をしないと行けないので帰ります」と言っている時に，「夕食を食べたら車で送ります」と嘘をつく

パーソン・センタード・ケアの核となる考え方である．

　水野[5]は，認知症の人の能力を引き出し，なにかができるようにするためにサポートをするには，非常に繊細で思いやりのある想像力が必要であるとし，認知症の人の仕草や表情を読み，いつでもそれに対応できることが求められると述べている．仕草や表情などの非言語的なサインをしっかりとキャッチし，その原因や意味を考えることは，パーソン・センタード・ケアの入り口となる．

　Kitwoodは研究のなかで，パーソン・センタードではない，パーソンフッドを損なうさまざまな行為を明らかにし，それらを「悪性の社会心理」（**表1**）と名付けた．これらには，誰がみてもわるいと感じるものから，よかれと思い行っているもの，仕事の忙しさを理由に知らず知らずのうちに行っているものもあるかもしれな

●表3● よい状態・よくない状態のサイン

よい状態のサイン	よくない状態のサイン
・思っていることを表現できる	・悲しみや悲痛を感じているときに放置されている
・体がゆったりしている	・怒りの感情の持続
・周囲の人に対する思いやりがある	・不安な状態
・ユーモアがある	・恐怖を感じている
・創造的な自己表現ができる	・退屈している
・喜びの表現	・力のある他人に抵抗することが困難
・人に何かしてあげようとする	・あきらめている
・自分から社会との接触をもつ	・身体的な不快感や苦痛がある
・愛情を示す	・体が緊張しこわばっている
・自尊心がある（清潔や整理，身だしなみに関心をもつ）	・動揺し興奮している
・あらゆる種類の感情を表現する	・周囲の出来事に無関心
・他の認知症をもつ人たちを受容し，わかりあう	・引きこもっている
	・文化的に疎外されている

い．認知症をもつ人のQOLはQOC（Quality of Care）に大きく影響を受けることは明らかであり，まずはこのような関わりを改めることが，よい関わりへの一歩になるといえよう．

表2に具体例を示し，Kitwoodが整理した「悪性の社会心理」に当てはめてみる．スタッフの中には，悪気のなかった者もいるかもしれない．しかし，悲しいことだが，患者は簡単に弱者になってしまうのである．たとえ患者や家族がスタッフに対してさまざまな思いをもっていても，勇気を出してスタッフに伝えることができないことは多い．認知症をもっているとなおさらである．

誰もが子どものころに学んだ「相手の立場に立って物事を考えること」が，パーソン・センタード・ケアの基本であり，尊厳をもった関わりへの基礎となるだろう．それらを理解したうえで，認知症をもつ人のウェルビーイングを高める作業療法を行う必要がある．Kitwoodは，認知症の心理的ニーズを「Love＝愛」を中心とした「Comfort＝くつろぎ」，「Identity＝自分らしさ」，「Attachment＝結びつき（愛着・こだわり）」，「Occupation＝たずさわること」，「Inclusion＝共にあること」であると考え，これらのニーズが満たされている状態をウェルビーイングの高い状態（よい状態）と考えた．そしてそれを基に，ウェルビーイングの度合いを判断するサイン（表3）を抽出している．

パーソン・センタード・ケアでいうパーソンとは，認知症をもつ人のことだけをさしているのではなく，すべての人のことをさしている．つまり対象者だけでなく，対象者の家族や，さまざまなスタッフのこともさしているのである．そのうえでチームとして協業し，認知症をもつ人のQOLが向上するケアを探求することが求められており，対象者のニーズを的確にとらえ，他職種とうまく連携するためにも，コミュニケーション能力が問われる．

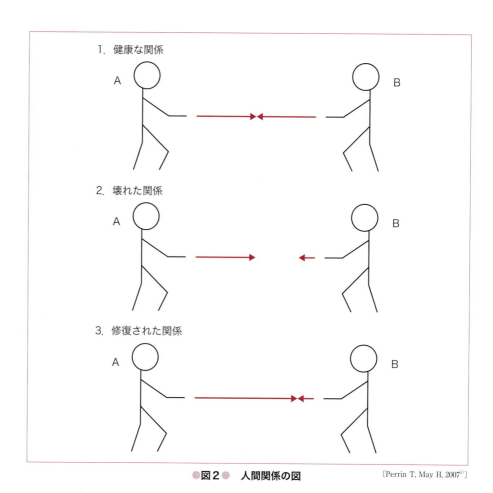

●図2● 人間関係の図　〔Perrin T, May H, 2007[1]〕

4．コミュニケーションとは？

1）認知症の人とのコミュニケーション

『広辞苑』[6]は，コミュニケーションを，「社会生活を営む人間の間に行われる知覚・感情・思考の伝達．言語・文字その他視覚・聴覚に訴える各種のものを媒介とする」と説明しているが，認知症ケアを行う際には，2つの問いをいつも心に留めておかねばならない．それは，「この人はどんなメッセージを私に届けようとしているのだろうか？」，「私はどんなメッセージをこの人に伝えている（あるいは伝えようとしている）のだろうか？」ということである．言い換えると，われわれはコミュニケーションをとる相手と互いに評価し合っている[1]ということができる．認知症は進行するにつれて言語機能が低下していくことは明らかであるが，軽度の段階から喚語困難が認められ，高度になるにつれて語彙の減少がみられるようになることは，FAST（Functional Assessment Staging）にも示されている．また理解力の低下も同様に進行していくことを考え合わせると，認知症の人に関わるとき，どのようにコミュニケーションをとればよいのかは，われわれが外国語でコミュニケーションをとる際，ゆっくりとジェスチャー交じりで話されると情報がより理解

表4　認知症をもつ人とコミュニケーションをとる際の留意点

準備する	・認知症の症状を把握する ・対象者の生活歴，本人の得意な話，喜ぶエピソードを事前に収集し，話題にする ・認知機能検査実施には細心の注意を払い，目的や手順の説明を行う ・自己紹介をして，対象者との関係を説明してから話題に入る ・楽しい，ふつうの話題で会話を始める ・本人の心と身体が動く「言葉」「話題」を探す ・対象者の空間的・時間的・生理的手がかりに耳を傾け，対象者の考え方の枠組みに入る
環境設定	・騒音や喧噪を取り除き，注意がそれないようにする ・プライベートな話をするときは，周囲に聞いている人がいない場所で
表情・態度	・奇異な目でみたり，突き放した態度をとったりしない ・緊張を解くように，やわらかく，楽しい雰囲気で ・安心と親しみを感じてもらえるように，温かく，友好的な表情や態度で ・基本的には共感的な笑顔で ・状況に合わせて，相手に共感するように相手の表情に合わせる ・言葉，身のこなし，誘導は「意識的に」スピードを落とす ・相手のどんな場面でも肩の力を抜き，ゆとりをもって関わる
アイコンタクト	・優しいまなざしで本人の目をみる ・頭の上からのアプローチは避け，低い位置からのアプローチを ・相手が腰掛けていたら，同じ視線になるようにしゃがむか腰を曲げる
声	・温かい声で，相手を脅かす存在ではないことを伝える ・相手に届くように，言葉は低く，明快に大きな声で（しかし怒鳴らないこと） ・相手の声の変化に合わせて声の大きさや音階を変えて交流する
触れる	・パーソナルスペースに気をつけ，近づきすぎない（威嚇や性行為と解釈されないように） ・触れ合い（軽いスキンシップ）を大事にし，親しみや理解を示す
聴く	・真剣に聞く態度を示す ・ごく短時間であっても，本人の話に集中し，「関心をもって，喜んで聞かせてもらっている」という姿勢を示す ・聞く・受け止めの態度を明確に表現し，相槌を打ちながら，本人の言葉で自由に語れるように誘導する ・応答には十分時間をとり，静かに待つ ・思い出そうとしている言葉を補う ・思考を継続させるために，対象者の言った最後の言葉を繰り返す ・対象者の言葉を要約し，こちらの理解が合っているかを確かめる
肯定的に	・プライドを傷つける発言をしない ・対象者が間違った行動，理解できない行動をとっても否定しない ・現実にあり得ないような話でも，逆らったり，訂正したりしない ・本人をケアする側が頼ったり，お願いする場面をつくり，年長者としての誇りと自信を引き出す
視覚を利用	・話し言葉以外の文字・記号・描画・ジェスチャー・表情・実際の物なども活用する ・話題のきっかけになる，思い出の品を用意する（例：写真，手紙，賞状，食べ物，花，絵，馴染みのものなど） ・具体的なものを示し，言葉はあまり使わずに，やりなれた動作の手がかりを与える
音楽を利用	・馴染みの音楽をかけて，言語表現を促す（音楽は強力な非言語的コミュニケーション手段） ・話せなくても，一緒に歌を歌うこと，聴くこともコミュニケーションのひとつの形
感情に働きかける	・五感を刺激し，心地よさを感じる場面を増やす ・最後まで残る快・不快の感情を大切にし，感情面に働きかける ・言葉だけでなく，しぐさ，眼差し，態度などで「安心」「楽しい」「うれしい」などの感情面に働きかける
平易な短文で	・多くの情報提示は混乱を招くので，シンプルで明確で簡潔な（しかし大人の言葉の）文を使う ・話しかけるときは短い文で繰り返し，一度にたくさんのことを話しかけない ・キーワードや大切なフレーズを繰り返す ・繰り返す必要がある場合は，基本的には同じ言葉を使うが，理解度に合わせて言い方を変える ・行動はいくつかの段階に分解し，1回に1つの段階の指示をする ・情報を伝えるときは単純な内容にして，順を追って1つずつ伝える ・専門用語や特殊用語は避ける
具体的に	・抽象的な言葉を使わない ・具体的で現実場面に即した内容を中心とし，代名詞や曖昧な表現は避け，正確で平易な表現を心がける
答えやすいように尋ねる	・オープンクエスチョンより，クローズドクエスチョンを ・多くのものからの選択は困難で混乱を招くので，二者択一の質問をする ・Ask より Listen を（尋問にならないように）
個別的な言葉を	・本人に伝わる馴染みのある呼び名，言葉を用いる（しかし関係性に配慮する） ・生まれ育った土地，印象に残っている過去にいた土地の言葉や方言などを使う

しやすくなり，交流を図りやすくなるということを思い起こせば，それがひとつのヒントとなるだろう．

二者間のコミュニケーションを単純な形で表すと，ほとんどの健常者の人間関係は，図2の［1. 健康な関係］のように示される．しかしBの障害が進むにつれて溝が深まり［2. 壊れた関係］，Aから歩み寄らない限り関係は修復されない．両者が出会うためには，A（介護者側）からB（認知症をもつ人）の世界に入っていく必要がある［3. 修復された関係］．そして認知症をもつ人の世界に入るためには，相手を一人の人として尊重し，優しさと温かさを，言語的にも非言語的にも示す必要がある．

認知症をもつ人との接し方について書かれた文献[1,3,7～13]を参考に，認知症をもつ人とコミュニケーションをとる際の留意点を表4にまとめた．この節の冒頭でも述べたように，コミュニケーションの障害は認知症の段階や，健康状態，個人因子，そのときの感情，相手や環境によっても変わってくるため，対応も個別的でなければならない．

2）言語的コミュニケーション

コミュニケーションの目的（たとえば，挨拶・世間話・孤独感の軽減のための交流・動作の誘導・作業療法導入のためのオリエンテーション・情報収集のための面談・検査の説明・回想・訴えを聞く・個別か集団か，など）によって，適切な場所やお互いの位置関係など，求められる環境設定は変わってくる．また対象者の認知症の症状・身体的機能・性格などによっても配慮すべきことは個々に異なるが，認知症をもつ人との言語的コミュニケーションの原則は「傾聴」である．適切に相づちを打ち，相手の話を繰り返し，こちらが相手の情報や気持ちを理解したことを伝え，反論せず相手の気持ちを受けとめることが重要となる．また，その日や時間帯によって対象者の機嫌がわるくなったり，態度が変わったりすることがあっても，動じずに安定した関わりを心がけなければならない．セラピストも人間なので，感情に波があるかもしれないが，対象者の前ではつねにゆとりをもち，穏やかな心で接する必要がある．

「ゆっくりお話しをしてほしいのです．ゆ～っくり．慌てないでゆ～っくり．ゆ～っくりお話ししていただけると，理解できることが増えると思います．あと，いろいろ言わないでほしい．たくさん言わないでほしい」[14]と認知症の人は話しているが，「穏やかに」，「優しく」，「わかりやすく」，「はっきり」，「シンプルに」話すことは認知症の人とのコミュニケーションの基本である．また，話題を選択するうえでは，生活歴や作業歴などの情報収集を行い，本人の心と身体が動くテーマを探していくことが重要である．そのほか，五感に働きかけるツール（写真・食べ物・花・音楽など）を準備することも，会話のきっかけを生むことになる．

ありがちなことだが，対象者のそばで，職員同士がまるで本人がその場にいないかのようにその人のことを話すといった，その人の存在を無視した対応は，たとえその人が言葉を理解していなくとも，一人の人間として尊重していないことを伝えることになるので，避けなければならない．「どうせわからないから」という気持

●表5● ことば以外のコミュニケーションの媒体

声（ことばの表情）	・大小，強弱，高低，速さと変化 ・間合い，テンポと変化 ・リズムや抑揚 ・ことばの量 ・ことばの調子
身体（からだの表情）	・目，視線，アイコンタクト ・表情 ・姿勢，身振り，動作 ・行為（と結果），行動 ・外観
モノ（拡張した自我）	・所有物 ・作品（自分で作った物） ・使用物（道具，材料，物品など）

〔山根　寛，2006[3]〕

ちは，他の場面でも必ず表れてしまう．認知機能がいかなる状態であっても，人は一人の人として尊重される必要がある．

3）非言語的コミュニケーション

「私たちが何を言おうとしているのかを知るカギは，私たちをじっとよく観察することだ．私たちのコミュニケーション方法は，その大部分が非言語的なものだ．私たちの顔の表情，手のしぐさ，伝えようとしている時の状況はすべてが重要なことだ」[9]と述べる当事者の人もいる．一般的に言語的コミュニケーション能力が低下するにつれ，非言語的な情報の重要性は高まり，コミュニケーションにおける非言語的要素の占める割合が大きくなるが，そのような対象者を自分だけの世界に閉じ込めてしまわないように，社会的なウェルビーイングを保つための非言語的な関わりは重要な意味をもつ．もちろん言語機能が保たれている人にとっても，コミュニケーションにおいて非言語的な要素が果たす役割は大きい．

また，対象者は自らの尊厳を，ていねいな日々のケアの非言語的な関わりを通して感じ取るといわれている．認知症の人の多くは情緒的なものに敏感であり，それゆえわれわれが示す非言語的サインにも敏感に反応する．普段から，ちょっとした仕草や表情を通した心の交流によって，対象者自身が「ここにいていいんだ．大事にされている」と実感できるような関わりをもつことを大切にしなければならない．会釈も，微笑みも，握手も大事なコミュニケーションの形である．

Perrinら[1]は，われわれが考えていることと言葉として話すことは一致していなければならず，身体を使って行っていることと発言も一致させなければならないと述べている．たとえば肯定的な内容の言葉を否定的な態度で話すなど，発せられた言葉とそれに伴う非言語的サインの意味が異なっていると，相手に混乱を与え，コミュニケーションを妨げる原因となってしまうからである．われわれは，自分が発する言葉と非言語的サインに無頓着となることもあるかもしれないが，対象者にとって否定的なものとなっていないか，一致したものになっているかと，つねに意識して関わっていくことが求められているのである．

非言語的コミュニケーションの媒体には声の質，姿勢，ジェスチャー，視線などさまざまなものが含まれている．言葉以外のコミュニケーションの媒体を**表5**に示す．これらの媒体を，普段から誠意をもって相手の心にていねいに優しく届けなければならない．

4）施設におけるコミュニケーション

　認知症が進行するにつれ，主体的に行動したり，主体的に他者とコミュニケーションをとることが困難になる．筆者ら[15]は，施設に入所する重度認知症高齢者の笑顔や笑いを引き出す要因は，スタッフとのコミュニケーションであることを研究により明らかにした．また，Nolanら[16]は，施設に入所している多くのクライエントは，何もせずに過ごしていることが多く，ソーシャルスキルの高いクライエントがスタッフの注意をひいており，スタッフは時間のあるときには，ソーシャルスキルの高いクライエントとコミュニケーションをとる傾向にあることを明らかにした．逆を返せば，コミュニケーション能力の低下しているクライエントは，自ら他者とコミュニケーションをとることができず，スタッフの注意も引きづらいため，ますます他者との交流の頻度が低下することを示唆している．

　重度の認知障害をもつ人は，外界から遮断された「バブル」のなかにいるとたとえることができる[1]．個々のクライエントの「バブル」にこちらが入り込まなければ，働きかけることはできない．われわれはこのことを心に留め，意図的に積極的にコミュニケーションが困難なクライエントに関心を寄せ，彼らの世界のなかで交流することが必要であろう．

　相手を尊重し，誠実に，思いやりをもって接すること．これはすべての関わりの基本であり，Kitwoodの提唱するパーソン・センタード・ケアの基本である．コミュニケーションは単なる情報のやりとりではない．相手のことを大事に思っている気持ちを言語的・非言語的に伝え，また相手の言葉や声にならない言動に耳を傾ける．われわれのその姿勢から，相手は大事にされていると感じるのではないだろうか．

5．おわりに

　谷川[17]は，「気づき」の感度を携帯電話の電波状態にたとえ，「アンテナ3本」の重要性として述べている．対象者の年齢，性別，障害に関わらず，しっかりと対象者を知ることは介入の基本である．評価のためのアンテナは圏外になっていないだろうか？　対象者の変化や思いに気づくからこそ，よいコミュニケーションをとることができ，よい介入ができる．対象者に関心をもち，感度を高め，誠意をもって，ゆとりをもって接することが何より大事なことだと思われる．

　対象者のウェルビーイングを高めるために忘れてはならないことは，対象者や対象者の家族とのコミュニケーションのみならず，他職種や他施設のスタッフとの間でも円滑なコミュニケーションを図る必要があるということである．いずれにおいても，よい連携を行うためには，お互いを尊重するパーソン・センタードな関わり

が求められる.

　また,自らの臨床力向上と作業療法の発展のために,目の前にはいない先輩・後輩とのコミュニケーション(事例から学び,事例を発表し伝える)も大事なことである.

（白井はる奈）

【文　献】
1) Perrin T, May H（原著）／白井壯一・他（訳）：認知症へのアプローチ ウェルビーイングを高める作業療法的視点. エルゼビア・ジャパン, 2007.
2) 浅海奈津美・守口恭子：老年期の作業療法 第2版. 三輪書店, 2005.
3) 山根　寛：伝えることの障害とアプローチ. 三輪書店, 2006.
4) 小澤　勲：認知症とは何か. 岩波書店, 2005.
5) 水野　裕：実践パーソン・センタード・ケア－認知症をもつ人たちの支援のために. ワールドプランニング, 2008.
6) 新村　出（編）：広辞苑第6版, 岩波書店, 2008.
7) 澤田七郎：重度認知症高齢者との上手なコミュニケーションの取り方. 通所けあ, **3**(4)：16-23, 2005.
8) Blondis MN, Jackson BE（原著）／仁木久恵・岩本幸弓（訳）：患者との非言語的コミュニケーション 人間的ふれあいを求めて 第2版. 医学書院, 1983.
9) Bryden C（原著）／馬篭久美子・檜垣陽子（訳）：私は私になっていく－痴呆とダンスを. クリエイツかもがわ, 2004.
10) Bowlby C（原著）／鈴木英二（監訳）：痴呆性老人のユースフルアクティビティ. 三輪書店, 1999.
11) 澤　俊二・鈴木孝治（編）：コミュニケーションスキルの磨き方. 医歯薬出版, 2007.
12) 永田久美子（監修）：ケアスタッフのためのアルツハイマー病 ケアの要点 第5版. 医歯薬情報センター, 2007.
13) Hendryx-Bedalov PM：Alzheimer's dementia. Coping with communication decline. *J Gerontol Nurs*, **26**(8)：20-24, 2000.
14) 太田正博・他：私,バリバリの認知症です. クリエイツかもがわ, 2006.
15) 白井はる奈・他：重度認知症高齢者の笑い・笑顔表出に関する探索的研究. 作業療法, **24**(3)：253-261, 2005.
16) Nolan M, et al.：Busy doing nothing: activity and interaction levels amongst differing populations of elderly patients. *J Adv Nurs*, **22**(3)：528-538, 1995.
17) 谷川正浩：覗いてみたい!? 先輩OTの頭の中 ぼくが臨床で大切にしていること. 三輪書店, 2006.

第Ⅲ章

認知症の作業療法の実際

1. 認知症をどう理解するか
2. 評価の実際
3. 作業療法の技術
4. 対応の実際…事例編
    在宅での支援～認知症初期集中支援～
        1. 認知症初期集中支援チームでの柔軟な対応により，社会資源の利用につながった事例
        2. アルツハイマー型認知症に対する訪問リハビリテーションでの支援事例
        3. 幻視と妄想によって外出回数が減った症例への支援
    一般病棟（急性期・回復期）での支援 ～認知症もしくは認知症に類似した疾患への整理と対応～
        4. 急性期病棟における整形疾患を伴う事例
        5. せん妄症状を呈した整形疾患患者に対するチームアプローチと作業療法の視点
    精神科病院 ～認知症もしくは認知症に類似した疾患への整理と対応～
        6. 精神疾患（統合失調症）を伴う事例 ～窃盗をきっかけに医療に関わったケース～
        7. 精神発達遅滞を伴う事例
    老人施設での支援 ～認知症短期集中リハビリテーション～
        8. 生活習慣を取り戻すことによって，周辺症状が軽減できたアルツハイマー型認知症への作業療法
    地域での支援 ～仕事・生産・社会とのつながり～
        9. デリバリー作業によって在宅支援が成功したレビー小体型認知症の事例
    事例編まとめ
        10. 事例の普遍性・再現性
5. 社会的資源
    (1) 認知症の人のための施設
    (2) 認知症と福祉用具
    (3) 家族会・啓発活動
    (4) 関連法規

section 1 認知症をどう理解するか

1. はじめに

　「次々と物がなくなったり，出てきたりする事件といえば事件の起こらない日はなかった．今となると，それは杏子の心の荒廃のあらわれであったかのように思える．CTやMRIで脳を透視してアルツハイマー型痴呆症を如実に観察することはできるらしいが，痴呆症によって荒廃に荒廃を重ねる人間の心を透視する機械はないのだろうか」．青山光二著『吾（わぎ）妹子（もこ）哀し』の一文である[1]．これは老作家とアルツハイマー型認知症である妻との深い愛情の物語である．それまでの歴史をふりかえりながら今の夫婦のあり方を模索するストーリーは，介護の厳しさを痛切に感じるのと同時に，それでも相手を理解していこうとする夫の姿は，われわれ作業療法士の仕事にも多くの示唆を与えてくれる．

　さて，上記の短い文面から認知症の理解をしようとしたとき，3つの側面が必要であることに気づかされる．認知症は脳の病気（CTやMRIである程度の確定診断が可能である）であり，それゆえ，障害部分に対応した症候が出現する．1つ目は，いわゆる疾病（病態）としての認知症の理解である．もう1つはそうした病態が，その個人の心にどういった影響を与えているのか．つまり認知症は症候もさることながら，「その人となり」と強く影響し合いながらにじみ出てくる状態像があるという理解である．そして最後に「疾病」と「その人となり」とが影響し合いながらも，生活をしていれば周辺環境（人・物）との関係は重要である．人は決して一人では生きていけないからである．3つ目は，周辺環境との関係性についての理解である．このことは病気，個性，環境を考慮した疾患の理解が大切であるとして第Ⅰ章でも述べた．

　以下に「病気」，「個性」，「環境」の側面から認知症の理解について述べてみたい．

2. 疾病としての認知症をどのように理解するか（図1）

　認知症デイケアで以下のような方がいた．
　Aさん，58歳，若年性のアルツハイマー型認知症でMMSE 9点．コミュニケーションは可能だが，衣服を逆さまに着る，歯ブラシの使い方が拙劣（口のなかに入らず頬をなでたりする）などがみられ，さまざまな動作に対してとまどいが多くみられる，不安感の強い方であった．ある日，トイレが間に合わず下着が汚れてしま

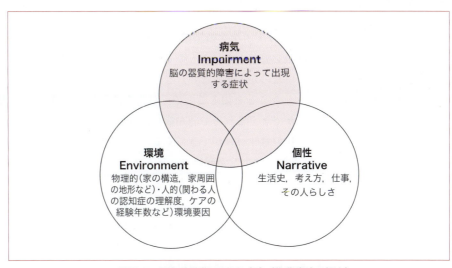

● 図1 ● 認知症理解の図式（1）（作業療法の視点）

い，デイケアで入浴することになった．脱衣までは職員と話をしながら勢いよく行うことができたが，浴槽をまたごうとしたときに，その場で足踏みをしながらなかなか足が浴槽の縁を越えることができない．本人は「おかしいな，おかしいな？」と言いながら，何度も試みようとするが，動作にならない．頭では動作として描けているようだが，実際に行動を起こそうとしても体が思うように動かない．Aさんは次第にパニック状態になり，入浴どころではなくなってしまった．

慣れ親しんでいた動作を動作の流れのままに無意識に行えば（implicit），なんなく可能な動作でも，それを意識して行おう（explicit）とするとできなくなる．田邉[3]は図2に示すように行為発現の経路について説明している．アルツハイマー型認知症は頭頂葉周辺の神経細胞が脱落していくことは知られているが，新しい場面において，その場に即した行動や動作を行おうとする運動前野に由来する企図運動は，アルツハイマー型認知症では難しくなってくる．さらに，すでに自動化されている行為を意識化して行おうとすればするほど，その傾向は顕著になるとしてい

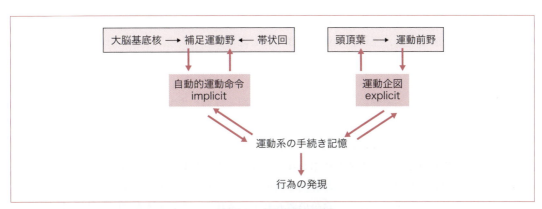

● 図2 ● 行為発現の経路

〔田邉敬貴，2000[3]〕

る（図2）．

　先述のAさんはデイケアの浴槽という新しい環境に，緊張感やなにかしらいつもと違う雰囲気を感じ，そのことでその場に即した適切な動作を，新たに起こすことができずにいたのかもしれない．もちろん，認知症の進行度合いで程度も違ってくるが，こうしたことを知ることで，日常生活動作でのAさんの混乱の理由をかいまみることができ，これまで認知症だからできないとして，大枠でかたづけられていた周辺症状の意味づけができてくる．

　そこで，「それでは少し深呼吸をしましょう」と意識をそらし（仕切りなおし），趣味の話をしながら，不意に「さあ，どうぞ」と浴槽へ誘ってみた．そして，足が浴槽をまたぐしぐさをみせたところで，手を添えてさらにまたぐ動作へと誘導してみた．すると，ぎこちない動作ではあったが浴槽のなかに入ることができたのである．Aさんは，入りたい風呂に"なぜだか入れない"ことで混乱が生じ，パニックになったが，目的とする動作が可能になったことで，その後は気持ちよく入浴され，不思議なことに浴槽を出るときには何の問題もなく出られたのである．「縁をまたぐ」という目的行動から意識をそらし，implicitな動作を誘発して目的行動を遂行する．そうした関わり方を学んだ場面だった．

　現在，検査機器の進歩により，脳血流や代謝をみることで認知症の確定診断の確率が高くなってきている．目の前にみられる症候は，脳の機能障害の部位により異なってくる．そうした意味からも，脳の機能障害から臨床場面でみられる症例を理解していくことは大切な視点である．

3．個人史と関連した理解（図3）

　われわれはその年まで自分で培ってきた，自分なりの生き方をもっている．そして，周辺で起こるさまざまな出来事に対して，その培ってきた"自分らしさ"で対処しながら，できるだけ自分が納得のいく方法で物事に対処している．

　たとえば，70歳の女性が交通事故で腕を骨折したとする．腕にギプスを巻かれ，主治医から「大丈夫，2か月もすればきちんと治癒するから」といわれ安心する．また，以前同じように骨折をした友人もきちんと治ったというエピソードを思い出し安心する．主治医の意見をきちんと記憶し，友人の出来事を思い返すことで，骨折という現状（ゆらぎ）に自分なりの折り合いをつけ，混乱を最小限に抑える．こうしたことをわれわれは意識的にしろ，無意識的にしろ行うことで，自分なりの生活や生き方を破綻（はたん）させることなく，周囲と協調して生活していくことができている（図4）．

　しかし，認知症が出現することで，それまで「納得のいく解決ができた」と思って対処していた方法が通用しなくなってくる．なぜギプスを巻いているのか自分ではわからないため，その理由を何度も聞く．友人のエピソードも自分のこととしてあまり結びつかない．自分の置かれている状況をなんとか整理しようとするが，もがけばもがくほど周囲からは「何度同じことを言わせるの！」，「心配ないから！」

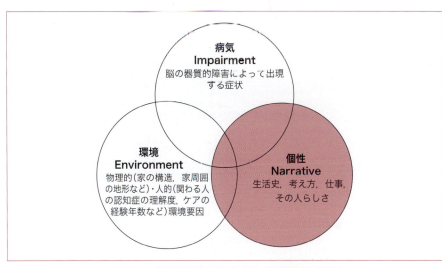

● 図3 ● 認知症理解の図式（2）（作業療法の視点）

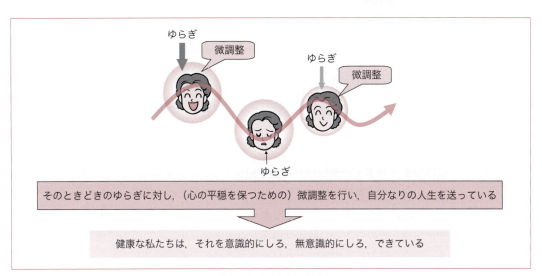

● 図4 ● ゆらぎへの対処

と素っ気なく言われる．早川[4]のいう，まさに"ひっくり返りの世界"である．

　周囲からしてみると，記憶障害があり現状に即していない困った行動であるが，本人にとっては「自分なりに納得ができるように」というあたりまえの行動なのである．実はこの"ずれ"が認知症の方と関わる際に大きな摩擦を生むことになる．そして，認知症が進むにつれ，この"ずれ"は次第に大きくなっていき，周囲からの指摘も次第に多くなる．それと並行して当人の不安感も強くなり，しだいに混乱を強めていく．アルツハイマー型認知症ご本人が書いたものとしては初めての手記である『私が壊れる瞬間（とき）』（Diana Friel McGowin，1993）[5]には，こうしたずれから生じる，自分がもう一人いるのではないかという恐怖感や，何をやってもうまくいかない不安感が経験を通した言葉として書かれている．この不安感や恐怖感に対する反応の仕方は，人によってさまざまであることはいうまでもない．それまで

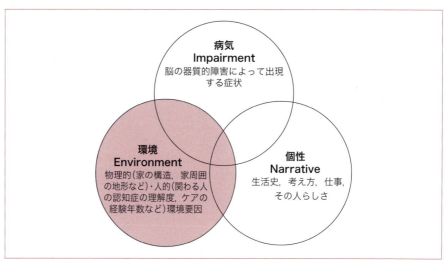

● 図 5 ● 認知症理解の図式（3）（作業療法の視点）

培ってきたその個人の生き方や考え方が大きく反映するからである．

　それでは，こうしたことを理解しようとするときに，われわれはどうすればよいのか．教科書にその方法は書かれていない．行動をしっかりとみつめ，語るひとことに注意を払い，目の前の方が感じている，みている世界を想像力をもって関わるしかない．

　前述したAさんと同じく若年性のアルツハイマー型認知症の人で，同じような症候をもつBさんの興味深い行動を紹介する．やはり浴室でとった行動である．Aさんと同じく浴槽前で「なぜかな？」と右往左往しているが，パニックになることはなく，自分で何度もトライしながら，最後はおしりから浴槽に入り1人で目的行動を遂行したのである．問題に直面したときの反応は人によって違い，支援の仕方も一辺倒ではないということを目の当たりにした瞬間であった．

　疾患に特有の症状をきちんと整理し（エビデンス），さらには個人のもつ特性（生活史，性格，考えなど：ナラティブ）をできうる限り知り，そのエビデンスとナラティブの接点から出てくる症候を理解し，支援していく．病や障害をもった人に関わるとはそうしたことではないだろうか．

4．周辺環境との関係性（図5）

　谷川[6]が報告している事例を以下に紹介する．デイケア内で行われている料理活動の場面である．デイケアを利用しはじめてからいつも1人でいることが多かった人が，料理活動を通じて，自分の居場所づくり，周囲とのコミュニケーションの広がりにつながっていった事例である．

　Dさん（82歳女性・アルツハイマー型認知症），MMSE 10点．失見当識（とくに季節と暦），短期記憶の障害が著しい．30歳代後半に夫を亡くし，炭鉱で働きな

1. 認知症をどう理解するか

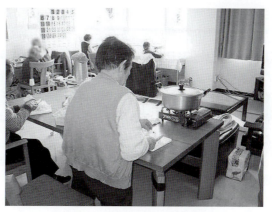

● 図6 ● 包丁作業をするDさん

がら子ども4人を立派に育てたことを誇りとしている．現在は，次男夫婦（60歳代）と同居している．デイケアでは苦労して子どもを育てた話を何度も繰り返すことで，周囲からは疎まれて1人で過ごすことが多かった．積極的に掃除やテーブル拭きを行うが，他の利用者に対しては「あんたたちは仕事をせん！」と攻撃的な言葉を発していた．

　デイケアのなかでは包丁さばきがもっともうまく，料理活動をする際には野菜の皮むきや素材を切る役割を担当してもらっていた．役割を遂行してもらう前には，口頭での説明ではなく，切る形を目の前で切ってみせる必要があった．すると，Dさんは，「ああ，○○切りをするのね」とその場では理解することができた．

　しかし，しばらく野菜を切っていると，次第にどの形に切るのかを忘れてしまう．肉じゃがの人参が短冊切りになっていたこともあった．彼女が失敗なく切り続けられるためには，どのようなサポートがよいのか試行錯誤を繰り返した．

　そこで，彼女の前にテーブルを挟んで同じ作業をする人を配置することにした．すると，Dさんがふとわからなくなって頭を上げても，前の人がしているとおりにやればよい．Dさんは失敗をせず役割を終えることが増え，包丁作業のときに鼻歌が出てくる機会も増えていった（図6）．

　自宅では，何度も同じこと（たとえば，「明日はデイケアに行くのか？」）を確認にくるDさんに，家族は多大なストレスを抱えていた．Dさんも家族からの疎外感に対して不満をもち続けていたが，嫁の前でも「わからない」といった弱い面をみせることはなかった．

　このようにDさんは家庭でも肩肘を張った状態だった．しかし，デイケアで料理をした日は，家族に昼間の料理活動にまつわる話を嬉しそうにする．しだいに「私にみんなが頼みにくる」と自慢話になってくる．こうして，料理活動の日だけDさんの話題が変化し，いつもの訴えや不安感が減少していったのである．同居の嫁は「この日だけは，私たちが義母に優しく接することができます」と教えてくれた．次の日も，家族とのすれ違いを感じなかったDさんはとても穏やかにデイケアにやってくる．その日は，攻撃性が減少し，他の利用者と穏やかに過ごせるのであ

る．

　Dさんは料理活動がきっかけで，その後の活動に広がりがでてきた．もともと包丁さばきが上手なDさんは，機械で切り揃えたような美しさで仕上げる．それをみた周囲の者から称賛の声が起こり，自信はさらに深まっていったようである．もともと性格の明るかったDさんは，お茶を飲みながら周囲の人たち（デイケア利用者）との交流を深めるきっかけができ，今までとは違った関係を再構築できていったのである．

　数日後，お茶飲みの集まりのなかから，裁縫（さいほう）の活動のリクエストがあがった．裁縫の内容は，保育園にプレゼントをする雑巾づくりになった．Dさんは，これをもって近くの保育園に行くことが目標になった．また，編み物もできるため，冬にはひ孫へのマフラーを編んでいる．

　この事例から，自分のもてる能力を発揮でき，周囲から頼りにされる存在として自分を感じられることは，周辺環境との関係性を構築していく過程においてとても大切だということがわかる．料理活動の刻む工程は自力で可能，包丁さばきは天下一品，ただ動作はうまいがすぐになにをするのか忘れるので，目の前に同じ動作を行う人を配置することが必要であり（しかし，あからさまにそのように配置したことがわかると気分を害する），そうすると，ちらちらと前の人をみながら自分の作業を遂行する人など，活動分析，動作分析，人となりをみきわめたセッティングあってのことなのはいうまでもない．その人が必要としたときに必要なものが提供される「タイミング」と状態に応じた作業や活動をうまく提供できる「マッチング」をつねに考えながら，生活の遂行を考える技が必要だということである．

　目の前の人をじっと観察し，そのとき・その瞬間に応じたサポートができる引き出しをたくさんもつ（これはセラピストの個性や特技などが，サポートするうえでの技になり得る可能性を含んでいるということである）．活動分析，動作分析，集団力動，脳科学の知見などをとおして生活を支援する．作業療法がまさに得意とする関わりではないだろうか．

5．認知症理解の先にあるもの（図7）

　山鳥[7]は高次脳機能障害へのリハビリテーションに関して，その症状自体が治る治らないということではなく，その人の行為の改善に向け周辺（治療者や介護者）が右往左往する．そうすることで関わる側も対象者特有の行為にうまく反応することができるようになり，そのことが対象者の高次脳機能障害が改善したようにも感じ，また対象者もスムーズな動きを反復することで生活動作の改善にもつながる．このことを「Tune in」という言葉で表現している．ラジオなどの周波数を合わせるチューニング（tuning）と同じで，対象者の周波数に周辺が徐々に合わせていくという関わりである．

　本項では，3つの視点から認知症の理解について述べた．認知症は進行疾患である．現代医学は，まだ治療する術（すべ）をもっていない．「認知症の医療や介護は，ター

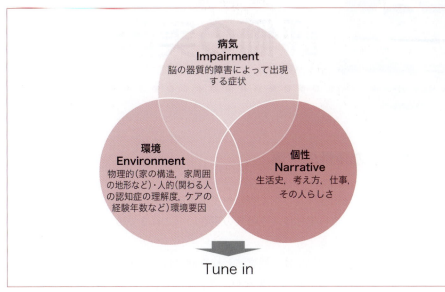

●図7● 認知症理解の先にあるもの

ミナルのそれと近いものがある」「スローグッバイをしています」と言った家族がいたが，それもある意味うなずける．そうした現状もふまえ，われわれはそのとき，そのときの関わりのなかで，さまざまな要因の関連性をみつめ，対象者の理解を深めていく．その積み重ねの先に，山鳥のいう「Tune in」がおきてくるのだと思う．

(小川敬之)

【文　献】
1) 青山光二：吾妹子哀し．p20, 新潮社, 2000.
2) WHO Geneva：ICF: International Classification of Functioning Disability and Health. p18, 2001.
3) 田邊敬貴：痴呆の症候学．pp36-40, 医学書院, 2000.
4) 早川一光：わらじ医者京日記．pp340-350, ミネルヴァ書房, 1979.
5) McGowin DF (原著) ／中村洋子 (訳)：私が壊れる瞬間 (とき). DHC, 1993.
6) 谷川良博：デイケアにおける認知症の人の活動の意義と可能性．認知症ケア事例ジャーナル, **1**(1)：69-75, 2008.
7) 山鳥　重・河村　満：神経心理学の挑戦．pp156-160, 医学書院, 2000.
8) 小川敬之：認知症の作業療法．作業療法ジャーナル, **41**(10)：905-911, 2007.
9) 小川敬之・谷川良博：認知症高齢者に対する集団の活用．作業療法ジャーナル, **42**(8)：831-835, 2008.

section 2 評価の実際

1. 認知症の評価の実際

　認知症の人の作業療法や生活上のケアのあり方について考え，工夫し，そして実践していくには，その人の現在の（これまでの）全体像を把握するための評価が必須である．

　評価方法には，観察法と検査測定によるテスト法がある．観察法の利点は，①認知症の人の負担が少ない，②認知症の人の状態に関わらず評価が可能な2点である．一方，評価者によって結果に違いが生じやすい．

　これに対してテスト法では，①認知症の人の機能や能力を直接確認できる，②一定のトレーニングを受けた者が実施すれば結果の信頼性が高い．反面，初めて行う評価内容の場合，認知症の人の緊張や不安感などが結果に影響する．また，検査の内容によっては「小ばかにされている」「子ども扱いされている」と気分を害する人もあり，不快感を与えない配慮を忘れてはならない．例えば，見当識の日付や場所，計算などを問う場合がこれに該当する．また，評価にはそれぞれに長所と短所があることは2章でも既に述べた．

　テスト法の実施説明としては，形式的な説明に終始するのではなくリラックスできる雰囲気作りや，皆さんに行っている内容である点を誠実に伝え，特別に自分だけに行われるテストではないという安心感を持ってもらう．決して無理強いしないことが評価を円滑に進めるうえでの前提となる．これらに留意しながら観察法とテスト法とを併用し，各評価過程と結果から認知症の人の全体像の把握に努めることが肝要である．

　また，認知症の人の症状は，日内変動が見られたり，抑うつ気分が評価結果に影響したりする．認知症の人のその日の状態に応じて，時間帯や内容を変えて行うことも念頭においておく．

　ここでは，認知症の医学的診断に用いる評価，認知機能全般の評価，ADL（activities of daily living）やIADL（instrumental activities of daily living）の評価，精神症状や行動障害，その他の評価について，他職種とも共有可能な評価尺度とその特徴，実施の留意点などを紹介する．

2. 認知症の医学的診断

1) Diagnostic and Statistical Manual of Mental Disorders 5 (DSM-5)

これまでのDSM-Ⅳは，2013年にDSM-5として改訂された．そして2014年には，『日本語版DSM-5精神疾患の診断・統計マニュアル』[27] が出版されている．DSM-5で変更された主な内容は以下のとおりである．

DSM-5では認知症（Dementia）の名称はなく，新たな用語としてNeurocognitive Disorderが導入された．その下位項目は，大神経認知障害（Major Neurocognitive Disorder；日本語版では「認知症」と訳される），小神経認知障害（Minor Neurocognitive Disorder），せん妄（Delirium）などとされている．また，DSM-Ⅳでは記憶障害が必須であったがDSM-5では削除された．そして新たに，「複雑性注意（complex attention），実行機能（executive function），学習および記憶（learning and memory），言語（language），知覚-運動（perceptual-motor），社会的認知（social cognition）」の6つの認知機能領域の確認を行う．その方法には，本人，情報提供者，臨床家による有意な認知機能の低下があったという懸念，標準化された神経心理学的検査（ウェクスラー成人知能検査〔Wechsler Adult Intelligence Scale-Third Edition；WAIS-Ⅲ〕，ウェクスラー記憶検査〔Wechsler Memory Scale-Revised；WMS-R〕など）による認知行為の障害，それがなければ定量化された臨床的評価（改訂長谷川式簡易知能評価スケール〔HDS-R〕，Mini-Mental State Examination〔MMSE〕など）で実証された認知行為の障害を把握する．また，手段的日常生活動作における自立の状態，せん妄の状況などで区別することになっている．

さらにその分類診断に加えて，各種の「病因別亜型（etiological subtype）」を特定していく．病因別亜型分類の原因疾患としては「アルツハイマー病，前頭側頭葉変性症，レビー小体病，血管性疾患，外傷性脳損傷，物質・医薬品の使用，プリオン病，パーキンソン病，ハンチントン病，他の医学的疾患，複数の病因」などがあげられている．なお，診断基準の詳細は，p59～61を参照されたい．

2) International Statistical Classification of Disease and Related Health the Problems Tenth Revision (ICD-10)

ICD-10では，認知症の診断は「精神および行動の障害」の章で「症状を含む器質性精神障害」に含まれている．認知症は，①アルツハイマー病の認知症，②血管性認知症，③他に分類されるその他の疾患の認知症，④特定不能の認知症の4つに分類されている．

診断基準では，例えば，アルツハイマー病の認知症の診断基準の要点は以下のとおりである．

 A．記憶力の減退
 B．認知力の減退
   判断力，思考力，一般情報処理などの障害

C．意識障害なし
D．情緒不安定，易刺激性，無関心，社会行動における粗雑さ
D．6か月以上症状の継続
E．除外診断は DSM-Ⅳ と同様

3．認知機能評価尺度

1）改訂長谷川式簡易知能評価スケール（HDS-R）

　HDS-R（**表1**）は，年齢，見当識，3つの言葉の記銘と遅延再生，計算，野菜の名前列挙（言語の流暢さ）などの9項目から構成され，30点満点中20点以下で認知症が疑われる．本人の生年月日さえ分かれば実施は可能である．

　実施にあたって9項目中留意しておくべき点を以下に示す．問3では，病院名や施設名は言えなくても現在いる場所がどういう場所かが分かっていれば可とする．問5では，「100引く7はいくつですか」「それからまた7を引くといくつになりますか」と問う．「93引く7はいくつになりますか」と伝えてはならない．問9で

●表1● 改訂長谷川式簡易知能評価スケール（HDS-R）

1	お歳はいくつですか？（2年までの誤差は正解）		0	1		
2	今日は何年の何月何日ですか？　何曜日ですか？ （年，月，日，曜日が正解でそれぞれ1点ずつ）	年	0	1		
		月	0	1		
		日	0	1		
		曜日	0	1		
3	私たちがいまいるところはどこですか？ （自発的に出れば2点，5秒おいて「家ですか？」「病院ですか？」「施設ですか？」 のなかから正しい選択をすれば1点）		0	1	2	
4	これから言う3つの言葉を言ってみてください．あとでまた聞きますのでよく覚えておいてください． （以下の系列のいずれか1つで，採用した系列に○印をつけておく） 1：a）桜，b）猫，c）電車　　2：a）梅，b）犬，c）自動車		0	1		
			0	1		
			0	1		
5	100から7を順番に引いてください．（100−7は？，それからまた7を引くと？ と質問する．最初の答えが不正解の場合，打ち切る）	（93）	0	1		
		（86）	0	1		
6	私がこれから言う数字を逆から言ってください．（6−8−2，3−5−2−9を 逆に言ってもらう．3桁逆唱に失敗したら，打ち切る）	2−8−6	0	1		
		9−2−5−3	0	1		
7	先ほど覚えてもらった言葉をもう一度言ってみてください． （自発的に回答があれば各2点，もし回答がない場合以下のヒントを与え正解であれば1点） a）植物　b）動物　c）乗り物		a：0	1	2	
			b：0	1	2	
			c：0	1	2	
8	これから5つの品物を見せます．それを隠しますのでなにがあったかを言ってください． （時計，鍵，タバコ，ペン，硬貨など必ず相互に無関係なもの）		0	1	2	
			3	4	5	
9	知っている野菜の名前をできるだけ多く言ってください． （答えた野菜の名前を右欄に記入する．途中でつまり，約10秒 間待っても出ない場合にはそこで打ち切る） 0〜5＝0点，6＝1点，7＝2点，8＝3点，9＝4点，10＝5点		0	1	2	
			3	4	5	
		合計得点				

〔加藤伸司他，1991[1]〕

● 表2 ● Mini-Mental State Examination (MMSE)

	質問内容	回答
1 (5点)	今年は何年ですか	年
	いまの季節は何ですか	
	今日は何曜日ですか	曜日
	今日は何月何日ですか	月
		日
2 (5点)	ここはなに県ですか	県
	ここはなに市ですか	市
	ここはなに病院ですか	病院
	ここは何階ですか	階
	ここはなに地方ですか（例：関東地方）	地方
3 (3点)	物品名3個（相互に無関係） 検者は物の名前を1秒間に1個ずついう，その後，被検者に繰り返させる．正答1個につき1点を与える，3個すべて言うまで繰り返す（6回まで）．何回繰り返したかを記せ．＿＿回	
4 (5点)	100から順に7を引く（5回まで）	
5 (3点)	3で提示した物品名を再度復唱させる	
6 (2点)	（時計を見せながら）これは何ですか （鉛筆を見せながら）これは何ですか	
7 (1点)	次の文章を繰り返す 「みんなで，力を合わせて綱を引きます」	
8 (3点)	（3段階の命令） 「右手にこの紙を持ってください」 「それを半分に折りたたんでください」 「机の上に置いてください」	
9 (1点)	（次の文章を読んで，その指示に従ってください） 「眼を閉じなさい」	
10 (1点)	（なにか文章を書いてください）	
11 (1点)	（次の図形を描いてください）	
		得点合計

〔森悦郎他，1985[2]〕

は，認知症の人が同じ野菜名を繰り返し回答する場合や「白菜は言いましたか」などと聞きかえす場合には，近時記憶障害が疑われる．

　本法で21点以上を認知症の疑いなし，20点以下を疑いありとした場合，感度（sensitivity）[注1]は0.93，特異度（specificity）[注2]は0.86で感度が高い[1]．

注1）感度（sensitivity）
　　　疾患を持つ人を正しく陽性とする確率
注2）特異度（specificity）
　　　疾患を持たない人を正しく陰性とする確率

2) Mini-Mental State Examination (MMSE)

MMSE（表2）は，見当識，記銘，計算，書字，図形模写などの11項目から構成され，30点満点中23点以下は認知症が疑われる．MMSEには，言語性の検査に加えて動作性の検査として図形模写課題があり，視空間認知と構成行為の把握に役立つ．これがHDS-Rとの違いである．したがって，視覚障害がある場合には11項目すべての実施は困難となる．

実施にあたって11項目中留意しておくべき点を以下に示す．問7の文章の反復は，1回の施行のみで評価する．問10の文章作成では，検者が例文を示さない．文章は主語と述語，内容に意味があることが求められる．しかし，句読点は不正確でもよい．

本法で24点以上を認知症の疑いなし，23点以下を疑いありとした場合，わが国での感度（sensitivity）は0.83，特異度（specificity）は0.93と特異度が高い[2]．

3) Alzheimer's Disease Assessment Scale (ADAS)

ADAS（表3）は，認知機能障害を評価する認知機能下位尺度と抑うつ気分や妄想などの精神症状などを評価する非認知機能下位尺度からなる．通常認知機能検査には，認知機能下位尺度が用いられる．これは，記憶，言語，行為・構成の3領域11項目から構成されている．70点満点中得点が高いほど認知機能障害が重度となる．

本法は，アルツハイマー型認知症の認知機能障害の経時的変化の評価に優れている．しかし，日本語版の施行には40分程度時間を要し，検者の熟練が求められる．評価項目数が多いので詳細は文献3，4（p147）を参照されたい．

これらの認知機能評価尺度は，認知症のスクリーニングに用いることが多い．また，HDS-RやMMSEでは，総得点の把握に加えて各項目の現存あるいは低下している機能を見極めることが，作業療法の治療・訓練や日々のケアでは貴重な情報となる．

●表3　ADASの検査・評価項目と得点

認知機能	得点範囲	非認知機能	得点範囲
1. 単語再生	0～10	1. 涙もろさ	0～5
2. 口頭言語能力	0～5	2. 抑うつ気分	0～5
3. 言語の聴覚的理解	0～5	3. 集中力の欠如	0～5
4. 自発語における喚語困難	0～5	4. 検査に対する協力態度	0～5
5. 口頭命令に従う	0～5	5. 妄想	0～5
6. 手指および物品呼称	0～5	6. 幻覚	0～5
7. 構成行為	0～5	7. 徘徊	0～5
8. 観念運動	0～5	8. 多動	0～5
9. 見当識	0～8	9. 振戦	0～5
10. 単語再認	0～12	10. 食欲亢進/減少	0～5
11. テスト教示の再生能力	0～5		
合　　　計	70	合　　　計	50

4. ADL・IADL・QOL評価尺度

1）N式老年者用日常生活動作能力評価（N-ADL）

　N-ADL（**表4**）は，基本的なADLとしての歩行・起座，生活圏，着脱衣・入浴，摂食，排泄の5項目について，それぞれの自立度について7段階に重症度分類し，10点から0点の評価点をつける．重度：0点・1点，中等度：3点・5点，軽度：7点，境界：9点，正常：10点で満点は50点となる．また，後述するNMスケールと併用することで日常生活面での能力を総合的に把握できる[5]．

2）Instrumental Activities of Daily Living Scale（IADL）

　IADL（**表5**）は，本人の日常生活をよく知る家族や主介護者から聞き取りを行ったり，職員の観察による評価も可能である．内容は，電話の使い方，買い物，

● 表4 ● N式老年者用日常生活動作能力評価（N-ADL）

項目＼評点	0点	1点	3点	5点	7点	9点	10点	評価
歩行・起座	寝たきり（座位不能）	寝たきり（座位可能）	寝たり，起きたり，手押し車などの支えがいる	つたい歩き 階段昇降不能	杖歩行 階段昇降困難	短時間の独歩可能	正常	
生活圏	寝床上（寝たきり）	寝床周辺	室内	屋内	屋外	近隣	正常	
着脱衣 入　浴	全面介助 特殊浴槽入浴	ほぼ全面介助（指示に多少従える）全面介助入浴	着衣困難，脱衣も部分介助を要する 入浴も部分介助を多く要する	脱衣可能，着衣は部分介助を要する 自分で部分的に洗える	遅くて，ときに不正確 頭髪・足など洗えない	ほぼ自立，やや遅い 体は洗えるが洗髪に介助を要する	正常	
摂食	経口摂食不能	経口全面介助	介助を多く要する（途中でやめる，全部細くきざむ必要あり）	部分介助を要する（食べにくいものをきざむ必要あり）	配膳を整えてもらうとほぼ自立	ほぼ自立	正常	
排泄	常時，大小便失禁（尿意・便意が認められない）	常時，大小便失禁（尿意・便意があり，失禁後不快感を示す）	失禁することが多い（尿意・便意を伝えること可能，常時オムツ）	ときどき失禁する（気を配って介助すればほとんど失禁しない）	ポータブルトイレ・しびん使用，後始末不十分	トイレで可能 後始末は不十分なことがある	正常	

N-ADL 評価点

● 重症度評価点

10点	正　常	自立して日常生活が営める
9点	境　界	自立して日常生活を営むことが困難になりはじめた初期状態
7点	軽　度	日常生活に軽度の介助または観察を必要とする
5点・3点	中等度	日常生活に部分介助を要する
1点・0点	重　度	全面介助を要する（0点は活動性や反応性が全く失われた最重度の状態）

〔小林敏子，1988[5]〕

● 表5 ● 日本語版 Instrumental Activities of Daily Living Scale (IADL)

評価　　年　　月　　日　　氏名

A．電話の使い方
1．自由に電話をかけることができる． 1
2．いくつかのよく知っている番号であればかけることができる． 1
3．電話を受けるが電話をかけることはできない． 1
4．全く電話を使うことができない． 0

B．買いもの
1．1人で買いものができる． 1
2．少額の買いものであれば1人でできる． 0
3．だれかが付き添っていれば買いものができる． 0
4．全く買いものができない． 0

C．食事の支度
1．人数にあった支度をして必要十分な用意ができる． 1
2．材料が用意してあれば食事の支度ができる． 0
3．食事をつくることはできるが，人数にあった用意ができない． 0
4．他人に支度をしてもらう． 0

D．家　事
1．力仕事など以外は1人で家事をすることができる． 1
2．食事のあとの食器を洗ったり布団を敷くなどの簡単なことはできる． 1
3．簡単な家事はできるが，きちんとあるいは清潔に維持できない． 1
4．他人の助けがなければ家事をすることができない． 1
5．全く家事をすることができない． 0

E．洗　濯
1．1人で洗濯できる． 1
2．靴下などの小さなものは洗濯できる． 1
3．他人に洗濯してもらう． 0

F．移動・外出
1．自動車を運転したり，電車やバスを利用して出かけることができる． 1
2．タクシーを自分で頼んで出かけられるが，電車やバスは利用できない． 1
3．付き添いがあれば電車やバスを利用することができる． 1
4．付き添われてタクシーや自動車で出かけることができる． 1
5．全く出かけることができない． 0

G．服薬の管理
1．きちんとできる． 1
2．前もって飲む薬が用意されていれば自分で服薬できる． 0
3．自分では全く服薬できない． 0

H．金銭の管理
1．自分でできる（家計費，家賃，請求書の支払い，銀行での用事など）． 1
2．日常の買いものはできるが，大きな買いものや銀行へは付き添いが必要． 1
3．金銭を扱うことができない． 0

得点　男性　/5，女性　/8

得点は，男性では0〜5点，女性では0〜8点

〔本間昭，1991 [21]〕

食事の支度，家事，洗濯，移動・外出，服薬の管理，金銭管理の8項目からなる．各項目3〜5段階評定で，できる場合には1点，できない場合は0点とする．得点は，女性は0〜8点，男性の場合は食事の支度，家事，洗濯については評価しないので0〜5点となる．

3）認知症高齢者健康関連QOL評価票；Quolity of life inventory for elderly with dementia（QOL-D）

QOL-D（表6）は，陽性感情・陰性感情・陰性行動，コミュニケーション能力，

● 表6 ● 認知症高齢者の健康関連 QOL 評価票（QOL-D）

記入にあたって：最近4週間を振りかえって評価して下さい．
・見られない ≒ 4週に1回未満
・まれに見られる ≒ 週に1回～4週に1回
・ときどき見られる ≒ 週に数回
・よく見られる ≒ ほぼ毎日

凡例（右端の列、上から下）：該当せず／よく見られる／ときどき見られる／まれに見られる／見られない

1　陽性感情	
① 楽しそうである（楽しそうな表情をみせる）	1─2─3─4─NA
② 満足している（自分の現在の立場，状態，生活に満足している）	1─2─3─4─NA
③ ペットや子供に対して嬉しそうにする（可愛いという対象〔ペットや子供〕に対して嬉しそうにする）	1─2─3─4─NA
④ 食事を楽しんでいる	1─2─3─4─NA
⑤ 訪問者に対して嬉しそうにする（訪問者とは，たとえば，身内や知り合いなど日常的に出会う人をさす）	1─2─3─4─NA
⑥ 周りの人が活動するのをみて楽しんでいる（活動とは，レクリエーション，運動などをさす）	1─2─3─4─NA
⑦ 安心して生活している（特に不安であるとの訴えはない）	1─2─3─4─NA
2　陰性感情＆陰性行動	
① 怒りっぽい	1─2─3─4─NA
② ものを乱暴に扱う	1─2─3─4─NA
③ 他人が寄ってくると苛立つ	1─2─3─4─NA
④ 大声で叫んだり喚いたりする	1─2─3─4─NA
⑤ 周囲の人とトラブルになる	1─2─3─4─NA
⑥ 介護に抵抗する	1─2─3─4─NA
3　コミュニケーション能力	
① 名前を呼ばれると返事をする	1─2─3─4─NA
② 身体の不調を訴えることができる	1─2─3─4─NA
③ 好みを選択することができる（好みとは食べ物，衣服等をさす）	1─2─3─4─NA
④ 人の話を落ち着いて聞くことができる（あいづちを打つことができる）	1─2─3─4─NA
⑤ 昔のことに興味を示す（若い頃の話などに興味を示す）	1─2─3─4─NA
4　落ち着きのなさ	
① 慣れた場所でも落ち着かない	1─2─3─4─NA
② 慣れない場所ではイライラする	1─2─3─4─NA
③ 緊張している（ちょっとしたことでも緊張しやすい）	1─2─3─4─NA
④ 外へ出て行きたがる	1─2─3─4─NA
⑤ 気分が沈んでいる	1─2─3─4─NA
5　他者への愛着	
① 周りの人との接触を求める（周りの人とは，身内や知り合いには限定しない．接触とは主に会話をしたり，他人のそばにくっついて座ることなどを意味する）	1─2─3─4─NA
② 周りに人がいると安心する（同室者などがいると安心する）	1─2─3─4─NA
③ 自分から人に話しかける（人に積極的に話しかける）	1─2─3─4─NA
④ スキンシップができる（接触を伴うような，たとえば，肩を抱いたり，手を握るなどの非言語的コミュニケーションができる）	1─2─3─4─NA
6　自発性＆活動性	
① 自分に決められた仕事や作業をしようとする	1─2─3─4─NA
② 自発的に何かをしようとする（日常的なこと，たとえば，布団の上げ下げや食器の片づけ，あるいはテレビのスイッチを消したり等する）	1─2─3─4─NA
③ 仕事やレク活動について話をする（仕事とは昔の仕事も含める，レク活動とは自分の熱中していること，もしくは周りの人が活動していることなどでもよい）	1─2─3─4─NA
④ テレビや音楽を楽しむ	1─2─3─4─NA

落ち着きのなさ，他者への愛着，自発性＆活動性の6領域31項目から構成されている．各項目を4段階で採点し，下位領域ごとに加算して算出する．6領域のうち，陰性感情＆陰性行動，落ち着きのなさの2項目は点数の低下が改善を示し，その他の4領域では得点の向上が改善を示す．詳細は文献6, 7（p147）を参照されたい．

5．行動・精神観察評価尺度

1) Clinical Dementia Rating (CDR)

CDR（表7）は，認知症の重症度評価法で本人の日常の生活状況を十分に把握している家族や介護者の情報による観察法の評価である．評価項目は，記憶，見当識，判断力と問題解決，社会適応，家庭状況および趣味・関心，パーソナルケアの6項目からなる．6項目それぞれについて，健康（CDR 0），認知症の疑い（CDR 0.5），軽度認知症（CDR 1），中等度認知症（DCR 2），重度認知症（CDR 3）の5段階で評価する．各評価段階には例が示されている．例えば，見当識では，時間的見当識に軽度の障害がある以外は見当識障害なし（場所や人物）の場合にCDRは0.5となる．

総合的な重症度を判定する場合には，評価段階がすべて同じCDRであればそれが評価となる．しかし，各項目の評価が異なる場合には，記憶の評価を基準に判定することになる．詳細は文献8, 9（p147）を参照されたい．

2) Functional Assessment Staging (FAST)

FAST（表8）では，アルツハイマー型認知症の人の日常生活機能について，その経過をstage 1：「認知機能の障害なし」～stage 7：「非常に高度の認知機能低下」の7段階に分類する．それぞれのstageにはアルツハイマー型認知症のADLと臨床的な特徴が示してある．例えば，stage 6：「高度の認知機能低下」では，不適切な着衣として靴紐が結べない，ボタンをかけられない，ネクタイを結べないなどの着衣失行や空間認知障害を疑う具体的な内容が例示されている．

3) Dementia Behavior Disturbance Scale (DBD)

DBD（表9）は，認知症の人を介護している介護者を対象に用いる評価である．内容は「同じことを何度も何度も聞く」，「よく物をなくしたり，置き場所を間違えたり，隠したりする」など28項目について，0：「まったくない」～4：「常にある」の5件法で評定する．満点は112点満点で点数が高いほど行動障害が顕著なことを示す．

4) Neuropsychiatric Inventory (NPI)

介護者による精神症状を評価するための方法．「妄想」，「幻覚」，「興奮」，「うつ」，「不安」，「多幸」，「無感情」，「脱抑制」，「易刺激性」，「異常行動」の10項目（最新版では，10項目に加え「夜間行動」「食行動」の追加2項目を加えた12項目）につき，それぞれの頻度を1～4の4段階で，重症度を1～3の3段階で評価する．点数が高いほど頻度，重症度が大きいことを示している．

● 表 7 ● Clinical Dementia Rating（CDR）

説明を参考にして障害の程度を 5 段階に評価し 0-3 のどれかの数字に○を付ける．　　　　実施日　　年　　月　　日
また，各項目の得点を合計し記入する．

	健　康 （CDR　0）	認知症の疑い （CDR　0.5）	軽度認知症 （CDR　1）	中等度認知症 （CDR　2）	重度認知症 （CDR　3）
記　憶	記憶障害なし ときに若干のもの忘れ 0	一貫した軽いもの忘れ 不完全な想起 "良性"健忘 0.5	中等度の記憶障害 とくに最近の出来事に対して日常生活に支障 1	重度の記憶障害 高度に学習した記憶は保持，新しいものはすぐに忘れる 2	重度の記憶障害 断片的記憶のみ残存 3
見当識	見当識障害なし 0	時間的関連性に軽度の障害がある以外は見当識障害なし 0.5	時間的関連性に中等度の障害がある．質問式による検査では場所の見当識はあるが，ほかでは地理的失見当がみられることがある 1	時間的関連性に重度の障害がある 通常時間の失見当がみられ，しばしば場所の失見当がある 2	人物への見当識のみ 3
判断力と問題解決	日常生活での問題解決に支障なし 過去の行動に関して判断も適切 0	問題解決および類似や相違の理解に軽度の障害 0.5	問題解決および類似や相違の理解に中等度の障害 社会的判断は通常保たれている 1	問題解決および類似や相違の理解に重度の障害 社会的判断は通常障害されている 2	判断不能 問題解決不能 3
社会適応	仕事，買いもの，商売，金銭の管理，ボランティア，社会的グループで普段の自立した機能を果たせる 0	これらの活動で軽度の障害がある 0.5	これらの活動のいくつかには参加できるが，自立した機能を果たすことはできない 表面的には普通に見える 1	家庭外では自立した機能を果たすことができない 一見家庭外の活動に関われるように見える 2	家庭外では自立した機能は果たせない 一見して家庭外での活動に参加できるようには見えない 3
家庭状況および趣味・関心	家庭での生活，趣味や知的関心は十分に保たれている 0	家庭での生活，趣味や知的関心が軽度に障害されている 0.5	家庭での生活に軽度であるが明らかな障害がある より難しい家事はできない より複雑な趣味や関心は喪失 1	単純な家事はできるが，非常に限られた関心がわずかにある 2	家庭で意味のあることはできない 3
パーソナルケア	セルフケアは完全にできる 0		時に励ましが必要 1	着衣や衛生管理，身繕いに介助が必要 2	本人のケアに対して多大な介助が必要 しばしば失禁 3
重症度	0　0.5　1　2　3			合計得点	点

CDR（Clinical Dementia Rating）の判定方法

6 つのカテゴリーのそれぞれの評価に障害の軽いほうから重いほうへ順位づけ（×1 ≦ ×2 ≦ ×3 ≦ ×4 ≦ ×5 ≦ ×6）を行う．なお，カテゴリーの障害度が同じ場合は，カラムの上のカテゴリーから順位を付ける．CDR の重症度の判定は ×3 または ×4 のレベルとするが，×3，×4 の障害度が異なる場合は，記憶の障害度に近いほうを選択する．
下の例では，CDR は 2 とする．
具体例

カテゴリー＼CDR	0	0.5	1	2	3
記憶				○：×4	
見当識			○：×3		
判断力と問題解決					○：×6
社会適応				○：×5	
家庭状況および趣味・関心		○：×2			
パーソナルケア	○：×1				

↓
CDR＝2 となる．

〔本間昭他，2003[8]，目黒謙一，2004[9]〕

●表8● Functional Assessment Staging (FAST)

FAST stage	臨床診断	FASTにおける特徴		臨床的特徴
1. 認知機能の障害なし	正常	主観的および客観的機能低下は認められない		5〜10年前と比較して職業あるいは社会生活上，主観的および客観的にも変化は全く認められず支障をきたすこともない．
2. 非常に軽度の認知機能の低下	年齢相応	物の置き忘れを訴える．喚語困難		名前や物の場所，約束を忘れたりすることがあるが年齢相応の変化であり，親しい友人や同僚にも通常は気がつかれない．複雑な仕事を遂行したり，込みいった社会生活に適応していくうえで支障はない．多くの場合，正常な老化以外の状態は認められない．
3. 軽度の認知機能低下	境界状態	熟練を要する仕事の場面では機能低下が同僚によって認められる．新しい場所に旅行することは困難		重要な約束を忘れてしまうことがある．はじめての土地への旅行のような複雑な作業を遂行する場合には機能低下が明らかになる．買いものや家計の管理あるいはよく知っている場所への旅行など日常行っている作業をするうえでは支障はない．熟練を要する職業や社会的活動から退職してしまうこともあるが，その後の日常生活のなかでは障害は明らかとはならず，臨床的には軽微である．
4. 中等度の認知機能低下	軽度のアルツハイマー型認知症	夕食に客を招く段取りをつけたり，家計を管理したり，買いものをしたりする程度の仕事でも支障をきたす		買いもので必要なものを必要な量だけ買うことができない．だれかがついていないと買いものの勘定を正しく払うことができない．自分で洋服を選んで着たり，入浴したり，行き慣れている所へ行ったりすることには支障はないために日常生活では介助を要しないが，社会生活では支障をきたすことがある．単身でアパート生活している老人の場合，家賃の額で大家とトラブルを起こすようなことがある．
5. やや高度の認知機能低下	中等度のアルツハイマー型認知症	介助なしでは適切な洋服を選んで着ることができない．入浴させるときにもなんとかなだめすかして説得することが必要なこともある		家庭での日常生活でも自立できない．買いものを一人ですることはできない．季節に合った洋服が選べず，明らかに釣り合いがとれていない組合せで服を着たりするためにきちんと服をそろえるなどの介助が必要となる．毎日の入浴を忘れることもある．なだめすかして入浴させなければならない．自分で体をきちんと洗うことができるし，お湯の調節もできる．自動車を適切かつ安全に運転できなくなり，不適切にスピードを上げたり下げたり，また信号を無視したりする．無事故だった人がはじめて事故を起こすこともある．大声をあげたりするような感情障害や多動，睡眠障害によって家庭で不適応を起こし医師による治療的関わりがしばしば必要になる．
6. 高度の認知機能低下	やや高度のアルツハイマー型認知症	(a) 不適切な着衣		寝まきの上に普段着を重ねて着てしまう．靴ひもが結べなかったり，ボタンを掛けられなかったり，ネクタイをきちんと結べなかったり，左右間違えずに靴をはけなかったりする．着衣も介助が必要になる．
		(b) 入浴に介助を要する．入浴をいやがる		お湯の温度や量が調節できなくなり，体もうまく洗えなくなる．浴槽への出入りもできにくくなり，風呂から出たあともきちんと体を拭くことができない．このような障害に先行して風呂に入りたがらない，いやがるという行動がみられることもある．
		(c) トイレの水を流せなくなる		用をすませたあと水を流すのを忘れたり，きちんと拭くのを忘れる．あるいはすませたあと服をきちんと直せなかったりする．
		(d) 尿失禁		ときに(c)の段階と同時に起こるが，これらの段階の間には数か月間の間隔があることが多い．この時期に起こる尿失禁は尿路感染やほかの生殖器泌尿器系の障害がなく起こる．この時期の尿失禁は適切な排泄行動を行ううえでの認知機能の低下によって起こる．
		(e) 便失禁		この時期の障害は(c)や(d)の段階でみられることもあるが，通常は一時的にしろ別々にみられることが多い．焦燥や明らかな精神病様症状のために医療施設に受診することも多い．攻撃的行為や失禁のために施設入所が考慮されることが多い．
7. 非常に高度の認知機能低下	高度のアルツハイマー型認知症	(a) 最大約6語に限定された言語機能の低下		語彙と言語能力の貧困化はアルツハイマー型認知症の特徴であるが，発語量の減少と話し言葉のとぎれがしばしば認められる．さらに進行すると完全な文章を話す能力はしだいに失われる．失禁がみられるようになると，話し言葉はいくつかの単語あるいは短い文節のみに限られ，語彙は2，3の単語のみに限られてしまう．
		(b) 理解しうる語彙はただ1つの単語となる		最後に残される単語には個人差があり，ある患者では"はい"という言葉が肯定と否定の両方の意志を示すときもあり，逆に"いいえ"という返事が両方の意味をもつこともある．病期が進行するにしたがってこのようなただ1つの言葉も失われてしまう．一見，言葉が完全に失われてしまったと思われてから数か月後に突然最後に残されていた単語を一時的に発語することがあるが，理解しうる話し言葉が失われたあとは叫び声や意味不明のぶつぶつ言う声のみとなる．
		(c) 歩行能力の喪失		歩行障害が出現する．ゆっくりとした小刻みの歩行となり階段の上り下りに介助を要するようになる．歩行ができなくなる時期は個人差はあるが，しだいに歩行がゆっくりとなる．歩幅が小さくなっていく場合もあり，歩くときに前方あるいは後方や側方に傾いたりする．寝たきりとなって数か月すると拘縮が出現する．
		(d) 着座能力の喪失		寝たきり状態であってもはじめのうち介助なしで椅子に座っていることは可能である．しかし，しだいに介助なしで椅子に座っていることもできなくなる．この時期ではまだ笑ったり，噛んだり，握ることはできる．
		(e) 笑う能力の喪失		この時期では刺激に対して眼球をゆっくりと動かすことは可能である．多くの患者では把握反射は嚥下運動とともに保たれる．
		(f) 昏迷および昏睡		アルツハイマー型認知症の末期ともいえるこの時期は本疾患に付随する代謝機能の低下と関連する．

● 表9 ● 認知症行動障害尺度（Dementia Behavior Disturbance Scale：DBD）

次の1から28の項目について，次の0から4までの評価に従って記入して下さい．

0：全くない　1：ほとんどない　2：ときどきある
3：よくある　4：常にある

記入欄	
＿＿	1. 同じことを何度も何度も聞く
＿＿	2. よく物をなくしたり，置き場所を間違えたり，隠したりする
＿＿	3. 日常的な物事に関心を示さない
＿＿	4. 特別な理由がないのに夜中に起き出す
＿＿	5. 根拠なしに人に言いがかりをつける
＿＿	6. 昼間，寝てばかりいる
＿＿	7. やたらに歩き回る
＿＿	8. 同じ動作をいつまでも繰り返す
＿＿	9. 口汚くののしる
＿＿	10. 場違いあるいは季節に合わない不適切な服装をする
＿＿	11. 不適切に泣いたり笑ったりする
＿＿	12. 世話をされるのを拒否する
＿＿	13. 明らかな理由なしに物を貯めこむ
＿＿	14. 落ち着きなくあるいは興奮してやたらに手足を動かす
＿＿	15. 引き出しやタンスの中身をみんな出してしまう
＿＿	16. 夜中に家の中を歩き回る
＿＿	17. 家の外に出て行ってしまう
＿＿	18. 食事を拒否する
＿＿	19. 食べ過ぎる
＿＿	20. 尿失禁する
＿＿	21. 日中，目的なく屋外や屋内を歩き回る
＿＿	22. 暴力を振るう（殴る，噛みつく，ひっかく，蹴る，唾を吐きかける）
＿＿	23. 理由もなく金切り声を上げる
＿＿	24. 不適当な性的関係をもとうとする
＿＿	25. 陰部を露出する
＿＿	26. 衣服や器物を破ったり壊したりする
＿＿	27. 大便を失禁する
＿＿	28. 食物を投げる

〔溝口環他，1993[22]〕

各項目のスコアは頻度×重症度で表され（1～12点），10項目で合計1～120点となる．なお，検査マニュアルと検査用紙は市販されている．

5）N式老年者用精神状態尺度（NMスケール）

NMスケール（**表10**）は，家事・身辺整理，関心や意欲・交流，会話，記銘・記憶，見当識の5項目について，各項目7段階（0点から10点）で評定する観察式の評価法である．満点は50点となる．得点によって重症度を，正常：50～48点，境界：47～43点，軽度認知症：42～31点，中等度認知症：30～17点，重度認知症：16点～0点の5段階で判定する．

●表10● N式老年者用精神状態尺度（NMスケール）

項目＼評点	0点	1点	3点	5点	7点	9点	10点	評価
家事身辺整理	不能	ほとんど不能	買いもの不能，ごく簡単な家事，整理も不完全	簡単な買いものも不確か，ごく簡単な家事，整理のみ可能	簡単な買いものは可能，留守番，複雑な家事，整理は困難	やや不確実だが，買いもの，留守番，家事などを一応任せられる	正常	
関心・意欲 交流	無関心 全くなにもしない	周囲に多少関心あり ぼんやりと無為に過ごすことが多い	みずからはほとんどなにもしないが，指示されれば簡単なことはしようとする	習慣的なことはある程度みずからする．気がむけば人に話しかける	運動・家事・仕事・趣味などを気がむけばする．必要なことは話しかける	やや積極性の低下がみられるが，ほぼ正常	正常	
会話	呼びかけに無反応	呼びかけに一応反応するが，みずから話すことはない	ごく簡単な会話のみ可能，つじつまの合わないことが多い	簡単な会話は可能であるが，つじつまの合わないことがある	話し方は，なめらかではないが，簡単な会話は通じる	日常会話はほぼ正常 複雑な会話がやや困難	正常	
記銘・記憶	不能	新しいことは全く覚えられない 古い記憶がまれにある	最近の記憶はほとんどない，古い記憶多少残存，生年月日不確か	最近の出来事の記憶困難，古い記憶の部分的脱落 生年月日正答	最近の出来事をよく忘れる 古い記憶はほぼ正常	最近の出来事をときどき忘れる	正常	
見当識	全くなし	ほとんどなし 人物の弁別困難	失見当識著明，家族と他人との区別は一応できるが，だれかわからない	失見当識かなりあり（日時・年齢・場所など不確か，道に迷う）	ときどき場所を間違えることがある	ときどき日時を間違えることがある	正常	

●重症度評価点

正　　　常	50〜48点
境　　　界	47〜43点
軽症認知症	42〜31点
中等症認知症	30〜17点
重症認知症	16〜0点

NMスケール評価点

〔小林敏子，1988[5]〕

　なお，寝たきりの場合には，会話，記銘・記憶，見当識の3項目によって評価する．その場合，正常：30〜28点，境界：27〜25点，軽度認知症：24〜19点，中等度認知症：18〜10点，重度認知症：9点〜0点とする．

6. 軽度認知障害 (Mild Cognitive Impairment；MCI) の評価尺度

1) 日本語版MoCA 軽度認知障害スクリーニング (Instruction manual of Japanese version of Montreal Cognitive Assessment)

MoCAはカナダのNasreddineらによって作成された認知機能評価検査である[26]．MoCAは30点満点で評価が行われ，10分程度で実施が可能である．記憶，言語，実行機能ワーキングメモリ（注意機能），視空間認知，概念的思考，見当識など，認知機能を多面的に評価する課題構成となっている．本評価は，MCIおよび軽度のアルツハイマー型認知症のスクリーニングに適していることが示されている[10]．

具体的な検査課題は，5単語遅延再生課題（5点），復唱課題（2点），命名課題（3点），音韻語想起課題（1点），数字の順唱と逆唱（2点），計算（3点），Trail Making Test B簡略版（1点），Target Detection課題（アルファベットをランダムに読み上げ，そのなかにターゲットとなるアルファベットが現れたら手を叩くよう求める：1点），立方体の図形模写（1点），時計描画（3点），類似課題（2点），見当識（6点）があり，従来の簡易な認知症スクリーニング検査の難易度を高くした構成となっている．

MoCAの特徴は，MMSEでは健常範囲の得点に収まってしまうようなMCIをスクリーニングすることを目的に開発されている点である．Nasreddineらの報告によると，MCIをスクリーニングしたところカットオフ値を25/26点に設定で，感度と特異度がそれぞれ90％と87％であった[10]．

2) WAIS-R；論理的記憶 II

日本における多施設間共同研究であるJ-COSMIC；Japan Cooperative SPECT Study on Assessment of Mild Impairment of Cognitive Functionでは，MCIの診断基準に**表11**の項目を採用している[8]．その基準では「記憶障害が年齢に比して客観的に示される」の操作的基準としてWMS-Rのlogical memory scoreが13点以下を提示している[11]．

WMS-Rのlogical memory scoreとは，**表12**の物語を直後再生させる課題である．採点は，正しく再生された検査項目（文章中の斜め線で区切った句や単語）に1点ずつ与える（詳細は文献11を参照されたい）．この得点（正答数得点）が13点以下であるとMCIの診断基準のひとつである記憶障害に該当する．

●表11● J-COSMICによるamnestic MCIの診断基準

1. 記憶障害の自覚，または情報提供者の証言
2. 記憶障害が年齢に比し客観的に示される．WMS-R（ウエクスラー記憶検査法）論理的記憶 II 13（65～74歳群の75パーセンタイル値下限）以下
3. 全般的な認知機能正常．MMSEが24点以上
4. 認知症ではない．CDRの記憶項目が0.5で，かつその他の項目がすべて0または0.5

● 表12 ● WMS-R の logical memory store

＜物語 A＞
会社の／食堂で／調理師として／働いている／北／九州の／上田／恵子さんは／昨夜／大通りで／襲われ／5万6千円を／奪われたと／駅前の／交番に／届出た。／彼女には4人の／幼い子供がいて／家賃の支払いもあり／2日間／親子は何も食べていなかった。／警官は／この話に同情して／彼女のために／寄付金を集めた。

＜物語 B＞
佐藤／一郎さんが／夜／多摩川／河口の／道路を／10トン／トラックに／卵を積んで／横浜に向けて／走っていると／車の車軸が／折れた。／車は横滑りして／道路をはずれ／溝にはまった。／彼は計器盤の方に／投げ出され／くらくらとした。／ほかに行き交う車はなく／助けが来るとは思えなかった。／ちょうどそのとき，車の無線機が／鳴った。／彼はすぐに答え／「こちら2号車，助けてくれ」と言った。

7. 認知症初期集中支援の評価尺度

1) 行動観察方式AOS（Action Observation Sheet）

「認知症施策推進5か年計画（オレンジプラン）」の「認知症初期集中支援チーム」における，認知症の包括的アセスメントとして「行動観察方式AOS」が推奨されている．

行動観察方式AOS[28]は，SSDS（Screening Scale For Dementia Severity／認知症重症度評価尺度）をもとに構成されている（**表13，14**）．AOSは，日常の生活動作に関する5項目と日常生活行動に関する47項目で構成され，検査所要時間7〜8分程度である．行動観察尺度は，日常生活における行動や態度等に関する対象者に関わる人のチェックに基づく，スケールから認知機能や症状の程度を評価する．したがって，その特徴は観察者等の関わり方により点差が生じることを前提とし，その点差自体を評価対象とする．

8. その他の評価尺度

1) かなひろいテスト

かなひろいテスト（**表15**）は金子によって[12]，認知症発症の前段階で低下するといわれている前頭葉の注意分配能力などの機能をスクリーニングする検査として開発された．HDS-RやMMSEで満点の者でも本法の結果が芳しくない場合がある．

「かな」ばかりで書いてある話の意味を読み取っていきながら，同時に「あ・い・う・え・お」を見つけ出し丸をつけていく．最後に話のあらすじを確認する．制限時間は2分間で，50歳代では15個以下，60歳代が10個以下，70歳代が9個以下，80歳代は8個以下で認知症が疑われる．

2) Geriatric Depression Scale（GDS 15）

高齢者のうつは，配偶者や友人の死という喪失体験などを契機として，生きる意

●表13● 行動観察方式 AOS シート

実施日　平成　　年　　月　　日
実施回数　　　　　　　　　　回
担当者名：

氏名		年齢	
性別　男・女	利き手　右・左・両		
記載者	（続柄）	年齢	

行動観察方式 AOS
　　　　点

A. 日常生活動作について、当てはまるところを●印にしてください。

```
         全く自分で          半分できる           自立している
          できない
           0%      5%      10%     15%     20%
 1) 歩行   ○───────○───────○───────○───────○
 2) 食事   ○───────○───────○───────○───────○
 3) 排泄   ○───────○───────○───────○───────○
 4) 更衣   ○───────○───────○───────○───────○
 5) 入浴   ○───────○───────○───────○───────○
```

ADL
　　　　点

B. あてはまる項目の番号に○印を、すこし傾向がある項目には△印を、一番困っている項目には◎印をつけて下さい。

1. よく知っている場所でも、道に迷うことがある
2. 融通（ゆうずう）がきかず、頑固で相手の意見を聞こうとしない
3. 会話中に「あれ」「それ」などの代名詞をよく使う
4. 今言ったことでも、すぐに忘れてしまう
5. 夕方になると、時間や場所が分からなくなったり、変なことを言ったりする
6. 意欲がなく、新しいことへの関心がない
7. ごく簡単な言葉でも理解できない
8. 状況に応じた行動ができない
9. ゴミや紙などを収集する
10. 言葉がうまく話せないが、意味は理解できている
11. 身だしなみを気にしない
12. 昨日の出来事をほとんど忘れてしまう
13. 動作がのろくなってきている
14. お金や物を盗られたと言う
15. 食べ物でないものでも食べようとする
16. ちょっとしたことでイライラする
17. 今が何年、何月であるか分からない
18. 過去に意識を失うほど、頭を強く打ったことがある
19. 季節外れのものを着たり、着衣の順を誤ったりする
20. 不潔、清潔の区別がつかない
21. 独り言を言う
22. やさしい計算でも間違える
23. ちょっとしたことで泣いたり、激怒したりする
24. 作り話をよくする
25. 家族の名前を間違えたり、忘れたりする
26. 今日が何日か、何曜日かが正確に言えない
27. 食事をしたことを忘れ、何度も食事を要求する
28. 話がくどく、同じことを何度も繰り返す
29. 外に出ていきたがったり、出ていったりする
30. 人付き合いが苦手になり、閉じこもりがちである
31. いつも上機嫌でよくしゃべる
32. 時々死にたいと言う
33. 新しいことを覚えられない
34. 夜中になると起きて騒ぐ
35. よく知った人の顔を見ても分からない、または誤る
36. 一つの用事をしている間にほかの用事を忘れる
37. 暴力を振るうことがある
38. 尿や便を漏らす
39. 忍耐力がなく、集中力が低下している
40. 自分でしようとせず、他人に頼りがちである
41. 「声が聞こえる」「虫が見える」などの幻覚がある
42. 自宅でも部屋やトイレの場所を誤る
43. 取り繕い、場合わせをする
44. 段取りよく物事を進められない
45. 高血圧と診断されている
46. 糖尿病と診断されている
47. 脂質異常症と診断されている

● 表14 ● 行動観察方式（AOS）項目別配点表

危険因子に関連する項目

No.	質問内容	障害部位等	配点	本人	家族	スタッフ
2	融通（ゆうずう）がきかず、頑固で相手の意見を聞こうとしない		1			
18	過去に意識を失うほど、頭を強く打ったことがある		1			
30	人付き合いが苦手になり、閉じこもりがちである		1			
45	高血圧と診断されている		1			
46	糖尿病と診断されている		1			
47	脂質異常症と診断されている		1			
		小　計	6			

境界徴候に関連する項目

No.	質問内容	障害部位等	配点	本人	家族	スタッフ
8	状況に応じた行動ができない	前頭葉	2			
11	身だしなみを気にしない	前頭葉	2			
16	ちょっとしたことでイライラする	前頭葉	2			
28	話がくどく、同じことを何度も繰り返す	前頭葉	2			
36	一つの用事をしている間にほかの用事を忘れる	前頭葉	2			
39	忍耐力がなく、集中力が低下している	前頭葉	2			
6	意欲がなく、新しいことへの関心がない	前頭葉	2			
40	自分でしようとせず、他人に頼りがちである	前頭葉	2			
44	段取りよく物事を進められない	前頭葉外側面	2			
43	取り繕い、場合わせをする	後方脳	2			
22	やさしい計算でも間違える	左頭頂葉、前頭葉	2			
3	会話中に「あれ」「それ」などの代名詞をよく使う	左側頭葉	2			
33	新しいことを覚えられない	海馬	2			
13	動作がのろくなってきている	中脳	2			
		小　計	28			

中核症状（記憶・見当識）に関連する項目

No.	質問内容	障害部位等	配点	本人	家族	スタッフ
12	昨日の出来事をほとんど忘れてしまう	側頭葉内側等	2			
4	今言ったことでも、すぐに忘れてしまう	側頭葉内側等	5			
26	今日が何日か、何曜日かが正確に言えない		2			
17	今が何年、何月であるか分からない		5			
1	よく知っている場所でも、道に迷うことがある	側頭葉内側、頭頂葉	2			
42	自宅でも部屋やトイレの場所を誤る	側頭葉内側、頭頂葉	2			
25	家族の名前を間違えたり、忘れたりする	側頭葉	5			
35	よく知った人の顔を見ても分からない、または誤る	右後頭葉、側頭葉内側	5			
		小　計	28			

BPSDに関する項目

No.	質問内容	障害部位等	配点	本人	家族	スタッフ
9	ゴミや紙などを収集する	前頭葉	5			
10	言葉がうまく話せないが、意味は理解できている	左前頭葉	5			
15	食べ物でないものでも食べようとする	両側側頭葉	5			
19	季節外れのものを着たり、着衣の順を誤ったりする	前頭葉、右頭頂葉	5			
20	不潔、清潔の区別がつかない	前頭葉	5			
21	独り言を言う		5			
23	ちょっとしたことで泣いたり、激怒したりする	前頭葉	5			
24	作り話をよくする	前頭葉、側頭葉	5			
27	食事をしたことを忘れ、何度でも食事を要求する	側頭葉	5			
29	外に出ていきたがったり、出ていったりする	前頭葉、頭頂葉	5			
34	夜中になると起きて騒ぐ		5			
37	暴力を振るうことがある	側頭葉、右半球	5			
38	尿や便を漏らす	前頭葉	5			
5	夕方になると、時間や場所が分からなくなったり、変なことを言ったりする		5			
7	ごく簡単な言葉でも理解できない	左側頭葉	5			
14	お金や物を盗られたと言う		5			
31	いつも上機嫌でよくしゃべる	右半球、前頭葉	5			
32	時々死にたいと言う	左半球、前頭葉	5			
41	「声が聞こえる」「虫が見える」などの幻覚がある	側頭葉、後頭葉、中脳	5			
		小　計	95			
		総得点	157			

＜AOS実施者得点スコア表＞

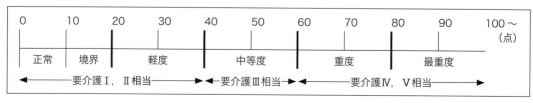

● 表15 ● かなひろいテスト検査用紙

かなひろいテスト
次のかな文の意味を読み取りながら、同時に「あ、い、う、え、お」を拾い上げて、○をつけて下さい。
(制限時間2分間)

[練習問題] ももたろうは、きじといぬとさるをけらいにして、おにがしまへ、おにたいじにいきました。

[本題]
　むかし　あるところに、ひとりぐらしの　おばあさんが　いて、としを　とって、びんぼうでしたが、いつも　ほがらかに　くらしていました。ちいさなこやに　すんでいて、きんじょの　ひとのつかいはしりを　やっては、こちらで　ひとくち、あちらで　ひとのみ、おれいに　たべさせてもらって、やっと　そのひぐらしを　たてていましたが、それでも　いつも　げんきで　ようきで、なにひとつ　ふそくはないと　いうふうでした。
　ところが、あるばん、おばあさんが　いつものように　にこにこしながら、いそいそ　うちへ　かえるとちゅう、みちばたのみぞのなかに、くろい　おおきなつぼを　みつけました。「おや、つぼだね。いれるものさえあれば　べんりなものさ。わたしにゃ　なにもないが。だれが、このみぞへ　おとしてったのかねえ。」と、おばあさんが　もちぬしが　いないかと　あたりを　みまわしましたが、だれも　いません。「おおかた　あなが　あいたんで、すてたんだろう。そんなら　ここに、はなでも　いけて、まどにおこう。ちょっくら　もっていこうかね。」こういって　おばあさんは　つぼのふたを　とって、なかを　のぞきました。

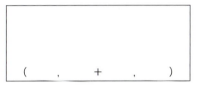

施行年月日	
氏　名	歳　男・女
検　者	

「いたずらおばけ」イギリス民話　瀬田貞二再話（福音館書店）より抜粋

〔金子満雄他，2007 [12]〕

欲を失い，心身機能の低下や自殺を引き起こす．また，うつが認知症発症の危険因子との報告もある．これらの背景に潜む高齢者のうつは，早期に発見することがQOLの視点からも重要である．

GDS 15 [13]（**表16**）は，うつの有無をスクリーニングする簡便な自記式評価票である．各設問に対して「はい・いいえ」の2件法で答えやすいことからよく用いられている．視力障害や認知機能障害の疑いがある者には，検者が読み上げて評価する．15点満点中，うつなし：0〜4点，うつ傾向：5〜9点，うつ状態：10点以上と分類する．ただし，本法はうつ病を診断するものではない．

3) 老研式活動能力指標

老研式活動能力指標（**表17**）は，身の回りの動作としてのADL評価ではとらえられない高次の生活機能を評価する尺度である．全体は手段的自立5項目，知的能動性4項目，社会的役割4項目の計13項目からなる．各項目とも実際行っている場合には「はい」を選択で1点とし，満点は13点となる．これらの低下は，認知症発症による要介護発生の危険因子の可能性が示唆されている [14]．地域在住高齢者を対象とした生活機能の測定に優れているため，要介護や生活支援の必要な高齢者の選定と介入効果の判定などに活用できる．

4) 社会的サポート

社会的サポートには，いくつもの下位概念がある．サポートの内容に着目すると

● 表16 ● GDS15 評価票

1.	今の生活に満足していますか	はい・**いいえ**
2.	毎日の活動力や世間に対する関心がなくなってきたように思いますか	**はい**・いいえ
3.	生きているのが虚しいように感じますか	**はい**・いいえ
4.	退屈に思うことがよくありますか	**はい**・いいえ
5.	普段は気分がよいですか	はい・**いいえ**
6.	何か悪いことが起こりそうな気がしますか	**はい**・いいえ
7.	自分は幸せなほうだと思いますか	はい・**いいえ**
8.	どうしようもないと思うことがよくありますか	**はい**・いいえ
9.	外に出かけるよりも家にいるほうがすきですか	**はい**・いいえ
10.	ほかの人よりもの忘れが多いと思いますか	**はい**・いいえ
11.	こうして生きていることはすばらしいと思いますか	はい・**いいえ**
12.	これでは生きていても仕方ないと思いますか	**はい**・いいえ
13.	自分が活力に満ちていると思いますか	はい・**いいえ**
14.	こんな暮らしでは希望がないと思いますか	**はい**・いいえ
15.	ほかの人は、自分より幸福だと思いますか	**はい**・いいえ

ゴシックが1点　合計　　　点／15点

● 表17 ● 老研式活動能力指標

1. バスや電車を使って1人で外出できますか	1. はい	0. いいえ
2. 日用品の買いものができますか	1. はい	0. いいえ
3. 自分で食事の用意ができますか	1. はい	0. いいえ
4. 請求書の支払いができますか	1. はい	0. いいえ
5. 銀行預金，郵便貯金の出し入れが自分でできますか	1. はい	0. いいえ
6. 年金などの書類が書けますか	1. はい	0. いいえ
7. 新聞を読んでいますか	1. はい	0. いいえ
8. 本や雑誌を読んでいますか	1. はい	0. いいえ
9. 健康についての記事や番組に関心がありますか	1. はい	0. いいえ
10. 友だちの家を訪ねることがありますか	1. はい	0. いいえ
11. 家族や友だちの相談にのることはありますか	1. はい	0. いいえ
12. 病人を見舞うことができますか	1. はい	0. いいえ
13. 若い人に自分から話しかけることはありますか	1. はい	0. いいえ

「はい」の回答に1点を与えて合計する．全体を13点満点の尺度として用いる．1～5は「手段的自立」の下位尺度，6～9は「知的能動性」の下位尺度，10～13は「社会的役割」の下位尺度として用いることもできる．

〔古谷野亘他．1987[23]〕

情緒的サポート，手段的サポート，情報的サポートの3つに分けられている．地域在住高齢者を対象とする場合には，情緒的側面と手段的側面について確認することが多い．例えば，あなたの心配事や愚痴を聞いてくれる人がいますか．あなたは誰かの心配事や愚痴を聞いていますか．あなたが病気で数日間寝込んだときに，看病や世話をしてくれる人がいますか．あなたはその人が病気で数日寝込んだときに，看病や世話をしてあげようと思いますか[15]．回答は，はい・いいえとする．これらを自らが他者に提供したり，他者から受領したりする双方（授受）のバランスの取れていることが，健康保持には重要との指摘がある[16]．また，サポートは常に肯定的で望ましい内容とは限らない．否定的なサポートもある．地域在住高齢者の

要介護発生の予防的介入では，心理社会面での必要な評価と考えておきたい．

5）障害高齢者の日常生活自立度（寝たきり度）判定基準（自立度）

障害高齢者の日常生活自立度（**表18**）（「寝たきり度」とも言われる）とは，高齢者の日常生活自立度の程度を表すものである．介護保険制度の要介護認定では認定調査や主治医意見書でこの指標が用いられており，要介護認定におけるコンピュータによる一次判定や介護認定審査会における審査判定の際の参考として利用されている．

日常生活自立度判定基準は，ランクJ，ランクA，ランクB，ランクCの4段階で評価され，ランクJは障害等を有するが，日常生活はほぼ自立しており独力で外出できるとなっており，ランクCは寝たきり状態と判定される．

6）認知症高齢者の日常生活自立度（認知症度）判定基準

認知症高齢者の日常生活自立度（**表19**）とは，高齢者の認知症の程度を踏まえた日常生活自立度の程度を表すものである．介護保険制度の要介護認定では認定調査や主治医意見書でこの指標が用いられており，要介護認定におけるコンピュータによる一次判定や介護認定審査会における審査判定の際の参考として利用されている．

その記入にあたっては表19の判断基準を用いて評価する．認知症高齢者の日常生活自立度は，ランクⅠ，Ⅱ（Ⅱa，Ⅱb），Ⅲ（Ⅲa，Ⅲb），Ⅳ，Mの段階で判定される．ランクMでは，著しい精神症状や問題行動あるいは重篤な身体疾患が見られ，専門医療を必要とする状態に該当する．

7）基本チェックリスト

「基本チェックリスト」（**表20**）とは，運動機能や生活機能など心身機能の低下の有無を判断することを目的とした調査票である．要介護の原因となりやすい生活機能低下の危険性がないかどうか，という視点で運動，口腔，栄養，物忘れ，うつ症状，閉じこもり等の全25項目について「はい」「いいえ」で記入する質問表である．

●表18● 障害高齢者の日常生活自立度（寝たきり度）判定基準

生活自立	ランクJ	何らかの障害等を有するが，日常生活はほぼ自立しており独力で外出する 1．交通機関等を利用して外出する 2．隣近所へなら外出する
準寝たきり	ランクA	屋内での生活は概ね自立しているが，介助なしには外出しない 1．介助により外出し，日中はほとんどベッドから離れて生活する 2．外出の頻度が少なく，日中も寝たり起きたりの生活をしている
寝たきり	ランクB	屋内での生活は何らかの介助を要し，日中もベッド上での生活が主体であるが，座位を保つ 1．車いすに移乗し，食事，排泄はベッドから離れて行う 2．介助により車いすに移乗する
	ランクC	1日中ベッド上で過ごし，排泄，食事，着替において介助を要する 1．自力で寝返りをうつ 2．自力では寝返りもうたない

※判定にあたっては補装具や自助具等の器具を使用した状態であっても差しつかえない．

〔厚生労働省，1991[24]〕

● 表19 ● 認知症高齢者の日常生活自立度判定基準（抜粋）

ランク	判定基準	見られる症状・行動の例
Ⅰ	何らかの認知症を有するが，日常生活は家庭内および社会的にほぼ自立してしる．	
Ⅱ	日常生活に支障を来すような症状・行動や意志疎通の困難さが多少見られても，誰かが注意していれば自立できる．	
Ⅱa	家庭外で上記Ⅱの状態が見られる．	たびたび道に迷うとか，買い物や事務，金銭管理などそれまでできたことにミスがめだつ等
Ⅱb	家庭内でも上記Ⅱの状態が見られる．	服薬管理ができない，電話の応答や訪問者との応対など一人で留守番ができない等
Ⅲ	日常生活に支障を来すような症状・行動や意志疎通の困難さがときどき見られ，介護を必要とする．	
Ⅲa	日中を中心として上記Ⅲの状態が見られる．	着替え，食事，排便・排尿が上手にできない，時間がかかる．やたらに物を口に入れる，物を拾い集める，徘徊，失禁，大声・奇声をあげる，火の不始末，不潔行為，性的異常行為等
Ⅲb	夜間を中心として上記Ⅲの状態が見られる．	ランクⅢaに同じ
Ⅳ	日常生活に支障を来すような症状・行動や意志疎通の困難さが頻繁に見られ，常に介護を必要とする．	ランクⅢに同じ
M	著しい精神症状や問題行動あるいは重篤な身体疾患が見られ，専門医療を必要とする．	せん妄，妄想，興奮，自傷・他害等の精神症状や精神症状に起因する問題行動が継続する状態等

〔厚生省，1993[25]〕

　質問 No. 1～5 は，IADL 項目，No. 6～10 は，運動項目，No.11, 12 は栄養項目，No. 13～15 は口腔項目，No. 16, 17 は閉じこもり項目，No. 18～20 は認知機能項目，No. 21～25 はうつ症状項目にあたる．このうち，No. 1～20 項目のうち 10 項目以上に該当する者，No. 6～10 までの 5 項目のうち 3 項目以上に該当する者，No. 11 および No. 12 の 2 項目すべてに該当する者，No. 13～15 までのうち 2 項目以上に該当する者が，介護予防事業の二次予防事業の対象者としてスクリーニングされる[17]．

8）Zarit介護負担尺度日本語版（Zarit Burden Interview；J-ZBI）

　Zarit は介護負担を「介護した結果，介護者の情緒的，身体的健康，社会生活および経済的状態に関して被った苦痛の程度」と定義し，22 項目から構成されている介護負担尺度を作成した[18]（**表21**）．この評価法は荒井ら[19]によって日本語訳が作成され，わが国の医療・介護の場においても介護負担の評価に使用されている．

　また，実際場面では評価時間が限られていることから，より簡便に介護負担を評価できる短縮版も作成されている[20]．表 21 に Zarit 介護負担尺度日本語版を示した（◎，△を付けた 8 項目が Zarit 介護負担尺度短縮版（J-ZBI_8））．

● 表 20 ●　基本チェックリスト

No.	質問項目	回答 (いずれかに○を お付け下さい)		
1	バスや電車で 1 人で外出していますか	0. はい	1. いいえ	10 項目以上に該当
2	日用品の買物をしていますか	0. はい	1. いいえ	
3	預貯金の出し入れをしていますか	0. はい	1. いいえ	
4	友人の家を訪ねていますか	0. はい	1. いいえ	
5	家族や友人の相談にのっていますか	0. はい	1. いいえ	
6	階段を手すりや壁をつたわらずに昇っていますか	0. はい	1. いいえ	運動 3 項目以上に該当
7	椅子に座った状態から何もつかまらずに立ち上がっていますか	0. はい	1. いいえ	
8	15 分位続けて歩いていますか	0. はい	1. いいえ	
9	この 1 年間に転んだことがありますか	1. はい	0. いいえ	
10	転倒に対する不安は大きいですか	1. はい	0. いいえ	
11	6 か月間で 2〜3 kg 以上の体重減少がありましたか	1. はい	0. いいえ	栄養 2 項目以上に該当
12	身長　　　cm　体重　　　kg　(BMI=　　　)(注)			
13	半年前に比べて固いものが食べにくくなりましたか	1. はい	0. いいえ	口腔 2 項目以上に該当
14	お茶や汁物等でむせることがありますか	1. はい	0. いいえ	
15	口の渇きが気になりますか	1. はい	0. いいえ	
16	週に 1 回以上は外出していますか	0. はい	1. いいえ	閉じこもり
17	昨年と比べて外出の回数が減っていますか	1. はい	0. いいえ	
18	周りの人から「いつも同じ事を聞く」などの物忘れがあると言われますか	1. はい	0. いいえ	認知機能
19	自分で電話番号を調べて、電話をかけることをしていますか	0. はい	1. いいえ	
20	今日が何月何日かわからない時がありますか	1. はい	0. いいえ	
21	(ここ 2 週間)毎日の生活に充実感がない	1. はい	0. いいえ	うつ
22	(ここ 2 週間)これまで楽しんでやれていたことが楽しめなくなった	1. はい	0. いいえ	
23	(ここ 2 週間)以前は楽にできていたことが今ではおっくうに感じられる	1. はい	0. いいえ	
24	(ここ 2 週間)自分が役に立つ人間だと思えない	1. はい	0. いいえ	
25	(ここ 2 週間)わけもなく疲れたような感じがする	1. はい	0. いいえ	

(注) BMI=体重(kg)÷身長(m)÷身長(m) が 18.5 未満の場合に該当とする．

次の i から iv までのいずれかに該当する者を，要介護状態等となるおそれの高い状態にあると認められる者として，二次予防事業の対象とする

二次予防事業の対象者の基準

> i　No. 1〜20 までの 20 項目のうち 10 項目以上に該当する者
> ii　No. 6〜10 までの 5 項目のうち 3 項目以上に該当する者
> iii　No. 11 および No. 12 の 2 項目すべてに該当する者
> iv　No. 13〜15 までの 3 項目のうち 2 項目以上に該当する者

●表21● Zarit 介護負担尺度日本語版（J-ZBI）（J-ZBI_8 の項目も示す）

各質問について，あなたの気持ちに最も当てはまると思う番号を○で囲んで下さい

			思わない	たまに思う	時々思う	よく思う	いつも思う
	1	介護を受けている方は，必要以上に世話を求めてくると思いますか	0	1	2	3	4
	2	介護のために自分の時間が十分にとれないと思いますか	0	1	2	3	4
	3	介護のほかに，家事や仕事などもこなしていかなければならず「ストレスだな」と思うことがありますか	0	1	2	3	4
◎	4	介護を受けている方の行動に対し，困ってしまうと思うことがありますか	0	1	2	3	4
◎	5	介護を受けている方のそばにいると腹が立つことがありますか	0	1	2	3	4
△	6	介護があるので，家族や友人と付き合いづらくなっていると思いますか	0	1	2	3	4
	7	介護を受けている方が将来どうなるのか不安になることがありますか	0	1	2	3	4
	8	介護を受けている方は，あなたに頼っていると思いますか	0	1	2	3	4
◎	9	介護を受けている方のそばにいると，気が休まらないと思いますか	0	1	2	3	4
	10	介護のために，体調を崩したと思ったことがありますか	0	1	2	3	4
	11	介護があるので，自分のプライバシーを保つことができないと思いますか	0	1	2	3	4
△	12	介護があるので，自分の社会参加の機会が減ったと思うことがありますか	0	1	2	3	4
△	13	介護を受けている方が家にいるので，友人を自宅によびたくてもよべないと思ったことがありますか	0	1	2	3	4
	14	介護を受けている方は「あなただけが頼り」というふうにみえますか	0	1	2	3	4
	15	いまの暮らしを考えれば，介護にかける金銭的な余裕がないと思うことがありますか	0	1	2	3	4
	16	介護にこれ以上の時間は割けないと思うことがありますか	0	1	2	3	4
	17	介護が始まって以来，自分の思いどおりの生活ができなくなったと思うことがありますか	0	1	2	3	4
◎	18	介護をだれかに任せてしまいたいと思うことがありますか	0	1	2	3	4
◎	19	介護を受けている方に対して，どうしていいかわからないと思うことがありますか	0	1	2	3	4
	20	自分は今以上にもっと頑張って介護するべきだと思うことがありますか	0	1	2	3	4
	21	本当は自分はもっとうまく介護できるのになあと思うことがありますか	0	1	2	3	4

			全く負担ではない	多少負担に思う	世間並みの負担だと思う	かなりの負担だと思う	非常に大きな負担である
	22	全体を通してみると，介護をするということは，どれくらい自分の負担になっていると思いますか	0	1	2	3	4

注：◎ J-ZBI_8 Personal Strain，△ J-ZBI_8 Role Strain

〔荒井由美子他，2003 [19]〕

9. まとめ

認知症の人の現存する能力や改善課題を把握するための評価内容は多岐にわたる．目的に応じて，評価すべき項目を取捨選択することが事前の準備として必要となる．

評価の実施にあたっては，リラックスした雰囲気の下で十分な説明を行い，決して無理強いしないことが評価を円滑に進めていくうえで大切となる．また，認知症の人の抱えている中核症状に加えて，周辺症状としての BPSD（behavioral and psychological symptoms of dementia）には生活環境が影響していることを理解し，その原因を探る．そこから作業療法サービスの提供による QOL 向上へとつなげていくことが評価の最終目的である．

なお，ここでは詳細な高次脳機能検査についての内容紹介は，紙面の都合で省いた．他を参照されたい．

（木村大介，竹田徳則）

文 献

1) 加藤伸司・他：改訂長谷川式簡易知能評価スケール（HDS-R）の作成．老年精神医学雑誌，**2**(11)：1339-1347，1991．
2) 森 悦朗・他：神経疾患患者における日本語版 Mini-Mental State テストの有用性．神経心理学，**1**(2)：82-90，1985．
3) 大塚俊男・本間 昭（監修）：高齢者のための知的機能検査の手引き．pp43-52，ワールドプランニング，1991．
4) 博野信次：ADAS-cog／平井俊策（監修）：老年期認知症ナビゲーター．pp38-39，メディカルレビュー社，2006．
5) 小林敏子：行動観察による痴呆患者の精神状態評価尺度（NM スケール）および日常生活動作尺度（N-ADL）の作成．臨床精神医学，**17**：1653-1668，1988．
6) 寺田整司・他：痴呆性高齢者の QOL 調査票作成とそれによる試行．臨床精神医学，**30**(9)：1105-1120，2001．
7) Terada S, et al.：Development and evaluation of a health related quality of life questionnaire for the elderly with dementia in Japan．*Int J Geriatr Psychiatry*，**17**(9)：851-858，2002．
8) 本間 昭・他：Clinical Dementia Rating（CDR）／日本臨牀増刊号 認知症学1．pp120-124，日本臨牀，2003．
9) 目黒謙一：痴呆の臨床．pp104-141，医学書院，2004．
10) 鈴木宏幸・藤原佳典：Montreal Cognitive Assessment（MoCA）の日本語版作成とその有効性について．老年精神医学雑誌，**21**(2)：198-202，2010．
11) Wechsler D（原著）／杉下守弘（訳著）：日本版ウエクスラー記憶検査法（WMS-R）．日本文化科学社，2001．
12) 金子満雄・杉田フミエ（編）：脳リハビリテーションの実際 早期認知症の予防と改善プログラム．医歯薬出版，2007．
13) Yesavage JA, et al.：Development and validation of a geriatric depression screening scale：a preliminary report．*J Psychiatr Res*，**17**(1)：37-49，1983．
14) 竹田徳則・他：地域在住高齢者の認知症発症と心理・社会的側面との関連．作業療法，**26**(1)：55-65，2007．（訂正記事：作業療法，**27**(2)：212，2008．）
15) 斎藤嘉孝：社会的サポート／近藤克則（編）：検証「健康格差社会」介護予防に向けた社会疫学的大規模調査．pp91-97，医学書院，2007．

16) 野口裕二・他：社会的紐帯と健康／折茂　肇（編）：新老年学．pp1343-1348, 東京大学出版, 1998.
17) 厚生労働省：介護予防マニュアル（平成24年3月改訂版）．
   (http://www.mhlw.go.jp/topics/2009/05/tp0501-1.html)
18) Arai Y, et al.：Reliability and validity of the Japanese version of the Zarit Caregiver Burden interview. *Psychiatry Clin Neurosci*, **51**(5)：281-287, 1997.
19) 荒井由美子・他：Zarit介護負担尺度日本語版の短縮版（J-ZBI_8）の作成：その信頼性と妥当性に関する検討．日本老年医学会誌, **40**(5)：497-503, 2003.
20) Zarit SH, et al.：Relatives of the impaired elderly: Correlates of feelings of burden. *Gerontologist*, **20**(6)：649-655, 1980.
21) 本間　昭：Instrumental Activities of Daily Living Scale（IADL）／大塚俊男・本間　昭（監修）：高齢者のための知的機能検査の手引き．pp95-97, ワールドプランニング, 1991.
22) 溝口　環・他：DBDスケール（Dementia Behavioral Disturbance Scale）による老年期痴呆患者の行動異常評価に関する研究．日本老年医学会雑誌, **30**(10)：835-840, 1993.
23) 古谷野亘・他：地域老人における活動能力の測定－老研式活動能力指標の開発．日本公衆衛生雑誌, **34**(3)：109-114, 1987.
24) 厚生省：「障害老人の日常生活自立度（寝たきり）判定基準」の活用について．平成3年11月18日老健第102-2号 厚生省大臣官房老人保健福祉部長通知, 1991.
25) 厚生省：「認知症である老人の日常生活自立度判定基準」の活用について．平成5年10月26日老健第135号 厚生省老人保健福祉局部長通知, 1993.
26) MoCA日本語版ホームページ
   (www.mocatest.org/pdf_files/test/MoCA-Test-Japanese_2010.pdf)
27) Ameracan Psychiatric Association（原著）／髙橋三郎・大野　裕（監訳）：DSM-5 精神疾患の診断・統計マニュアル．医学書院, 2014.
28) 介護相談・地域づくり連絡会：介護相談員現任研修テキストⅡ 平成26年度版．2014.

Section 3 作業療法の技術

1．作業療法の理論と認知症の作業療法

1）はじめに

　作業療法士は，その実践において，さまざまな知識・技能を学習し，実践に役立てている．とくに，理論は，個々の作業療法士の臨床実践と，その専門性を結びつけるものであると考えられる．本論では，認知症の人に対する作業療法のとらえ方を示す．

2）理論はなぜ必要なのか

　作業療法実践において，作業療法士や学生は，幾度となく，成功や失敗の経験をもつであろう．しかし，その臨床行為は，少なくとも次の機会には，クライアントに活かされるべきで，そうすることが専門職としての責務と考えられる．そのためにも，作業療法士は，自己の実践がどのような現象に結びついているかを正確に認識しておく必要がある．同時にまた，そこで行われた作業療法士の思考の形態（thinking frame）[1]を把握しておくことも重要と思われる．

　さらに，臨床実践を行う作業療法士にとって，理論は自己の作業療法実践の反省とともに，クライアントに対する実践の成果を明らかにするためにも必要不可欠である．言い尽くされたことかもしれないが，ある理論を用いたということは，根拠に基づく実践（evidence-based practice）の説明の一つにもなり得る．

3）作業療法における理論とは

　理論は，目の前にある現象が，なぜ，いかにして起こっているのかを理解し，説明するための道具である[2]．さらに，理論は，その機能によって，「記述的理論」，「説明的理論」，「予測的理論」，「制御的理論」に段階づけられている[3]．つまり，理論は，目の前にある現象を記述し，説明していく段階から，これから起こるであろう現象を予測し，事前に制御できるといったように，理論の発展の段階，あるいは，階層性があるものと考えられる．

　理論はある現象を取り扱う道具であることは先にも述べたが，取り扱う範囲という視点から理論を分類することもできる．Reed[4]は，「メタ理論（Meta theory）」，「全体理論（Grand theory）」，「中間範囲理論（Middle range theory）」，「実践理論（Practice theory）」の4つに分類している．

　メタ理論は，作業科学[5,6]などに代表されるように，クライアントの臨床に直接結びつくというよりは，専門職の全体像をとらえたもので，その妥当性を裏づける抽象的な理論である．全体理論は，専門職にとって必要なあらゆる現象のすべて

● 表1 ● 理論の範囲とその例

理論の範囲	理論・モデル
メタ理論	作業科学
全体理論	人間作業モデル，カナダ作業遂行モデル
中間範囲理論	感覚統合理論，運動コントロールモデル，認知能力障害モデル
実践理論	生体力学モデル

● 表2 ● 作業療法理論・モデルが焦点を当てる学問領域

学問領域	対象とする現象	理論・モデル					
		生体力学モデル	運動コントロールモデル	感覚統合モデル	認知能力障害モデル	人間作業モデル	カナダ作業遂行モデル
経済学，政治学，人類学，社会学，社会心理学	文化・社会						
心理学，神経心理学	動機づけ・認知・知覚						
神経学，運動学，解剖学，生物学，生理学	運動・行動						

の段階において，目標と概念を取り扱う理論である．たとえばそれは，人間作業モデル[7,8]，カナダ作業遂行モデル[9]などがある．中間範囲理論は，感覚統合理論[10]，運動コントロールモデル[11]，認知能力障害モデル[12]などのように，比較的広範囲の現象を取り扱うが，専門職が関わるすべての現象を含む理論ではない．実践理論は，生体力学モデルなどのように，介入目標とその方法について直接取り扱う理論である．それぞれの理論を主たる作業療法の範囲と結びつけて分類すると，**表1**のようになる．

また，一般の学問領域と作業療法理論の関連性については，**表2**に示すようになる．ある単一の側面に焦点を当てる理論から，複数の側面を網羅する理論まであることがわかる．われわれは，対象となるクライエントの状況に応じて，どの理論を用いるか，また，複数の理論をどのように組み合わせればよいか，状況に合わせて十分に検討する必要がある．

4）認知症の人に対する福祉領域における理論とは

認知症の人に対して作業療法を行う場合，われわれは，福祉領域における理論あるいは手段（アプローチ）を用いることもある．それは，回想法，音楽療法，コラージュ療法，バリデーション，動物介在療法，園芸療法などである．個々のアプローチの詳細については，第Ⅱ章で述べられているので，ここでは論じないが，こうした福祉領域のアプローチは，大きくとらえると作業療法における「手段としての作業」に包括してもよいと思われる．あえて，Reed, K. L. の分類に当てはめるならば，これらは中間範囲理論や実践理論に該当するもので，認知症の人を全体的

にとらえアプローチしたものとは異なると思われる.

したがって,作業療法士が,認知症をもつ人に対して,これらの福祉領域のアプローチを応用しようとした場合,この実践によって目の前にいるクライアントの作業療法が完結したと考えてはいけない.むしろ,その人の文脈性を考慮し,全体論的な作業療法理論のなかで,福祉領域のアプローチが,どのような成果と意味をもたらすかについて吟味して使用しなくてはならない.

5) 認知症の人を全体的にとらえ作業療法を行うために

認知症の人に対する作業療法を行う場合,評価はどのように行うとよいのであろうか.認知症の有無や,その重症度を把握するために,改訂長谷川式知能評価スケール（HDS-R）[13],MMSE[14],臨床的認知症尺度（CDR）[15],Behave-AD（日本語版）[16]など,診断や認知症の行動・心理症状（BPSD）[17]の有無や程度を把握する評価を用いたり,その結果を参考にすることが多いかもしれない.しかし,作業療法は人間の作業（human occupation）に焦点を当てる専門職である.したがって,認知症の程度や症状等が,その人の作業遂行（occupational performance）に結びつくような評価を実施していくことが重要となる.

このように考えると,認知症の人,あるいは当事者の望む作業をできるようにする（作業の可能化）[18]という視点に立った理論やモデルを用いることが大切と思われる.そのためには,メタ理論や全体理論に分類される理論やモデルと,それに伴う評価を使用することが必要と考えられる.

6) 認知症の人に対する作業療法のとらえ方

先に述べたような全体論的な視点から,認知症の作業療法をとらえようとしたとき,Reilly[19]の提言が参考になる.彼女は,作業行動理論（occupational behavior）を提唱する際に,「人間は,みずから考え,意志をもって手を使うことにより,自分自身の健康を維持することができる（Man, thorough the use of his hands as they are energized by mind and will, can influence the state of his own health.）」と述べた.これは,人間が,作業（ここでいう作業は,一連の生活における諸活動をさす）を行うなかで,達成感をもち,自己の能力に対する有能感を得ることによって,動機づけられるなど,作業を行い維持するといった,今日の作業科学（occupational science）における作業的存在（occupational being）[6]の考えを示したものといえる.つまり,作業療法は,クライアントの機能的に障害された側面の回復を求めたり,人間を要素還元的な視点でとらえるだけではなく,どのような障害をもっていても,その障害などによって失われたり低下したりした社会的役割（Reillyは作業役割；occupational roleと述べている）を維持し続け,そのことによって,人間の健康によい影響を及ぼすことを希求するものであろう.

作業役割の概念について言及したHeard[20]は,役割獲得モデル（role acquisition model）を開発し,役割に焦点を当てた作業療法実践を強調した.このモデルは,クライアントと家族間のニーズのジレンマを解決し,役割獲得をもたらす[21]視点をもつものである（図1）.

このReillyの作業行動理論を臨床実践モデルとして示したのがKielhofner, G.の

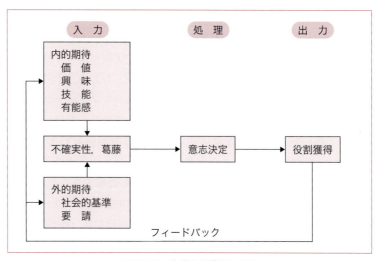

● 図1 ● 作業役割獲得モデル

〔竹原敦他，1994[21]〕

人間作業モデル（Model of Human Occupation：MOHO）である．米国の調査において，臨床で90％以上が使用しているといわれている人間作業モデル[22]は，全体論としてクライアント中心の視点でとらえ，介入するモデルであり，クライアントが人生の作業に参加し，適応の達成をもたらすことに焦点を当てるものである．

　MOHOは，相互に作用し合う3つの要素，すなわち，意志（volition），習慣化（habituation），および遂行能力（performance capacity）から構成されている．意志は，作業に対する動機づけを指し，経験，解釈，予想，活動選択，作業選択からなる．つまり，人間が動機づけられるということは，種々の経験を通して，日常の経験を反省し，解釈して，その過程のなかで，将来の可能性を予想する．予想は，日々の非常に多くの活動の選択肢から決定することをもたらす．そして，同時にまた，その人にとっての大きな目標となる作業選択を引き起こすことになる．その過程を通して，新たな習慣や役割を担うことへと方向づけられる．習慣化は，動機づけられた作業行動が，半自動的にパターン化することで，そのためには，人間は状況に合った役割を担い行動することとなる．ルーチン化され行動が繰り返されると，卓越した技能の本質である身体的・精神的能力の向上を引き起こす．これが遂行能力である．また，これらの人間システムは，環境と相互に作用し影響し合う．このモデルは，人間の作業適応に着目するため，疾患や文化的背景を問わず，あらゆる人を対象にすることができる．よって，認知症の人と，かれらを取り巻くさまざまな環境に応用することができるものと思われる．

　個々の構成要素とその関係は，成書に示されているが，意志は，個人的原因帰属，価値，興味．習慣化は，習慣と役割．遂行能力は，身体および精神の能力．環境は，とくに，作業のモチベーション，組織化，および遂行に影響を及ぼすその人の文脈性を伴う物理的，社会的，文化的，経済的，および法的側面から成り立っている．

7）作業療法実践の指針

　MOHOを用いて作業療法実践を行う場合の介入リーズニングとして6つの段階がある．それは，①クライアントに対する質問を導き出すこと，②クライアントとともに情報収集すること，③クライアントの状況を説明するために収集された情報を用いること，④目標と介入戦略を導き出すこと，⑤介入を実行してモニタリングすること，⑥介入成果を示すこと，である．

　最初に，作業療法士は，介入計画立案のために，いくつかの質問をしながら，クライアントや家族を理解していく．より体系的に質問をするために，クライアントおよびその家族などに対して，その人の環境の影響，意志，習慣化，遂行能力，参加，遂行，技能，作業同一性，作業有能性などについて説明し，それらのことをたずねていく．

　次に，クライアントを観察したり，多様なMOHOの評価を用いることで情報収集を行う．クライアントの膨大な情報は，意志，習慣化，遂行能力，および環境の視点から整理され，続いて作業療法目標とその方法が決定，作業療法介入，そのモニタリング，成果の検証へと展開されていくことになる．

8）認知症の人とその家族に対する作業療法評価と成果のとらえ方

　認知症の人に対する実践に限らず，作業療法の成果を示すためには，評価が重要となる．理論にはそれに見合った評価があるが，MOHOで用いられる評価は，意志，習慣化，遂行能力，環境，また，MOHO全体を総合的に評価するツールが開発されている．

　認知症の人に対し，MOHOを用いて評価を行う場合，自己報告型やインタビュー形式のものを用いることができる．とくに，脳血管性認知症の場合は，人格が保持され，社会との接触は比較的良好で，抽象的内容は乏しいものの，時間をかければ課題遂行できるといわれているため[23]，その使用の可能性が高い．しかし，認知症の類型や，その程度によって，インタビューなどの評価結果を用いることは信頼性を欠く場合がある．その際には，家族など，クライアントをよく知っている方に，クライアントの考えを想定して，報告してもらうとよいと思われる．とくに，役割チェックリスト（表3）等の評価結果をともに実施することにより，クライアントのこれまでの生活状況の一部や，価値観について理解することができる．同時にまた，家族に対しても，クライアントのことを再確認し，作業療法士と一緒に協業して，介入していくことを意識してもらうという意味でも，重要なことである．

　認知症の人の作業に対する動機づけを評価するためには，意志質問紙（表4）が有効であろう．これは，項目に従って行動観察をすることにより，クライアントの動機づけの水準を評価するものである．クライアントが日常のなかで行っている活動ごとにこの評価を実施することで，どの活動がより動機づけられるかを知ることができる．また，ある活動の動機づけの変化を経時的に評価することが可能である．

　クライアントの行動を観察する際には，認知症の行動・心理症状（BPSD）の出現に注意を払う必要がある．とくに，人生でやり残したことがBPSDとして生ず

● 表3 ● 役割チェックリスト

役　　　　　　　　割	過去	現在	将来	全く価値がない	少し価値がある	非常に価値がある
学生： 　全学あるいは単位取得のために学校に通う						
勤労者： 　時間給あるいは常勤で仕事をする						
ボランティア： 　病院，学校，地域，政治活動などに少なくとも週に1回賃金なしで働く						
養育者： 　子ども，配偶者，親戚，友人などの養育に少なくとも週1回責任を持つ						
家庭維持者： 　家の掃除や庭仕事など家庭の管理に少なくとも週1回責任を持つ						
友人： 　友人と何かをしたり，時間を過ごすことを少なくとも週1回行う						
家族の一員： 　配偶者，子ども，親など家族と何かをしたり，時間を過ごすことを少なくとも週1回行う						
宗教信仰者： 　自分の信仰する宗教の団体活動などに少なくとも週1回は参加する						
趣味人あるいは愛好家： 　縫いもの，楽器演奏，木工，スポーツ，演劇鑑賞，クラブやチームの参加など，趣味や愛好する活動に少なくとも週1回は出席する						
組織の参加者： 　町内会，PTAなどの組織に少なくとも週1回は出席する						

〔Oakley F. et al., 2002 [24]〕

　る場合もあるため [26]，クライアントの行動に潜む過去の文脈性に着目することで，BPSDの意味を解釈することができるかもしれない．そのことを，周囲の環境である家族や介護士などに伝えることにより，介護負担が軽減するだけではなく，クライアントにとって，よき環境が構築されるものと考えられる．

　MOHOの概念は，人間を身体と精神という別個の構成要素に分けるのを避けようとしている．認知症の人に対して，作業療法を行う場合にも，そうしたことが求められる．クライアントの作業行動を，総合的にとらえ，その行動の文脈性の意味を評価し，クライアントの周囲に伝えることで，自然とクライアントが落ち着き，活きいきと生活できる環境を整えることができると思われる．認知症の人に対する作業療法は，そうした環境のコーディネーターとして関与することで，クライアントに内在する動機をうまく方向づけ，促進することが可能となると考えられる．

3. 作業療法の技術

● 表4 ● 意志質問紙様式（多面的観察）

クライアント氏名 年齢 診断名	施設名 セラピスト名 評価年月日																			
評価領域	評定尺度 P=受身的　H=躊躇　I=参加　S=自発的																			
	セッション 1 月　日				セッション 2 月　日				セッション 3 月　日				セッション 4 月　日				セッション 5 月　日			
1. 好奇心を示す	P	H	I	S	P	H	I	S	P	H	I	S	P	H	I	S	P	H	I	S
2. 行為／課題を始める	P	H	I	S	P	H	I	S	P	H	I	S	P	H	I	S	P	H	I	S
3. 新しいことをやろうとする	P	H	I	S	P	H	I	S	P	H	I	S	P	H	I	S	P	H	I	S
4. プライドを示す	P	H	I	S	P	H	I	S	P	H	I	S	P	H	I	S	P	H	I	S
5. 挑戦を求める	P	H	I	S	P	H	I	S	P	H	I	S	P	H	I	S	P	H	I	S
6. もっと責任を求める	P	H	I	S	P	H	I	S	P	H	I	S	P	H	I	S	P	H	I	S
7. 間違いを訂正しようとする	P	H	I	S	P	H	I	S	P	H	I	S	P	H	I	S	P	H	I	S
8. 問題を解決しようとする	P	H	I	S	P	H	I	S	P	H	I	S	P	H	I	S	P	H	I	S
9. 他人に援助しようとする	P	H	I	S	P	H	I	S	P	H	I	S	P	H	I	S	P	H	I	S
10. 好みを示す	P	H	I	S	P	H	I	S	P	H	I	S	P	H	I	S	P	H	I	S
11. 他人に約束する	P	H	I	S	P	H	I	S	P	H	I	S	P	H	I	S	P	H	I	S
12. 完成／成就に向かって活動を追求する	P	H	I	S	P	H	I	S	P	H	I	S	P	H	I	S	P	H	I	S
13. 活動に就いたままでいる	P	H	I	S	P	H	I	S	P	H	I	S	P	H	I	S	P	H	I	S
14. 活発／エネルギッシュである	P	H	I	S	P	H	I	S	P	H	I	S	P	H	I	S	P	H	I	S
15. 目標を示す	P	H	I	S	P	H	I	S	P	H	I	S	P	H	I	S	P	H	I	S
16. ある活動が特別な／重要なものであることを示す	P	H	I	S	P	H	I	S	P	H	I	S	P	H	I	S	P	H	I	S
合計得点																				

P=1　H=2　I=3　S=4

コメント

〔de las Heras CG, et al., 1988 [25]〕

2. 事例紹介

　パーソン・センタード・ケアを提唱したKitwoodは，認知症ケアマッピングという手法で認知症に苦しむ「人」をみようとした[26]．Feilはバリデーションで認知症により言葉にならないその人の思いを理解しようと「超コミュニケーション法」と名付け14の技法を紹介した[27]．室伏は20数年前から精神病理の視点で認知症の行動理解に務め，認知症になってもその人らしく生きることへのサポートをどうするか，認知症の人権について語り続け[28]，小澤はそれを受けDemented Way of Life（認知症としての生きる困難を知る）を理解することの大切さを強調している[29]．

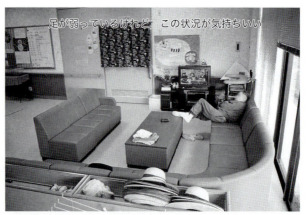

●図2● いろいろな活動に誘うが乗ってこず，いつも無為にしている

　認知症を大きな山とすれば，その頂はまだ遙か彼方にあり，多くの職種，人たちがその頂をめざしている．人がその人らしく生きていくことを支援するため，作業療法という手段でどのようにアプローチすればよいだろうか．以下，事例への関わりを通して考えてみたい．

<事　例①>

　Oさん，82歳男性．脳梗塞後遺症，脳血管性認知症．3年前に脳梗塞を発症．身体機能は上下肢に後遺症はほとんど残っていないが，左上・下肢の脱力感があり，歩行には杖を使用している．
　MMSEは12点．失見当識（とくに季節と暦），短期記憶の障害が著しい．ADLはほぼ自立．IADL（日常生活関連動作）も可能と思われるが，自分から進んで行うことがない．特別養護老人ホーム内のユニットケアエリア（10人の入居者，うち男性は1人）で生活している．
　子どもは2人いたが，どちらも結婚した後は，妻と2人で農業を営んでいた．長男は近所に住み，農業を手伝っていた．お酒が好きで仕事が終わった後の晩酌を楽しみに，農業一筋にこれまで働いてきた．3年前に脳梗塞を起こし，それからは農業もやめて息子夫婦に任せていた．1年前，妻が亡くなり，そのころからもの忘れが急激に進み，火の不始末やものとられ妄想などが出現し，特別養護老人ホームのユニットケアエリアに入所することになった．これといって趣味はなく寡黙な人であったが，畑の土のつくり方や野菜のつくり方にはこだわりがあり，話し出すと一人でしゃべっていることもあったという．施設のユニットで生活を始めてからは動くことが極端に減少してきたので，施設で行う歌の会や創作活動に誘うが参加しなかった．いつもはソファーに横になってテレビをみたり，居眠りをしたりして無為に過ごすことが多かった（**図2**）．最近では下肢筋力もあきらかに低下してきており，歩行時にふらつくことも多く，何度か転倒もしている．ユニットから歩いて5分程度のところに畑があり，ときおり気にかける様子をみせるが，自分から行動を起こして畑に行くことはなかった．ユニットの職員と作業療法士とでどうすればO

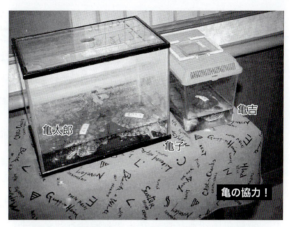

●図3● 施設のユニットでかわいがっていた亀たち

さんが動いてくれるか，それも外部から無理矢理ではなく，みずから行動を起こす方策がないかケアプランを練ってみた．

　ときおり隣の部屋からもれて聞こえてくる昔懐かしい歌には，合わせて口ずさむことがあったので歌はどうかという案が出たが，これまで職員がいくら誘ってもだめであった．畑仕事も散歩のつもりで，と誘うが乗ってこない．あまりしつこく言うと怒り出す．イヌの散歩などはどうかという案も出たが，もし引っ張られては転倒の危険が伴う．職員一同どうしたものかと悩んでいた．そのとき，若いケアワーカーから「これはどうですか？」と提案があった．それはユニット内で2年程前から飼っていた"カメ"を利用した散歩だったのである．職員一同「え？？」という思いだったが，その若いケアワーカーが言うには，「カメだと引っ張られて転倒ということもないし，歩くスピードもOさんにとってはちょうどよいのではないか．またこのカメたちはユニットのみなさんがとてもかわいがっていて，ときどきOさんも餌をあげているのをみたことがある」という（図3）．われわれも妙に納得してしまって，また老人とカメという組み合わせがなんとなくめでたい気がして，その方向で作戦を練ってみることにした．

　しかし，われわれが「カメの散歩をしましょう！」と言っても，これまでの経緯を考えると失敗する可能性があった．そこで，料理や掃除など積極的に行いユニット内を仕切っているFさんに協力してもらうことにした．

　Fさんの耳元でささやくように「みなさんがかわいがっているカメ，みてください．大きくなって水槽のなかで息苦しそうだから，水槽の外で散歩させてみてはどうでしょう」と提案してみた．

（Fさん）「そうだね……．でも誰がカメをみるかね……」．そこですかさず，
（OT）「ほら，あそこで寝ている人．男だし仕事もあったほうがいいと思うんだけど」とOさんを指した．いつもゴロゴロしているOさんはユニット内の9人の女性からあまりいい印象をもたれていなかった．
（Fさん）「そうだね，わかった！　頼んでこよう」と早々に頼みに行った．

　実はOさんはスタッフやユニット内の女性の言うことにはあまり耳を貸さない

ことが多く，わが道を行くという状況が多かった．しかし，このFさんには一目置いていたのか，しぶしぶ言うことを聞く場面が多かったのである．

ソファーで寝ているところを起こされたOさんは不機嫌そうに起き上がり，にらみつけるようにFさんの提案を聞いていたが，Fさんの押しの強さのほうが勝り，しぶしぶ提案をのんでくれたのである．われわれは遠巻きにその様子をみながら，後ろを向いて小さくガッツポーズをしあった．

今度は職員側の準備の段階である．その日，陽が沈みかける夕刻に「カメの散歩」を企画した．カメにどうやって紐を付けるか知らなかった私は，とりあえずカメの胴体にぐるぐる紐を巻き付けて（これが実は後から不幸を巻き起こすことになる），どうにか散歩を行う体制を整えることができた．さて，散歩をする時間になり，職員が見守るなか，カメから伸びる紐を片手にOさんもその気になっていた．しかし，事件はここで起こったのである．カメが動いてくれないのである．頭，手足を甲羅のなかに入れたまま，じっとしている．しまったと思い，杖や足先でつついてみるが，かえって手足を引っ込めてしまう．「あー，せっかくのチャンスが失敗に終わる」と思った瞬間，なんとOさんのほうから動き出してくれたのである．そして，カメはOさんに引きずられてその場を去っていった．カメの散歩ならぬ「カメの引きずり」である．

そして，さらなる事件が3回目の散歩のときに起こった．Oさんが10分程度の散歩から帰ってきたときに，手にしていたのは紐だけだったのである．Oさんが言うには「カメが紐から抜け出て，そのままどこかへ行ってしまった」ということであった．要するに，カメに紐を付ける際には，甲羅の角に穴を開けそこに紐を通すらしいが，ぐるぐる巻きにした紐の付け方がわるかったのである．ユニット全員でかわいがっていた「亀太郎」をどこかへ逃がしてしまった．Oさんが9人の女性から責められたことはいうまでもなく，筆者も責任を感じ，一緒に怒られることになった．幸いにも「亀太郎」は翌日草むらからひょっこり庭に出てきているのを発

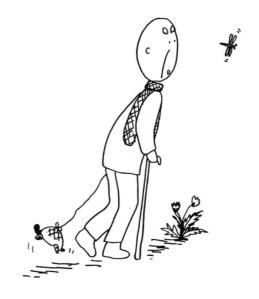

見され，水槽のなかに戻され一件落着となった．

　それ以降もカメを連れての散歩は続いた．しかし，ある日からカメを連れていなくても，自主的に庭に出て行くようになり，畑の周りをぐるりと回り，ときに草むしりなどしながら帰ってくるようになったのである．新しい行動が出てきたOさんに，今度は歌の会への参加を促してみると，あれだけ拒否していた歌の会にときおり参加して，好きな歌であれば大きな声で一緒に歌ってくれるまでになった．

　人が行動を起こすきっかけや理由はさまざまである．また，体調や気持ちの変化で，昨日熱心だった作業や活動を，今日，明日と続けて熱心に行うとは限らない．そのとき，その瞬間に必要な関わりというのがある．それらを選択し，その人らしい生活行為につながる動作や気持ちを引き出すためには，やはり目の前の人をしっかりみて，思いを感じとり右往左往するしかないと思っている．その右往左往するときに，多くの手段をもっていることは（周辺の人的環境を利用する視点も含めた），それだけ関わりの幅を広げることになる．Oさんの場合は，カメや園芸なども大切な手段であったが，Fさんという周辺の人的環境の利用が功を奏したといえよう．

<事　例②>

　Bさん，75歳女性．アルツハイマー型認知症でMMSEは5点である．子どもはおらず，これまで専業主婦として夫と2人で生活してきた．ADLは入浴や着替えなどに一部介助が必要である．ときおりトイレが間に合わず失禁することもあった．日常関連動作はほとんどできない．現在は認知症デイケアに通所しており，ある程度安定した生活を送っている．料理はほとんど行うことができなかったが，デイケアから帰ると必ず，台所に直行し夕飯の準備をしようとする．その状況をわかっている夫は前もって夕飯の準備をしており，「今日は私が準備をしたからもういいよ」というと「そうですか，ごめんなさいね」と言いながらBさんは納得して，これまで何の問題もなく夕飯をとるといった生活であった．

　しかしある日，夫に急用が入り夕飯の準備ができなかった．そこで認知症がかなり進んでからはじめて夕食を一緒につくることになったのである．できることをやってもらおうと，夫が味噌を半分といた後，もう少しといてもらう作業を行ってもらっていた．しばらくしてみてみると，みそ汁のなかに漬け物が切らないまま入っていた．「それじゃ，こちらはいいからこの鍋の火加減をみていてくれ」と頼んでおくと，今度は鍋に醤油をいっぱいにして火にかけていたりと，夕飯の支度にならない．はじめはやさしい口調で対応していた夫もたまりかねて，「向こうに行ってなさい！」とつい大きな声で怒鳴ってしまったというのである．驚いた表情をしながらも黙って，居間に行ったBさんだったが，5分後，夫の背中をトントンとたたき，「私，家に帰ってきますから」と言い出したという．「おまえの家はここにしかありませんよ！」という夫に対し，「いやいやすぐそこに家があるので帰ってきます」という一点張りで，困り果てた夫が「家にいるのに家に帰る，と言って大変だ！」とデイケアに電話をかけてきたことがあった．

この場合，Bさんの言っている「家」は実際の家でないことは察しがつく．何十年もの間，家庭の仕事（この場合は料理）を一手に引き受けこなしてきたBさんにとって，台所は居場所であり，食事を用意することは体にしみこんだ，自分の役割であったのではないだろうか．役割を果たすことができず，居場所がないBさんは，自分がいてもよいと思える，イメージとしての居場所を「家」に帰ると言っているのである．実際の料理動作は認知症の進行により十分できないが，料理をするという思いやイメージは脈々とBさんの心のなかに息づいている．こうしたことをどう理解しサポートの手段を考えるか．認知症への関わりにおける大切なポイントである．

3．事例を振り返って

　認知症が進行することで，それまで可能だった活動が次第にできなくなっていく．また，そのことにより役割が減少していく．さらに，脳血管障害の後遺症により身体障害が強く出ている．そうしたことで，無為に過ごす生活パターンが習慣化されることがある．一度そうなると，そこから新しい行動や生活リズムを誘発することは困難をきわめる．とくに，高齢者であればなおさらであろう．
　Oさんは脳梗塞の後遺症により無為に過ごす生活パターンができあがっていた．そうした状況に，唐突に興味のありそうな活動や，もともと行っていた作業を提供しても，行ってくれない．しかし，OさんとFさんとの関係性を活用し，かわいがっていたカメにも一肌脱いでもらい，さらにはスタッフの期待，9人の女性（入居者）の視線，そうしたもろもろの後押しを準備したなかでタイミングよくアプローチした結果，Oさんの散歩行動を引きだすことができた．人や物を含む周辺環境も，新たな行動を起こすための舞台装置として考えれば，作業療法士はそれをうまくコーディネートする役割であると考えられよう．
　また，Oさんの場合とは反対に，行動を起こすことで周辺との摩擦を生んでしまう場合もある．つまり実際にできることと，自分ができると思っていることに乖離があり，そのことに対して自分も理解できず，周囲にも理解されないまま目の前の事柄が進んでいくということである．それは認知症が進行するに従い，ますます大きな溝となって，当人の孤独感や不安感を強くしていくのではないだろうか．
　Bさんが示した言動はまさにその「溝」を示した例である．慣れ親しんだ台所に立った瞬間，それまでしてきたように家族のために料理をつくろうと行動を起こす．しかし，思ったように行えず，さらには夫からも怒られてしまう．なぜだかわからないまま不安は募り，役割の喪失感とともに居場所がないと感じてしまう．こうした出来事を経験すると，関わる側からみればそれが些細な活動や作業であったとしても，その活動にしみこんでいる個人の思い（個人史：narrative）を知ることが大切であると痛感させられる．
　OさんやBさんとの関わりからいえることは，認知症特有の周辺症状を知っておくこと（evidence），そして個人が長い歳月のなかで積み上げてきた「その人ら

●表5● 活動における留意点の一例

認知症の タイプ	アルツハイマー型認知症	脳血管性認知症	レビー小体型認知症	前頭側頭型認知症
活動遂行時の留意点	・できるだけ慣れ親しんだ環境，自然に動作が出てくるような雰囲気の中で行う（緊張感をなるべく少なくし，自然な環境のほうが手続き記憶による動作が出現しやすい）． ・戸惑いや混乱がみられてきた場合は，介入をいったん止めて，本人のペースで行えるようにゆっくりと再介入を行う． ・活動を細分化し，工程分析を行って，可能な個所を行ってもらい，難しい個所はセラピストと一緒に行う．	・活動性の低下がみられることも多いので，個別対応で動作を誘発する関わりが必要． ・アパシー，無動など自発的行動が減少しやすいので，廃用症候群を起こしやすいことにも留意し，生活環境を調整する． ・動きにくい四肢に対応した動作の工夫や自助具の製作，住環境の整備なども必要な時がある．	・パーキンソン症候群による動作緩慢があるので，移動時などは転倒などに注意する． ・日内でも意識レベルの変動がみられることもあるので，はっきりしているときに活動を導入してみる． ・幻視等がみられる場合には，基本的には否定せずに「あるもの」として対応する．	・社会生活を行ううえで，難しい動作は注意の転動や被影響性の亢進などをうまく活用し，行動の変容を試みる． ・同じ料理を何度も作る場合には，具材を使用する際，違う具材を手に持ってもらうなどして，工程の変容を試みる． ・同じことを繰り返し行っていても，危険がないのであればそのまま遂行してもらい，仕事的，創造的活動に転嫁できるような工夫を行ってみる．

〔小川敬之，2007[30]〕

しさ」を考慮すること（narrative），さらには周囲との関係性（environment）を考えること，そうしたトータルな視点が求められるということである．

認知症と一口にいってもさまざまな状態像がある．**表5**は認知症として取りあげられる代表的な認知症の各タイプにおいて，活動を提供する際に考慮すべき点を示したものである．

4．最後に

神谷[31]は恍惚恐怖にどう対処するかということへの考察において，「結局，気をゆるせる者の中で，安らかにくらすことができれば，老いは自然にゆるやかな形で進行し，死もその刺を失い，やがて自他の区別もなく，時空をも超えたまどろみの中でこの世を去って行くのであろう．（中略）この世における人間のさいごの生命は本人の意識を超えている点で，人間がこの世に生まれ出るときに似ている．（中略）……死そのものもさることながら，そこへ至る道程において医師や看護師が患者のこころの伴侶となって，死についても対話できるようでなくては……」と述べている．「気のゆるせる者の中」，「安らかにくらす」などは，数ある認知症ケアの実践に共通するキーワードである．もちろん作業療法の目標もそこにあるはずである．

上記の「刺」とは認知症においては，不安感や混乱，それに伴う徘徊や攻撃的行為などさまざまな周辺症状，精神症状としてとらえることができる．「エビデンス（evidence）」と「ナラティブ（narrative）」そして「環境（enviroment）」をみな

がらしっかりとその人に焦点を当てていく関わりが，刺を丸くし，その人本来の生き方を手助けするものと考える．

（竹原　敦，小川敬之）

【文　献】

1) Neistadt ME：Teaching clinical reasoning as a thinking frame. *Am J Occup Ther*, **52**(3)：221-229, 1998.
2) McColl MA, et al.：Theoretical basis of occupational therapy 2nd ed. Slack, 2002.
3) Torres G（原著）／横尾京子・他（監訳）：看護理論と看護過程．医学書院，1992.
4) Reed KL：Concepts of occupational therapy 4th ed. Lippincott, 1999.
5) Yerxa EJ：An introduction to occupational science, a foundation for occupational therapy in 21st century. *Occup TherHealth Care*, **6**(4)：1-17, 1989.
6) Clark FA, et al.：Occupational Science: academic innovation in the service of occupational therapy's future. *Am J Occup Ther*, **45**(4)：300-310, 1991.
7) Kielhofner G（原著）／山田　孝（監訳）：人間作業モデル　理論と応用　改訂第4版．協同医書出版社，2012.
8) Kielhofner G（原著）／山田　孝（監訳）：作業療法実践の理論　原著第4版．医学書院，2014.
9) Law M（原著）／宮前珠子・長谷龍太郎（監訳）：クライエント中心の作業療法　カナダ作業療法の展開．協同医書出版社，2000.
10) Ayres AJ（原著）／宮前珠子・鎌倉矩子（訳）：感覚統合と学習障害．協同医書出版社，1978.
11) Bobath B（原著）／紀伊克昌（訳）：片麻痺の評価と治療　第2版．医歯薬出版，1981.
12) Allen CK：Occupational therapy for psychiatric diseases: measurement and management of cognitive disabilities. Lippincott, 1985.
13) 加藤伸司・他：改訂長谷川式簡易知能評価スケール（HDS-R）の作成．老年精神医学雑誌，**2**(11)：1339-1347, 1991.
14) Folstein MF, et al.："Mini-Mental State". A practical method for grading the cognitive state for the clinician. *J Psychiatr Res*, **12**(3)：189-198, 1975.
15) 目黒謙一：痴呆の臨床．医学書院，2004.
16) 新井平伊：アルツハイマー病のクリニカルパス　診断およびBPSD・せん妄の治療．ワールドプランニング，2004.
17) 日本老年精神医学会（監訳）：痴呆の行動と心理症状　BPSD．アルタ出版，2005.
18) カナダ作業療法士協会（原著）／吉川ひろみ（監訳）：作業療法の視点－作業ができるということ．大学教育出版，2006.
19) Reilly M：Occupational therapy can be one of the great ideas of 20th century medicine. *Am J Occup Ther*, **16**：1-9, 1962.
20) Heard C：Occupational role acquisition: a perspective on the chronically disabled. *Am J Occup Ther*, **31**(4)：243-247, 1977.
21) 竹原　敦・他：高齢者に対する作業療法－役割獲得モデルを用いて．秋田大学医療技術短期大学部紀要，**2**：153-159, 1994.
22) Lee SW, et al.：Theory use in practice: a national survey of therapists who use the model of human occupation. *Am J Occup Ther*, **62**(1)：106-117, 2008.
23) 前田真治：老人のリハビリテーション　第6版．医学書院，2003.
24) Oakley F, et al.（原著）／山田　孝・竹原　敦（訳）：役割チェックリスト：開発と信頼性の経験的評価．作業行動研究，**6**(2)：111-117, 2002.
25) de las Heras CG, et al.（原著）／山田　孝（訳）：意志質問紙　使用者用手引書．日本作業行動学会，1988.
26) Kitwood T：Dementia Reconsidered. Open University Press, 1999.

27) Feil N（原著）／藤沢嘉勝（監訳）：バリデーション．筒井書房，2001．
28) 室伏君士：痴呆老人への対応と介護．金剛出版，1998．
29) 小澤　勲：痴呆老人からみた世界．岩崎学術出版社，1998．
30) 小川敬之：認知症の作業療法．作業療法ジャーナル，**41**(10)：905-911，2007．
31) 神谷美恵子：こころの旅．みすず書房，2005．

section 4 対応の実際…事例編
在宅での支援
～認知症初期集中支援～

1 認知症初期集中支援チームでの柔軟な対応により，社会資源の利用につながった事例

1．事例の概要

　夫と二人暮らしの80代前半女性のAさんは，1年半前に自宅で転倒し左下肢を骨折した．その治療のために入院した病院でアルツハイマー病の鑑別診断を受けた．下肢骨折後のリハビリテーションや直腸がんによるイレウスの治療を受け，約7か月の入院治療を経て，自宅に退院した．しかし，Aさんは自宅に戻ると一日中パジャマでテレビを見るか，ボーッと無為な時間を過ごしていることが多く，家の外に出ることもなくなった．また，以前はきれい好きだったにも関わらず，退院後はお風呂を面倒くさがり入浴も全くしなくなった．10年くらい前までは，手芸や旅行などが好きで，特に手芸はパッチワークなどさまざまな作品を作っていた．以前は活発だった母親の現状を心配した長女が，退院2か月後に担当の地域包括支援センターに相談．退院前に要介護1の認定を受けていたため，「介護保険のサービスにつながれば...」という周囲の働きかけに対し，「そんなところ（デイサービス）は必要ない．絶対に行かない」と拒否的であった．また，長女が外出に誘っても何かと理由をつけて外出することを嫌がっていた．そのため，認知症初期集中支援チームに支援の依頼があり，チームが関わることとなった．

　Aさんは元教員としての経験や手芸も趣味の域を超える程の経験があり，話し好きで社交的，まじめで正義感の強い方で，Aさんも何か役割があれば生き生きと生活できるのではないかと感じた．チームとしては，Aさんのやりたいこと・できることを整理しながら，Aさんとの関係性構築と家族の認知症に対する理解の促進を図り，最終的には社会資源の利用に結びつくことを目的に関与した．経過にて，徐々にチーム員である作業療法士との会話や面会を楽しみにしてくれるとともに，身だしなみなどにも気を遣うようになった．結果的には長女と2人で認知症カフェなどに参加できるようになり，長女の不安軽減も図ることができた．

2．事例紹介

対象者：Aさん，女性，80代前半，80代後半の夫との二人暮らし．2人の娘は結婚して別に家庭を持ち，子どももいる．長女は車で30分程度の同県内に在住しており，週3回ほどAさん宅に様子を見に来る．次女は既に病死している．

診　断：アルツハイマー型認知症

既往歴・合併症：左大腿骨頸部骨折，直腸がん

生活歴：20代は幼稚園教諭や小学校教諭として働き，大学教員である夫と出会い結婚．結婚して長女を授かった後は仕事を辞め，専業主婦として家庭を守ってきた．とても活発な性格で，子どもが学生の時はPTA役員や地域の育成会役員など積極的に役割をこなした．手先が器用で創作的な活動が好きなAさんは，娘さん達が小さい頃は洋服を手作りしていた．子供達が大きくなった後は使わなくなった洋服の布を再利用したパッチワークや鞄作りなどを意欲的に行い，自宅にはそれらの作品や写真がたくさん飾ってあった．夫は国立大学の教授であったため，国際学会などの出張にあわせてAさんも旅行することを楽しみとしていた．夫は退官後も非常勤講師や論文執筆などの活動を続け，Aさんは自分の趣味である手芸活動に没頭するなど，夫婦は仲良いがそれぞれが自分の時間を大切に過ごしていた．

3．評価

1）初回アセスメント

初回訪問担当者は作業療法士（筆者）と担当地域包括支援センター職員（主任ケアマネ・介護福祉士）での訪問．約100分の1回のみ．

2）初回面談時のAさんと家族からの要望

Aさんは病識低下により現状についての理解が乏しい反面，他人には取り繕うような発言が多く聞かれ，初回面談では「まぁ，それなりに好き勝手にやっているので，このままでよいですよ」「こういうこと（編み物やパッチワーク）するのが好きでね，暇さえあればよくやっていますので...」などと答える．しかし，現状では日中無為に過ごすことが多く，手芸などの作業活動も困難な状況であった．作業療法士との会話では，昔作った作品や写真を眺めて嬉しそうに話す場面があり，それらの作業については肯定的な印象を受けるが，Aさん自身が強く要望することはなかった．また，「教員をやっていたから，人間が好き，話すのも好き」「外に出られたら」との発言も聞かれる．

夫としては，本人ができるだけ好きなことをして元気にいてくれればよい．同じ話を繰り返したり，できると他人には言うが何もできず，郵便物なども勝手に捨てられたりするから困る．最近は，調理や洗濯など家事全般を担う必要があり，論文執筆や自分の趣味（楽器演奏など）の時間がとりにくくなっている．

娘としては，日中パジャマで何もせずに過ごして，テレビを見ながらうたた寝していたり，昼寝をしすぎて夜更かししたりで，整理整頓ができずお風呂にも入らず

以前の母親とは別人のよう．このまま認知症が進むのではないかと不安．サービスなどを使って外に出て欲しい．そうすれば父が安心してゆっくりする時間もできると思う．

3）評価スケール

　　DASC-21[注1]：55 点
　　DBD-13[注2]：21 点
　　J-ZBI_8[注3]：9 点

4）生活機能の整理

①健康状態

アルツハイマー病
　感音性難聴（身体障害者手帳2種4級）
　左大腿骨頸部骨折
　直腸がん

②心身機能・身体構造

会話のやり取りから，短時間での同じ話題の繰り返し，長文での口答指示理解の低下，日付の頻繁な確認など，明らかに即時記憶と近時記憶，日付の見当識の低下を認めた．感音性難聴による聴理解の低下もあり，会話でのすれ違いやテレビを見ていても内容を理解することの難しさがあるため，外部からの情報が入りにくい状況．日中の自発性や興味の低下などアパシー様の症状を認める．HDS-R：15/30 点で，日付の見当識，即時再生，遅延再生，言語流暢性で目立って減点．

左大腿骨頸部骨折後のリハビリテーションを実施している最中に，直腸がんの手術で転院するなどしたため，廃用による軽度筋力低下（下肢 MMT4 レベル）を認めるが，屋内歩行は手支持なく自立レベル．

③活動／参加

ADL については，食事と排泄はほぼ自立レベルであるが，整容と更衣は声かけが必要な状態．もともと外出する際は必ず髪をとかしたり化粧をするなど身なりに気を遣い，洋服のコーディネートにもこだわるタイプであったが，現在は促さないと顔を洗ったり髪をとかすなどせず，1 日パジャマで過ごすことが大半．洋服もコーディネートだけでなく気候に合わせた選択が難しく，同じものしか選ばないため，娘の声かけや促しが必要．入浴は嫌がり，退院後は一度だけ娘に促されて入浴

注1）DASC：
「地域包括ケアシステムにおける認知症アセスメントシート」(Dementia Assessment Sheet in Community-based Integrated Care System；DASC) のことであり，DASC-21 は地域で生活する対象者の「認知機能障害」と「生活機能障害」を評価する 21 項目の質問から構成されたアセスメントツールである．平成 25 年度からの認知症初期集中支援チームモデル事業で実施する必須アセスメントのひとつである[1]．

注2）DBD：
「認知症行動尺度」(dementia behavior disturbance scale；DBD) のことであり (p132 参照)，DBD-13 はその短縮版である[2]．

注3）J-ZBI：
「Zarit 介護負担尺度日本語版 (Zarit Caregiver Burden Interview；J-ZBI)」のこと (p144 参照)．その短縮版（8 項目の質問）が J-ZBI_8 である[3]．

したのみ．下着は取り替えるが，汚れた下着を洗濯機ではなくタンスに片付けることもある．服薬管理は夫がしている．家事動作は夫と一緒であれば実施できるが，食器洗いでは洗い残し，洗濯機操作の混乱，冷蔵庫の食品管理などは難しい状況であった．日中も特に役割もなく，昼寝をしていたり椅子でウトウトしている一方，夜中の2時頃からゴソゴソと部屋の片付けをしたりテレビを見ているなど，生活リズムの崩れも目立っていた．手芸については，即時記憶や注意機能の低下だけでなく，軽度の頭頂葉機能の低下も影響し，今までのような作品を作ることは難しい状況であったが，ごく短時間の簡単な縫い動作であれば手続き記憶を手がかりに何とか実施できる状況ではあった．

④個人因子

何事も熱心に取り組むタイプで，独身時代は教員の仕事に没頭し，いつも夜遅くの電車で帰宅していた．その電車で今の夫と知り合った．趣味の手芸はかなり凝っており，手芸雑誌にAさんの作品が掲載されるなど70歳代までは熱中していた．創造的な作品を作り出すことが好きだが，プライドが高くこだわりが強いため，他人に勧められたり他人と同じことをするのは嫌いである．気が合う人と話をするのは好きとのこと．以前は手芸仲間や子ども達のPTA役員時代の知人とお茶をしたり，ブティックで買い物することなどを楽しみにしていた．

⑤環境因子

自宅は一戸建ての持ち家に夫婦二人で生活している．居室やAさんの寝室，浴室トイレ，キッチンなどは1階にあり，2階は夫の書斎や趣味の部屋があるため，Aさんは1階部分で生活している．夫はとても理解が良く，病気だから仕方ないとAさんの失敗などを責めることはないが，逆にあまり積極的に関わったり，現状の活動性低下に対して改善策を講じることはあまり考えていないため，J-ZBI_8は9点とさほど介護負担感は強くはない．逆に長女は，Aさんに対してもっと良くなって欲しいという想いが強く，同じ話の繰り返しや言い間違え，日付の確認に対する指摘や入浴の指示などをきつくしてしまうことがあった．長女は，夫の両親と子どもとの5人暮らしだが車で20分程度の距離で，週に2～3回はAさんの所に様子を見に来て家事を手伝うなど協力的である．

4．援助の目標と方法

チームへの依頼以前に，デイサービスの利用勧奨に対してAさんが強く拒否をした経緯がある．適切な医療資源には結びついているが，介護サービスには結びつかず退院前に認定された要介護度（要介護1）も活用できていない．長女の希望と夫が一人でゆっくりできる時間の確保のためにも，また日中の活動性の向上のためにも，できれば地域の高齢者向けサロンや集会所の集まりなどインフォーマルまたはフォーマルな社会資源に結びつくことが望まれた．認知症初期集中支援チームの特性からも，半年ほどの短期間で社会参加につなげることが要求されていた．そのため，まずはAさんの好きな手芸などを共通の話題や媒体としてAさんとの信頼

関係を構築するとともに外出のきっかけを探ることとした．また，夫や特に長女の認知症に対する理解促進に向けた家族指導，Aさんができる事の整理と周囲の援助方法の提示も含めて行うこととした．

目標
- 長女と共に外出や何らかの地域コミュニティーへの参加を楽しむことができ，社会資源の利用にもつながることができる
- 家族が認知症やAさんの病状を正しく理解することができる
- 生活リズムの改善をはかりメリハリのある生活を送ることができる

5．援助の方法－具体的支援と経過－

1）自宅訪問での支援（2回）

　信頼関係構築のため自宅を訪問．Aさんの今までの生活歴，特に教員時代の話や趣味で作った手芸作品の話を1時間程度かけてゆっくり聞く．Aさんとしてはそれが嬉しかったようで，過去の作品の写真アルバムを引っ張り出して色々と説明をしてくれた．長女から「母がこんなに笑顔で元気に話をしているのを久しぶりに見た」との発言が聞かれる．長女には前橋家庭介護ガイドブック[注4]（**図1**）を渡し，認知症についての正しい理解の習得を促すとともに，認知機能低下（高次脳機能障害）により生じる行為障害について解説を行った．具体的には，見当識障害による生活リズムの崩れや気候に合わせた衣服を選択することの難しさ，記憶障害から生じる金銭管理や服薬管理の難しさ，言語理解力の低下と感音性難聴から生じるコミュニケーション上のトラブル，アパシーにより周囲には興味関心が無くなりやる気がないように見えること，遂行機能障害から生じる材料に応じた献立立案や適切な調理手順，火加減・塩加減の難しさなどについて，長女に対してゆっくり説明した．また，すべての動作ができないわけでなく，例えば調理動作では具材を切る・洗うなど個々の動作能力は手続き記憶で保たれやすいため，「お母さん料理を教えて」と言って一緒に調理をすれば作業の遂行が可能であることなどを伝える．初回訪問を含め3回目の自宅訪問時には「認知症になると何もできない分からなくなっていく」「覚えさせたり日付を答えさせたりして頭を鍛える」という家族の誤ったイメージや考え方は少しずつ改善された．作業療法士としては，家族がAさんのできることと苦手なことの整理ができるように心がけた．

　Aさん本人に対しては，編み物やパッチワーク，フランス刺繍，布のバッグづくりなどの趣味であった手芸を活かした活動の可能性について評価とアプローチを行った．頭頂葉機能と注意の低下もあり，縫う動作自体ができても直線や模様に縫う動作が難しかった．しかし，縫う場所に印がある刺し子であれば，ある程度失敗

[注4] 前橋市の認知症初期集中支援チームでは，家族介護者が適切に認知症を理解し，家庭での介護に役立ててもらうためのガイドブックを作成している．チームの訪問の際に家族に渡し，家族教育の教材としても活用している．ガイドブックは前橋市のホームページより無料でダウンロード可能．前橋市家庭介護ガイドブック―認知症の人と家族が穏やかに在宅生活を続けるための秘訣―[4]

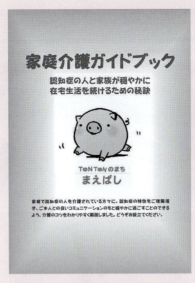

●図1● 前橋家庭介護ガイドブック　　　〔前橋市, 2013⁴⁾〕

チーム員が必要に応じて家族に渡すガイドブック．効率的に家族指導ができるように，認知症の基本や接し方のポイントなどが家族介護者に分かりやすいようにまとめられている．前橋市のホームページより無料ダウンロード可能．
http://www.city.maebashi.gunma.jp/kurashi/42/104/122/p012927_d/fil/kateikaigo.pdf

せずにできる事が分かり，一緒に簡単な作品づくりも行った（図2）．しかし，もともと行っていた活動が非常に高度で創造的でありAさんが満足しない点と，注意や記憶の低下もあり動作自体が継続しないため，作業療法士や娘に"指導をする"という立場で作品づくりを行った．Aさんとしてはそちらの方が楽しめているようであった．作業療法士の名前や所属についての記憶は曖昧であったが「楽しい人」という記憶はAさんに残ったようであった．2回目訪問日（初回訪問含め3回目）の朝に長女が電話で作業療法士訪問の旨を伝えAさん宅に行くと，既に着替えなどの身支度をすべてして待っており，今までとは別人のようだとのことだった．

2）外出することに慣れるための支援（3回）

作業療法士の訪問を楽しみとして捉えてもらえるようになったため，次のステップとして外出して自宅以外の場所で過ごす機会を考えた．具体的には，長女がAさんを初期集中支援チームの事務所がある地域包括支援センターに連れてきて，そこの一室にて作業療法士と二人で作業活動などをして1～2時間ほど過ごす．その間，長女は近隣施設で買い物などして過ごした後に，夫とともにAさんを迎えに来て昼食を食べに出かけるという試みである．そこでも簡単な手芸活動の導入も行ったが，やはり作業活動を継続的に行うことは困難であり，作業療法士とともに創作的なパッチワークでの作品づくりをするにあたり，作業療法士への指導者的立場で関わってもらった．また，長女とともに自宅で材料となる布を探してもらった．これはAさんがパッチワークをするために自宅に保管していた布であり，Aさんが娘達のために作った洋服の切れ端の生地でもあった．この作業を通し，娘と

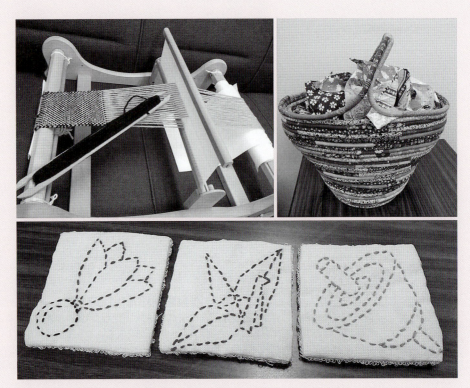

●図2● Aさんと行った機織り（左上），刺し子（下）とAさんが病前に作成した作品（右上）

の間にも懐かしの記憶を元にした話題で盛り上がることも多くなり，自宅でも昔の作品や布の材料の整理など合目的な活動が増えたと長女より報告を受けた．また，外出することに抵抗感がなくなり楽しみにしている様子と長女より報告を受けたため，次の段階としてさらにオープンな環境への外出へと段階づけを考えた．この頃には長女の考え方にも変化が見られ，「リハビリをしなくては進んでしまう」と焦るような発言は聞かれなくなり，「本人ができる部分はなるべくやってもらい，感謝を伝えるようにしています」「脳トレではなく，母が楽しい気分で外に出かけられたり外の人と会話ができるといいですね」といった発言が聞かれるようになった．

3）オープンな社会環境へ出かけて交流する支援
　　～インフォーマルサービスの活用～（3回）

　自宅以外の場所への外出に慣れてきたため，次のステップとしてオープンな社会環境に出かけ，いずれ社会資源に結びつけることを念頭に，認知症カフェなどのインフォーマルサービスへの参加を試みた．具体的には3か所の認知症カフェへ，長女とAさん，作業療法士の3名で参加を試みた．1か所目の認知症カフェは長女宅近くのNPO法人が運営しているもので，認知症に限局せず近隣住民や子供達が自由に集える開放的かつ庶民的な雰囲気であった．教員歴のあるAさんには馴染みやすい雰囲気かと思われたが，賑やかな雰囲気がかえって混乱の原因になるようであった．そこで，おしゃれで高貴な雰囲気の施設で運営される別の認知症カフェ

に参加してみたところ，Aさんが昔勤務していた学校の近くということもあり，非常に受け入れが良く，スタッフとも楽しく会話するなど落ち着いて過ごすことができた．3か所目はチームが設置されている法人が受託する地域リハビリテーション広域支援センターと行政の担当部局が試験的に実施したカフェで，2か所目と同様に作業療法士以外のスタッフと会話や作業活動を楽しむなどして過ごすことができていた．しかし，こちらは継続的なカフェではないため，2か所目のカフェに娘の送迎でまずは月に1～2回参加する事になった．

6．結果－再評価－

1）評価スケール
DASC-21：57点（初回訪問時より2点悪化）
DBD-13：18点（初回訪問時より3点軽減）
J-ZBI_8：6点（初回訪問より3点軽減）

2）具体的改善点とその後の引き継ぎ

結果的に，長女と2人で地域の認知症カフェなどのインフォーマルサービスや喫茶店，買い物に行くなどの外出の機会が増え，現在も長女と認知症カフェに行くことができている．長女からの報告では「自ら美容院に行きたがる場面なども見られるようになりました」「物忘れは相変わらずひどいですが，楽しそうです」と娘から報告を受けた．

認知機能は，神経心理学的検査上でも若干低下しており，夫と長女の話では日付の確認や同じ話の繰り返しなどの頻度が増えたとのことであった．しかし，家族介護者側も余裕を持って接することができるようになり，結果的に介護負担感のスケールであるJ-ZBI_8では3点軽減の6点に改善していた．また，認知機能の低下もありDASC-21の点数は2点ほど悪化しているものの，Aさんの生活リズム改善や外出による張り合いが増えたことなどによりDBD-13の点数も3点改善を認めた．

今回は，夫や長女，Aさんの意向もあり介護保険サービスの利用までは結びつけなかったが，Aさんが気に入って長女と出かけるようになった認知症カフェは，同じ空間で認知症対応型デイサービスや認知症高齢者グループホームを運営しており，それらの雰囲気やスタッフにAさんが慣れたことも長女の安心感につながった様子であった．現状では介護サービス利用はしていないが，今までの経過をまとめて最終的に担当地域包括支援センターに引き継ぐとともに，今後認知症の進行とともに介護保険サービスの利用を本格的に導入する際や，認知症に関して困ったことや不安に感じたことがあればいつでも相談に乗る旨を伝え，初回訪問から計9回の訪問・面会をもって終了した．

7. 考察－この事例の作業療法のポイント－

　本事例は認知症初期集中支援チームとして関わった．認知症初期集中支援チームは在宅で生活している認知症またはその疑いがあるケースで，適切な医療や介護に結びつかないケース，または，結びついているが認知症の行動・心理症状が強く介護に難渋しているケースに対し，おおむね6か月以内の短期間で集中した支援を行うチームである．本事例は介護の社会資源に結びつけることを求められた事例である．要介護認定では以前に要介護1の認定が出ている経緯もあり，介護保険における要介護認定の申請とサービス利用または通所型介護予防教室の利用といった選択肢もあった．しかし，チーム介入までの経緯で，デイサービスだけでなく近隣の高齢者向けサロンの利用についても拒否的であり，作業療法士の経験からも無理にサービス利用を進めることでかえって状況を悪化させると考えた．アルツハイマー型認知症の患者は病識の低下を認める一方で，自身がさまざまな場面で作業遂行に躓くことも出てきており「何かおかしい」「うまくできない」といった病感は保たれるケースが多い．そういったことが取り繕いの言動や，外出を嫌がることにつながるケースは多い．さらに元来の性格や生活歴などさまざまな要素から，従来型のデイサービス利用には馴染まないケースを地域で多く経験する．認知症の人の初期（病期ではなくファーストコンタクトの初期）支援には，要介護認定の申請とデイサービス利用といった画一的な発想ではなく，柔軟な発想で支援をすることが求められている．本事例では，もとから話好きで社交的な本人の性格や趣味の手芸活動を活かし，作業療法士との信頼関係を構築しながらも，長女や作業療法士といった慣れた関係を保ちながら段階的に外出の場を変えていったことが，社会参加が円滑に促された理由のひとつであると考えている．また，認知症の本人と長い時間をともにするのは介護家族であり，介護家族に認知症に関する適切な知識の提供や，できることやりたいことの整理とその具体的援助方法の教示をすることは，介護家族の介護負担感を軽減するだけでなくAさん本人にも活動性向上など非常に有効な効果が期待できる．

8. まとめ

　認知症初期集中支援チームでは，認知症のケース本人だけでなく，介護家族や場合によっては担当地域包括支援センターのスタッフやケアマネジャーに対しても支援を行うことが求められる．そのため，認知症疾患に関する医学的基礎知識やその支援方法だけでなく，家族支援に関する知識や技能などが幅広く求められるが，一番大切なのは作業療法士として継続的に関わることより，作業療法士の視点を活かしながらも，低頻度かつ短期間で既存の社会資源に引き継ぎをすることである．
　そのためには，自分の活動する地域の社会資源について情報収集を心がけたり，それらの情報に精通している職種の人たちとスムーズに連携を取ることが必要である．また，場合によっては，現状の地域に足りない社会資源を明らかにすることも

求められる．実際，筆者らの認知症初期集中支援チームの取り組み過程で，軽度認知障害から中等度認知症の人のニーズにマッチした社会資源が欠乏している現状が明らかになった．そのため，現状の制度に足りない資源や支援を試験的に実践し，成功事例を提示することがきっかけとなり，認知症カフェといった新たな取り組みを行政が検討するきっかけにつながった経緯もある．

(山口智晴)

【文 献】
1) 東京都健康長寿医療センター・粟田主一（編）：認知症の総合アセスメントテキストブック 改訂版．東京都健康長寿医療センター，2014.
2) 町田綾子：Dementia Behavior Disturbance Scale（DBD）短縮版の作成および信頼性，妥当性の検討－ケア感受性の高い行動障害スケールの作成を目指して－．日本老年医学会誌，**49**(4)：463-467，2012.
3) 荒井由美子・他：Zarit 介護負担尺度日本語版の短縮版（J-ZBI_8）の作成：その信頼性と妥当性に関する検討．日本老年医学会誌，**40**(5)：497-503，2003.
4) 群馬大学大学院保健学研究科山口晴保研究室（原案）／前橋市認知症初期集中支援チーム・前橋市介護高齢課（制作）：前橋家庭介護ガイドブック．2013.
(http://www.city.maebashi.gunma.jp/kurashi/42/104/122/p012927_d/fil/kateikaigo.pdf)

section 4 対応の実際…事例編
在宅での支援
～認知症初期集中支援～

2 アルツハイマー型認知症に対する訪問リハビリテーションでの支援事例

1. 概要

Aさんはアルツハイマー型認知症の診断を受け，着衣失行と実行機能障害がみられている．今回，訪問リハビリテーションが導入され，作業療法士として作業分析と環境面の評価から得られた課題に焦点を当て介入した．

2. 事例紹介

1) 医学的所見
対象者：Aさん，70歳代，女性
診　断：アルツハイマー型認知症，CDR：1，認知症日常生活自立度：Ⅱb．

2) 生活歴
東北出身．高校卒業後，革職人になるため上京し住み込みで働く．20代後半で結婚し，2人の子供をもうけた．30代前半で独立し，夫とともにオーダーメイドの革製品を販売して生計を立てていた．仕事と主婦業を忙しくもこなしていたため，家事動作には自信を持っていた．しかし，X－10年体調を崩したため，店を辞めた．その後は外出する機会も減り，他者との交流もなくなった．

3) 相談に至った経緯
X－1.5年，更衣手順のミスが徐々に目立つようになってきた．「ボタンのかけ違い」という小さなミスから始まり，徐々に洋服の着る順番が分からなくなった．
もともと家族以外との交流は少なかったが，着衣失行が出現し始めた頃から外出の機会や自発話量が減り，会話が一方通行になることが多くなった．テレビを見ても内容を理解できず，テレビを見る時間が短くなった．
家族は本人に対して認知症専門医への受診を勧めていたが，「自分はどこも悪くない」と拒否した．X－1年，風邪を引き近医を受診した際に，認知症の相談も行ったところ，アルツハイマー型認知症の診断を受け，医師の勧めで介護保険の申請に至った．要介護度2の認定がおりたが，家族はサービスを導入し生活環境が変

化することで本人の状態が不安定になるかもしれないと不安を感じ，介護保険サービスの導入に至らなかった．X年，更衣動作の介助量増大や料理動作の不手際など介護への不安から地域包括支援センターに相談があった．

3．評価－ICF－

1）心身機能

MMSE 19/30点．見当識（日付，地誌），連続減算，3単語遅延再生において失点があり，見当識障害と短期記憶障害が目立った．体型は痩せ型で，主に下肢・体幹の筋力低下を認めた．

2）活動・参加

食事を除くADLは要介助状態であった．整容は道具のセッティングと声掛け，上衣着脱はボタンやファスナーの操作に介助を要した．下衣着脱は片脚立位が不安定であり，立位での着脱が困難であり，椅子に座って着脱をしていた．着衣手順のミスが目立ち，下着を忘れて洋服を着てしまうことが多かった．入浴動作も手順の混乱が見られたが，動作の合図や手順の声かけがあれば，動作が継続可能な場面もみられた．

IADLは短期記憶障害により工程の切り替えができず，夫の協力を必要とした．しかし「強み」として，手続き記憶が保たれており，動作の促しや環境設定で動作が可能な事もあった．

3）環境因子

物的環境と人的環境に分けて挙げる．物的環境は2階建ての持ち家で，家屋内の階段が急であることや玄関の上がり框が40cmと高いことが問題であった．屋内は整理整頓されており，生活動線内に障害物はなかった．しかし，移動時にタンスや壁などを伝って歩くが，それぞれ触れることのできる面積が狭く転倒につながる可能性が高かった．

人的環境としては，夫と二人暮らしであり，夫は健康である．夫は優しく，本人に対して声を荒らげることはほとんどない．子供は二人おり，一人は近隣に住んでいる．子供や孫との関係は良好で，定期的に自宅を訪問している．しかし，本人への対応に戸惑いを感じており，話を聞きたいという要望があった．

4）本人の思い

着衣失行や実行機能障害について自覚があり，"何もできなくなってしまった．以前のようにスムーズに動けない"と不安を漏らした．また，「これ以上，家族に迷惑をかけたくない」と自信を失った言葉も聞かれた．

4．援助の目的

評価を進めていく中で，料理や更衣動作において介助を要したが，声かけや環境設定で本人の能力を活かせる部分も多く見られた．家族は「本人らしさ」を保ち続

けてほしいとは思っているが，どこまで介助して良いのか分からずに過介助になることも見られた．そこで，家族に対して認知症の基本的知識と介助のポイントについて心理教育的支援を行うことにした．また，本人に対しては，料理，更衣動作にポイントを絞り，動作の細分化と問題点の抽出，家族内の役割の再獲得を目的に支援を行った．

5．支援方法

　まず，ポイントに挙げた料理と更衣動作について実際の場面を評価した．料理動作場面では，キッチンとダイニングの住環境と生活動線の確認を行った．キッチンは「コの字型」で，ガスコンロやシンクと食器棚が背中合わせになっていたため，キッチン内を180°回転しながら料理を行う必要があった（**図1**）．また，短期記憶障害を認め，動線がコマ切れになるために，次の作業手順への切り替えが困難になっていると考えた．キッチン内の動線を単純化するために，使用頻度の高い食器棚や料理道具を横の動線に配置し，視線がコマ切れにならないよう工夫した（**図2**）．また，引き出しの中身が想像しやすいように「文字と写真」で掲示した．短期記憶障害が原因で料理工程の想起ができずに混乱していたが，介入を進める中で，次の工程の合図を出すことで作業の切り替えが可能であることが判明したため，夫に協力を求めた．

　更衣動作場面では，各々の着脱動作は比較的スムーズに行えるが，入浴後や複数枚の洋服を着用するときに手順を間違ってしまった．そこで，薄い色の下着と濃い色の洋服の組み合わせで濃淡を調整する工夫と，脱衣所に洋服を着る順番に置くように統一した．

　家族への認知症の心理教育として，まず認知症は大きく4つのタイプに分類されること，それぞれのタイプによって特徴となる症状があることを伝えた．さらに，進行に伴い，行動心理症状が出現したり，IADLに加えて徐々にADLの介助が必要になるなど，症状が変化することを説明した．Aさんの場合，アルツハイマー

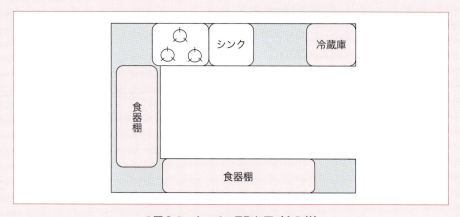

●**図1**● キッチン見取り図（介入前）

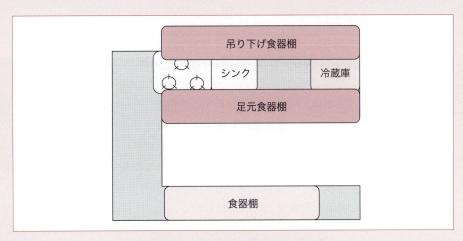

●図2● キッチン見取り図（介入後）

型認知症で，記憶や日付の見当識が障害されており，屋外に出掛けた際には出掛けた目的を思い出せずに徘徊する可能性があること，頭頂葉の萎縮に伴い道順記憶障害を認めるようになり，帰宅が困難になる可能性があることを伝えた．しかし，本人の手続き記憶が保たれていることは「強み」として生かすことができる点であり，今できている動作を継続するためには家族の協力が必要であることを指導した．夫から生活の中で困っていることを具体的に質問されるなど，少しずつ「認知症」という状態を積極的に学ぼうとするような変化がみられた．また，料理場面を中心に夫が手続き記憶を活かした声掛け・促しをするなど，Aさんが自信を持っていた作業について考え，「本人らしさ」を活かした支援ができるようになった．

6．結果－再評価－

料理動作は，動線の単純化により動作が中断することがなくなり，本人の混乱が減少した．引き出しの中から必要な道具や材料を取り出す動作については，「写真と文字」の教示を導入し，導入直後は家族の声かけを要することもあったが，しだいに定着化し，声かけの頻度が減少した．また，家族の認知症に対する理解が深まったこともあり，夫が複雑な工程のメニューを担当するなど，その日の本人の状況に合わせて支援を行えるようになった．夫が本人と一緒にキッチンに立ち，声かけをしながら本人の失敗体験を未然に防ぐことで，自信獲得に繋がった．また，孫の来訪時には，一緒に軽食を作ることが可能になった．

更衣動作に関しては，3か月間という支援期間内で大きな改善は得られず，家族の声かけや下着や洋服を1枚ずつ提示する必要があった．しかし，家族の理解が高まったこともあり，家族の介護負担感は減少し，現在の介助を続けていくことができるようになった．

全体的には，認知機能やADL，IADLともに大きな変化はみられていないが，家族の認知症に関する知識やケアのポイントを再認識することにより，在宅生活が

継続できている．

7．考察－この事例の作業療法のポイント－

　在宅では，病院や施設のようにバリアフリーや治療器具が完備されている環境とは異なるため，対象者の生活スタイルなどさまざまな状況に対応しなければならない．そのため，住環境や人的環境（家族など）といった環境因子すべてに注意する必要があり，作業療法士として求められる役割は多岐にわたる．また，認知症の進行に関する予後予測や合併症の有無，身体状況の確認は重要であり，適切な時期に，必要な医療やケアが受けられるように支援の輪を広げておく必要がある．例えば，買い物や調理などIADLの自立していた方が，徐々に買い物に時間がかかるようになった場合，道順記憶障害が出現していないか，頭頂葉の機能低下により空間認知機能障害が出現していないかといった原因を考える必要がある．その上で，本人の能力や意欲を低下させないような支援を適宜追加する．他には，MMSEの下位項目「図形模写」で失点した場合，頭頂葉の機能低下が疑われ，物との距離感の低下から転倒が生じる可能性も考慮し，家具の配置や手すりの検討などを長期的視点としてプランに組み込むことも提案できる．

　在宅は「本人らしさ」が最も反映される環境であり，病院や施設内でのリハビリテーションに比べて，実生活に対して直接かつ具体的に支援することができる．本人が在宅という環境に合わせて無理をするのではなく，環境を本人に合わせて生活しやすいように工夫することが重要である．

　Aさんの場合，ADLとIADLを細分化し，問題点にポイントを絞ってアプローチした．キッチンは女性にとって重要な環境であり，その環境を調整し，さらに家族の認知症に関する理解が深まった．このように，在宅では本人や家族とともにさまざまな方法を模索することができるというメリットがあり，それを本人の「強み」を生かした生活支援に結びつけることが重要である．

（村島久美子）

Section 4 対応の実際…事例編
在宅での支援
～認知症初期集中支援～

3 幻視と妄想によって外出回数が減った症例への支援

1. 事例の概要

　Yさんはレビー小体型認知症と診断されて3年が経過する．妻と二人暮らしを続けている．
　2か月前までは，通所介護に通っていた．しかし，妻に対する嫉妬妄想が原因で通所介護をやめてしまった．自宅での閉じこもりが続いたため身体機能が著しく低下した．Yさんはヘルパーによる入浴介助も断わったために，妻に介護負担が重くのしかかっていた．

2. 事例紹介

対象者：Yさん，70歳代，男性
診　断：レビー小体型認知症
認知症の日常生活自立度判定基準：Ⅱb
要介護度：1
MMSE（Mini-Mental State Examination）：18点
生活歴：65歳まで運送業を経営していた．Yさんは大型免許を持っており，自身も長距離トラックの運転をすることがあった．しかし，振戦やすくみ足などのパーキンソン症状が出現するようになったため息子に経営を委ねた．引退後はマンションを購入して妻と生活をしている．
　趣味は散歩で，マンション近くの公園まで出かけるのが日課だった．しかし1年ほど前から，公園のベンチに隣合わせた人に意味不明な問いかけをするため，近隣住民から気味悪がられていた．その頃から，風呂に入らず着替えもしないため，妻の不満は募る一方だった．

3．通所介護利用から休止まで

1）介護保険の利用のきっかけ

　Yさんは散歩が日課であったが，歩いている途中で足が出なくなり3時間経っても家に戻れない日が続いた．妻は心配して，Yさんに外出を止めるよう強く勧めた．しかし，Yさんは頑なに散歩を続けていた．ある日，歩道で転倒しているところを発見され，入院となった．入院は3日ほどであったが，その間に担当ケアマネジャーが決まり，介護保険の申請につながった．

　退院にあたり，ケアマネジャーはYさんになぜ散歩を続けるのかを尋ねた．するとYさんは「歩く力を衰えさせないため」と述べた．ケアマネジャーは通所介護を紹介し，そこで歩行練習をするように勧めた．

2）通所介護での様子

　Yさんは歩行練習を目的に通所介護施設D（以下，D施設）に通い始めた．D施設では平行棒を設置しており，歩行練習が自由にできる環境だった．Yさんは利用初日から歩行練習に夢中になった．時折，平行棒の中で体の動きが止まり，そのまま寝そべることもあった．D施設では歩行練習のあとに入浴を勧めた．Yさんは入浴の誘いに素直に従っていた．

　Yさんは1日のうちに言葉が出にくい時間帯があるが，調子のよいときには会社を経営していた頃の話を他利用者と楽しく話していた．D施設から帰ると，その日あったことを妻に話すようになった．ケアマネジャーや妻は，Yさんが楽しく過ごせていると安心をした．

3）急な利用中断

　ある日，D施設のラウンジでYさんは男性二人と談笑していた．そのうちYさんは，電源が入っていない液晶テレビを見つめ「テレビの中にアリがたくさん這っている」と告げ，男性に殺虫剤を持ってくるように言い出した．

　また別の日には，Yさんの隣で談笑している女性に向かって大きな声で「俺に笑いかけるな！」と拳を振り上げたのだ．女性たちは怯えてしまい，Yさんのことを「気味が悪い」と陰口を言うようになった．このようなことが続き，次第にYさんの周囲には人が寄り付かなくなっていった．

　その頃，Yさんは感情の起伏が激しくなり，現実には起こっていない出来事を言い立て，周囲の利用者に大声を出す頻度が増えた．このように激しく興奮する場面もあれば，午後には覚醒度が低くなり起きているのかどうかわからない時間帯もあった．

　自宅では妻に対して，「俺がいない間に男を連れ込んでいるだろう」と怒り，妻を困らせた．D施設から帰宅すると，すぐに『自宅内に潜んでいる男』（と，思い込んでいる）を探して歩くのだった．

　ある日の朝，D施設の職員が迎えに行くと，妻が「いくら説得しても，（D施設に）行かないと言い張っている」と困った表情で玄関に出てきた．これ以降，D施設からYさんに誰が会いに行っても，「行かない」を繰り返すのだった．ケアマネ

ジャーは原因もわからないため，妻と話し合った結果，当面，D施設の利用を休止することにした．

4．通所介護休止期間の様子

　　D施設を休んでいる間は，Yさんは居間の窓の近くであぐらをかいて過ごすようになった．窓辺で過ごす間は傘を握っていた．妻はそのような行動を見て，「夫の頭がおかしくなった」と思い込み，夫と生活を続けられるのか不安を抱えていた．
　　D施設を休止して3週間経つ頃から，Yさんの身体機能が低下し始めた．トイレに行くにも時間がかかり，床からの立ち上がりも困難な状況になりつつあった．風呂にも入らず，下着を着替えないために異臭を放つようになった．定期的な主治医への受診も嫌がり，外出もしなくなった．
　　さらに，妻に対して「男を出せ！」としつこくなじった．妻とYさんの口論が絶えなくなった．妻の精神的な負担はピークに達していた．

5．訪問リハビリテーションの導入

1）訪問リハビリテーション導入の目的
　　ケアマネジャーはこのような状況を鑑み，通所系サービスの再開は当面難しいと判断した．そこで，入浴の課題を解決するためにホームヘルパーを導入した．Yさんは数回，入浴の介助を受けた．しかし，これも「嫌だ」と利用を断わった．そのうち，本当に床から立ち上がれなくなった．そこで，訪問リハビリテーション（以下，訪問リハ）が身体機能向上を目的に導入された．Yさんは身体機能面の低下は自覚できていたので，訪問リハの利用を受け入れた．

2）訪問リハビリテーションの展開
　　Yさんの担当は作業療法士の男性Hとなった．週2回，HはYさんと立ち上がり練習をするとともに，彼との人間関係を築くことから始めた．開始からしばらくの間，Yさんから生活歴，職業歴を語ってもらった．YさんはHとの面談中，「あんたの耳から水が溢れている」と手を伸ばしてくることが度々あった．そのような場面では，Hは彼のするままに任せていた．次第に，Yさんは自分に関心をもってくれて，対応が穏やかなHの訪問を心待ちにするようになった．

3）Yさんを理解するために
　　Hは，Yさんが身体機能回復にこだわる反面，それが解決できるD施設利用をやめるという行動をとった理由の中に，彼が抱える本当の課題があるのではないかと推測した．そこで，Hは生活行為向上マネジメント[TM 1)]をYさんに導入することにした．生活行為向上マネジメントには「生活行為聞き取りシート」[1)]があり，これを媒介として，本人の望む生活を聞き取れるのではないかと考えたのだった．さらに，訪問リハのみで解決できる課題ではなさそうな予感もしていた．
　　Hは訪問リハでYさんに身体機能訓練を実施しつつ，訓練の終わりに「生活行

為聞き取りシート」（図1）と「興味関心チェックリスト」（図2）[1]を用いてコミュニケーションを重ねた．

4）本来望む生活と実際の生活

　HはYさんに当初，「困っている事柄で良くなりたいこと」を興味・関心チェックリストを併用して尋ねた．2週間ほどは，Yさんの興味・関心は「自分でトイレに行く」，「一人でお風呂に入る」などのADLの項目に「してみたい」が集中していた．その他の生活行為は「興味がある」であった．さらに，Hは聞き取りの間にYさんが「俺はできるのに……」とつぶやくのを毎回繰り返すことに気づいた．Yさんの病気の特徴のひとつとして，日内変動[2]によって体を動かしやすい時間帯と，そうでない時間帯がある．Yさんは体の動きが悪いときに覚醒度も低くなる．これまでYさんが受けてきた介護は，状態の悪いときに合わせていた可能性が高いと考えられた．つまり，D施設の職員や訪問介護は，Yさんができることまで介助していたのだろう．過介助をされるたびに，Yさんは「できる自分」を抱きつつ，ムクムクと心にわだかまりを感じていたのだろうと推測された．

6．解決に向けて

1）通所介護の再開に向けて

　3週間目に入り，Hは，Yさんと「生活行為聞き取りシート」の中で，「生活行為の目標」を完成させた．妻の介護負担が増しているため，通所介護の再開を目標とした．再開に際してYさんは，D施設に「できることは手伝わないでほしい」と，本人の状態に応じたケアを望んだ．特に，Yさんは入浴介助について「尻まで洗われるのが嫌だった」と何度も語っていた．そこでHは，訪問リハで実施する訓練項目と，D施設では彼の覚醒が良いときに入浴や身体機能訓練を実施する旨の内容を盛り込んだプランを作成した．

　HはこれをYさんの担当者会議でケアマネジャーやD施設の職員に提示した．対象者の状態に応じて介助方法を変化させるのはケアの基本である．しかし，多くの利用者を入浴介助する施設側が実際に可能なのか，介助する職員の技量も考えなければならなかった．事実，この提案をD施設の職員が戻って伝達したところ，その他の職員からYさんが覚醒のよいときの「適切な介助量がわかりにくい」との声が多く挙がった．

　Hはその報告を受けて，YさんがD施設に滞在している時間に合わせて，施設に訪問することにした．YさんもHが定期的にD施設に来てくれることを喜び，通所の再開を決めたのだった．

2）通所介護と訪問リハビリテーションの協業

　HはYさんの利用日に合わせて，D施設を週1回訪問した．滞在は30分ほどであったが，Yさんの状態に合わせた具体的な介助方法を示すことができた．Yさんの覚醒度に介護職員が注意を払うようになった．Yさんは，入浴では髪を洗う，お尻を洗う，この2つの行為は自分でやりたがった．介護職員側も，Yさんの体調に

相談者		年齢	歳	性別	男 ・ 女

記入者名：＿＿＿＿＿＿＿＿＿＿＿＿＿＿＿（職種　　　　　　　　）

認知症や寝たきりを予防するためには，家事や社会活動などの生活行為を維持し，参加していることが重要です．

1. そこで，あなたが困っているまたは問題を感じている（もっとうまくできるようになりたい，あるいは，うまくできるようになる必要があると思う）事柄で，良くなりたい，改善したいと思う事柄がありましたら，2つほど教えてください．
2. もし，生活行為の目標がうまく思い浮かばない場合は，興味・関心チェックリストを参考に確認してみてください．
3. 生活行為の目標が決まりましたら，次のそれぞれについて1～10点の範囲で思う点数をお答えください．
   ①実行度‥左の目標に対して，どの程度実行できている（頻度）と思うか．
   　　　　　十分実行できている場合は実行度10点，まったくできない場合は実行度1点です．
   ②満足度‥左の目標に対して，どのくらい満足にできている（内容・充実感）と思うか．
   　　　　　とても満足している場合は満足度10点，まったく不満である場合は満足度1点です．

生活行為の目標	自己評価	初回	最終
□ A（具体的に生活行為の目標が言える） 目標1：	実行度	/10	/10
	満足度	/10	/10
合意目標：	達成の可能性	□ 有 □ 無	
□ A（具体的に生活行為の目標が言える） 目標2：	実行度	/10	/10
	満足度	/10	/10
合意目標：	達成の可能性	□ 有 □ 無	

ご家族の方へ

ご本人のことについて，もっとうまくできるようになってほしい．あるいは，うまくできるようになる必要があると思う生活行為がありましたら，教えてください．

●図1● 生活行為聞き取りシート　　〔日本作業療法士協会，2014[1]〕

氏名：＿＿＿＿＿＿＿＿＿＿　年齢：＿＿＿歳　性別（男・女）　記入日：H＿＿＿年＿＿＿月＿＿＿日

　表の生活行為について，現在しているものには「している」の列に，現在していないがしてみたいものには「してみたい」の列に，する・しない，できる・できないに関わらず，興味があるものには「興味がある」の列に○を付けてください．どれにも該当しないものは「している」の列に×をつけてください．リスト以外の生活行為に思いあたるものがあれば，空欄を利用して記載してください．

生活行為	している	してみたい	興味がある	生活行為	している	してみたい	興味がある
自分でトイレへ行く				生涯学習・歴史			
一人でお風呂に入る				読書			
自分で服を着る				俳句			
自分で食べる				書道・習字			
歯磨きをする				絵を描く・絵手紙			
身だしなみを整える				パソコン・ワープロ			
好きなときに眠る				写真			
掃除・整理整頓				映画・観劇・演奏会			
料理を作る				お茶・お花			
買い物				歌を歌う・カラオケ			
家や庭の手入れ・世話				音楽を聴く・楽器演奏			
洗濯・洗濯物たたみ				将棋・囲碁・ゲーム			
自転車・車の運転				体操・運動			
電車・バスでの外出				散歩			
孫・子供の世話				ゴルフ・グランドゴルフ・水泳・テニスなどのスポーツ			
動物の世話				ダンス・踊り			
友達とおしゃべり・遊ぶ				野球・相撲観戦			
家族・親戚との団らん				競馬・競輪・競艇・パチンコ			
デート・異性との交流				編み物			
居酒屋に行く				針仕事			
ボランティア				畑仕事			
地域活動（町内会・老人クラブ）				賃金を伴う仕事			
お参り・宗教活動				旅行・温泉			

●図2● 興味・関心チェックシート　〔日本作業療法士協会，2014[1]〕

合わせた介助を幾通りか行えるようになった．3週間ほどで，YさんはD施設を休むことなく通うようになった．

3）モニタリング

初回アセスメントから約2か月後，Yさんに対してHは再度，「生活行為聞き取りシート」と「興味関心チェックリスト」を実施した．Yさんに一人でつけてもらったところ，興味・関心チェックリストでは，ADLの項目には，「している」がほぼチェックされていた．前回より増加したのは，「してみたい」であり，特に地域活動には二重丸をつけていた．

地域活動の「実行度」は全くできていない状態であった．

なぜYさんが地域活動への参加を望むのか，Hは彼と会話を重ねた．

4）生活歴のなかからひも解く

Yさんは運送業を息子に任せたあとは，顔の広さを買われて町内会長を引き受けた．しかし認知症を発症して以後は，会合の時間に間に合わない，トイレで尿を漏らす等があったため，これも引退したと教えてくれた．Yさんは，通所介護を利用して歩行能力が回復したら，またあの場所に戻りたいと考えていたらしい．

今まで，HはYさんの生活歴について時間をかけて詳しく聞いたつもりであった．しかしYさんの本当の気持ちを2か月かかりやっと聞けたのだった．

7．ここまでの整理

HとのかかわりでYさんが変化しつつある様子は理解できたであろう．今までのYさんの課題を整理してみる．

①なぜ，D施設やヘルパーを断わったのか．

レビー小体型認知症の特徴として，Yさんは覚醒度や体の動きが一日のなかでもよくなったり悪くなったりと変動する．介護職員は，Yさんの状態の悪い時期に合わせた介助をしていた．そのため，Yさんが調子の良いときも，本人に任せずやってあげていた．本人はできると思っていることもやってしまう．Yさんは「このままでは，ダメになってしまう」と思い，利用を断わったのだった．

②休止期間に窓辺で過ごした理由

当時は，妻に男が会いに来ると妄想を抱いていた．その男は，居間の窓から入ってくるために，懲らしめようと傘を持って待ち伏せていたのであった．そもそも，Yさんになぜ嫉妬妄想が出現するようになったのかを考える必要がある．レビー小体型認知症は幻視を伴うが，それを病気のためと処理してしまうと，その後の支援の方向性を誤ってしまう．当時，YさんはD施設の介助に対する不満と，妻が介護負担から開放されてはつらつとしていく様への憤りなどが妄想へのきっかけになったようだった．

③生活行為向上マネジメントを用いた結果

HはYさんが言葉にしない気持ちをいかに引き出すかを考えた．興味関心チェックリストは，「している」「してみたい」「興味がある」と3段階で回答でき

ることから,Yさんのしてみたい気持ちが現れるのを期待したのだった.
④Yさんの気持ちの変化について
　Yさんは ADL が自立できるようになり,満足感を持てていると推察できる.ADL 面にこだわっているよりも,以前から気がかりだった町内会に復帰する気持ちに変容したと考えられた.

8．町内会への復帰に関して

　Yさんが以前のように復帰できると考えていることをHは危ぶんだ.なぜならば,ADL の遂行度は向上しているが,レビー小体型認知症は進行疾患[2]であり,覚醒度の変動は続いていた.HはYさんに対して,町内会復帰までには段階があり,その課題を説明するとともに,一緒に考えていこうと同意してもらった.主治医もYさんの受診のたびに,彼の町内会復帰について耳を傾け,服薬量を考えてもらえた.

1）町内会への定期的参加

　通所介護を再開して3か月経過した.Yさんは町内会の会合に,月一回,妻と参加している.当初は,Yさんの町内会参加に関して3つの課題があった.これに関して,Hは生活行為向上プランを用い,①妻に協力してもらうこと,②本人がすること,③Hがすることを整理した.
①妻の協力（幻視への対応）
　会合には同伴してもらう.会合において,幻視が見えたときに夫婦の「おまじない」をYさんに実施する.これによって,Yさんは安心して話し合いに戻れる.
②本人がすること（車の乗降の自立と,幻視への対処）
　交通手段はタクシーを使用する.タクシーの乗り降りは,実際に息子さんの車を使って訪問リハのメニューとして実施する.会合では妻の言うことに従う約束をした.
③Hがすること（車の乗降練習,体力維持）
　訪問リハでは実際の乗降練習を実施する.体力面の向上では,D施設の協力を得て,施設内で対人交流が図れる場への誘導を依頼した.

　この時点でのYさんの状態は下記のとおりで,特に変化はない.
認知症の日常生活自立度判定基準：Ⅱa
MMSE（Mini-Mental State Examination）：20点
要介護度1

9．Yさんの生活行為の向上のために周囲の協力

　Yさんが町内会へ復帰するには,大きな課題がいくつもあった.Hはそれを障壁と考えず,町内会の委員やD施設,妻に,どうすれば可能になるだろうかと働き

かけた．Yさんは町内会に復帰する目標をもてたことで，評価面では大きな変化はないものの，生活に対する意欲は向上した．

町内会のメンバーにも認知症，特にレビー小体型認知症に関する啓発が必要とされた．ここではHはYさんの幻視に対する対応を中心として説明をした．一般の人は，見えないものが見えることが理解できない．しかし，対応次第で解決することをわかってもらうと同時に，妻が同伴してくれることで理解は進んだ．

その頃，妻とYさんは，幻視が見えたときのおまじないを編み出していた．このおまじないは，Yさんが幻視が見えたときに妻が両手で彼の左手を包み，「いなくなりましたよ」とささやく．これをされるとYさんはすっと落ち着くのだった．

町内会の会合は，Yさん宅から数分の場所で行われているため，彼は歩いていきたがった．しかし，これは体力的に困難なため，HはYさんとタクシーを使う約束をした．課題としては，Yさんは車に乗り込む際に，体をかがめることが困難であった．訪問リハでその練習を続けることにした．Hは送迎するタクシーの運転手を固定してもらえるように，会社に依頼した．

10. Yさんが考える生活行為

当初のYさんは，認知症であっても「できる（はずの）自分」を抱いていた．介護側ができないと決めつけて介助していたことに憤っていた．憤って抗議したくても，症状のために，興奮すればするほど言葉がうまく出てこなかった．そのために抗議を諦め，閉じこもる道を選んだ．このままYさんが閉じこもっていたとしたら，夫婦の生活はどうなっていただろうか．妻への嫉妬妄想から言動が悪化して，入院していたかもしれない．

しかし，Hの出現によって大きく生活が変化した．ここが重要な点だが，Yさんが心に秘める「してみたい」ことは，最初から提示されていたわけではなかった．Hとの二人三脚で，ADLに関して「できる自分」を確認していた．自信を深めたYさんは，心に秘めていた取り戻したい生活行為を口にしたのだった．それがYさんの場合は，町内会への復帰であった．課題は数多くあったが，本人のがんばりと多くの人々の協力によって少しずつ解決していった．

専門職が対象者の生活の場に入っていける訪問（アウトリーチ）は，自宅にあるものが生活を物語ってくれるため，解決の糸口を考える材料が豊富である．これによって，HはYさんがADLの向上よりも別の目標を抱いていることを，「なんとなく」つかめていたのかもしれない．

介護に消極的であった妻が，Yさんの幻視に対して向き合ってくれた意義は大きい．これにより，夫婦でおまじないを編み出し，妻自身の幻視に対する気持ちは「対応不能なもの」から「なんとかなる」へと変わったようだった．

11. おわりに

　認知症と診断されると，ADLや通所施設内での社会性を目標とされがちな認知症者を多く経験する．しかし，Yさんのように地域の啓発とともに，本人が内包している気持ちをいかに実現するか，このような支援が作業療法士によって増えることを望みたい．

（谷川良博）

【文　献】
1）日本作業療法士協会（編）：作業療法マニュアル57 生活行為向上マネジメント．pp50-51，日本作業療法士協会，2014．
2）「認知症疾患治療ガイドライン」作成合同委員会（編）：認知症疾患治療ガイドライン2010コンパクト版2012．pp169-183，医学書院，2012．

section 4 対応の実際…事例編
一般病棟（急性期・回復期）での支援
～認知症もしくは認知症に類似した疾患への整理と対応～

4 急性期病棟における整形疾患を伴う事例

1．事例の概要

　急性期病院に入院される患者で何らかの認知機能の低下を来しているケースも少なくない．整形外科病棟においては認知機能の低下だけでなく痛みや術後せん妄などにより転倒転落の危険性や一時的な認知機能の低下を来している場合も多くみられる．また，上肢骨折においては入院期間も短く，短期間での退院先の決定を余儀なくされる．当院でも上腕骨近位端骨折は短期間の入院となっている．今回の事例は在院日数14日の間にリハビリテーションにおける機能向上・動作能力の向上・認知機能の向上はもちろんのこと，退院先の検討・決定や退院調整などを行い自宅退院できたケースである．

2．病院のシステム

　当院リハビリテーション科では「入院患者に対するリハビリテーションの充実化と退院調整における連携強化」という目標を掲げ，①各病棟にリハビリテーションコーディネーターを配置し，早期介入・退院調整・ADL に関する目標（課題）指向型アプローチの遂行とともにユニット機能の充実化と安定化を図る，②入院患者の ADL 低下を予防し，平均在院日数の短縮化や在宅復帰率向上等に向けた取り組みを強化する，③患者の治療スケジュール並びに日々の状態変化等を把握し，リハビリテーションプログラムと提供量を十分に確保できるよう効率的な患者介入体制を構築する，という3つの計画を実践している．また，各診療科の回診同行やカンファレンスでの情報共有の強化にも力を入れている．それらの情報をもとに外部事業所との退院前カンファレンス，退院前訪問を積極的に行っており，早期在宅復帰を目指している．

3．事例紹介

対象者：Aさん，80歳代，女性
診　断：右橈骨遠位端骨折，左上腕骨近位端骨折
生活歴：歩行は軽度のふらつきはあるが独歩にて自立．ADLもすべて自立されており，調理や掃除などの家事も行っていた．また，自宅から歩いて5分程度のスーパーへ1人で買い物も行っていた．介護保険は未申請で介護保険サービスの利用経験もなし．また，軽度の物忘れなどはあったが，特に日常生活に支障を来すものではなかった．

入院からリハビリテーション開始までの経緯

転倒により顔面，頭部打撲，両上肢痛にて救急搬送される．救急外来にてX-P，CT施行し，右橈骨遠位端骨折，左上腕骨近位端骨折を認め入院となる．入院翌日よりベッド上でのリハビリテーション開始となる．

4．評価

身体機能評価

歩 行：介助歩行にて5m程度が可能であるもふらつきがあり転倒のリスクは高い状態．

ADL：FIM 49点（運動項目31点，認知項目18点）
　　　基本動作；座位は監視で可能であるもその他は一部介助．
　　　セルフケア；食事・整容は自立，排尿は全介助（オムツ内排泄），更衣・入浴も全介助　※左上肢は三角巾固定中

認知機能評価

MMSE：22／30点
CDR：1
障害高齢者の日常生活自立度判定基準：B2
認知症高齢者の日常生活自立度判定基準：Ⅲb
※その場でのコミュニケーションは何とか可能であるも記憶の低下により安静度制限が守れないことがある．また，病棟では転倒のリスクは高いが，1人行動（徘徊）が見られている．家族の名前を繰り返し呼んでいることがある．不安も強くベッド上に1人でいる際に不穏行動が多くみられる．

5．援助の目標

Aさんにとって病棟での環境は，術前よりベッド上での生活となっており，刺激の少ないものであった．そのため，安静度制限がなくなってからは離床時間を増やしていくことを図った．また，ベッドにて1人で過ごしていることが多いことから不安感が強まったため，家族の名前を呼び続けたり，幻覚症状が認められたりし

た．家族もこの状況により在宅復帰への不安や認知機能のさらなる低下という不安を持ち始めた．リハビリテーション以外の時間にも離床をし，スタッフや他患者と過ごす時間を増やしていくことで安心感が得られ，不安からくる言動が減少していくのではないかと考えた．

①リハビリテーション以外の時間は看護師や他患者と過ごす時間を作る，②リハビリテーションにて身体機能やADL訓練を早期から行い，できることを増やしていく，③家族の面会時間に合わせてリハビリテーションを行い，家族にもAさんがどれだけ動けるかを把握していただく，④主治医，ソーシャルワーカーとの連携を密に図り退院調整などを行っていく，ということをスタッフ間で申し合わせ，対応した．

6．援助の方法－プログラム内容と経過－

プログラム内容は以下の①〜④である．

①ベッド上で過ごす時間を減らし，早期からの離床と離床時間の拡大を図る
右橈骨遠位端骨折，左上腕骨近位端骨折の手術前よりベッド上安静の指示であったことや術後もリハビリテーション以外はベッド上で過ごされていたため，術後翌日より離床時間の拡大を図るため，看護師の協力のもと食事は車椅子座位で行い，日中は座位で過ごす時間を増やしていった．

②両上肢の機能訓練に加えて両下肢の機能訓練，歩行やADLなどの動作訓練
右橈骨遠位端骨折に関しては術翌日より手関節の全方向に対してROM訓練を開始した．上腕骨近位端骨折に関しては当院でのプロトコール（図1）に従ってリハビリテーションを行っており，術翌日より振り子運動を開始した．また，介入時より起立や立位時のふらつきが強かったため，下肢の筋力増強訓練や歩行訓練を行った．加えて右上肢を使用してのADL訓練も早期より開始した．

③自宅の住環境の把握を行い，院内での在宅を想定した訓練の実施
本人や家族より住環境の情報収集を行い，段差昇降訓練や壁やテーブルを使用し

術前評価	
↓	
手術当日	
↓	
術後翌日	振り子運動開始（三角巾固定下で開始し，痛みに合わせて三角巾を除去しての振り子運動へ）
↓	
術後2週目	肩関節他動ROM訓練（屈曲・伸展・内外転）開始
↓	
術後4週目	肩関節他動内外旋ROM訓練，自動ROM訓練（屈曲・伸展・内外転）開始
↓	
術後6週目	肩関節自動内外旋ROM訓練開始

※三角巾は痛みや安静度の理解度に合わせて早期より外していく．

●図1● 当院での上腕骨近位端骨折（骨接合術）のプロトコール

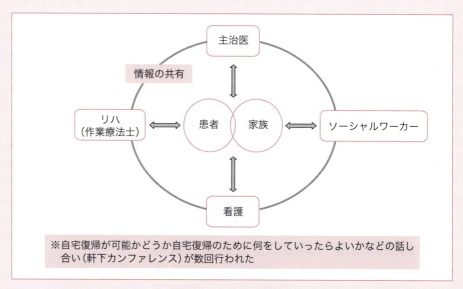

●図2● チームでの関わり

ての伝い歩きなどを訓練に取り入れた．

④主治医，看護，リハ，ソーシャルワーカーなど多職種間での連携を取り，早期自宅退院へのコーディネートの実施

　回復期病棟への転院の話もあったが，本人や家族の自宅退院への希望があったことや入院期間が長くなることでの認知機能の低下が考えられたため，主治医が中心となり多職種で連携や情報を共有し，自宅退院へのコーディネート（退院前訪問や退院前カンファレンス，退院後のサービス調整の実施）を行った（**図2**）．

　以上のプログラムを行ったことで身体機能やADLの向上が認められた．また，リハビリテーション中やそれ以外の時間も他患者との会話を楽しまれることが増えてきた．ご家族も少しずつ不安が減ってきたようで，入院10日目には主治医からご家族への病状説明のなかで「なるべく早く家に連れて帰りたいです」という声が聞かれた．それによりAさんにも「○日までには家に帰る」という明確な目標ができたため，自らカレンダーで日付の確認をするようになり見当識の低下にも改善が認められた．実際の退院前訪問では「お茶を出さないと」などとスタッフを気遣う言葉も聞かれ，表情もしっかりとされてきた．また，病棟にて他患者と過ごす時間を作ってきたことで，退院後のサービス調整としても通所リハの利用に対しても前向きであった．

　Aさんの実際の言葉・表情と精神状態を簡単に表したものを**表1**に示す．表にもあるように動作が向上していくだけでなく離床時間が増え，他者との交流・会話が増えていったことや明確な目標ができたことが精神機能にも大きく影響していることがわかる．

4. 対応の実際…事例編
一般病棟（急性期・回復期）での支援～認知症もしくは認知症に類似した疾患への整理と対応～

● 表1 ● Aさんの言葉と精神面の変化

	実際の言葉	表情	読み取れるもの
入院2日目	「じゅんこさん，おらんかね．誰かー．」 「家に帰る．これを外しておくれ．」	険しく，不安そうな表情	不安と混乱
入院5日目	「明日は病院に行かんないけんのに…．」 「お菓子がいっぱいあるよ．」	険しさの中に時折笑みが見られる	混乱，幻覚
入院6日目	「痛くないよ．ほら，僕と女の子がおるから遊んでやらないと．」		
入院8日目	「痛みはあまりないです．家に帰れるかね…．」	険しさはないが，不安そうな表情	不安，自身の状態把握
入院11日目	「○日には家に帰れるけ，それまでよろしくお願いします．」	不安そうな表情をされることもあるが，しっかりとしてきている	不安，希望
入院12日目	「家まで（退院まで）あと○日やね．」	笑顔も見られ，不安そうな表情をされることはあまりない	希望，喜び

7. 結果―再評価―

身体機能評価
歩行：転倒のリスクはあるが，T杖歩行にて監視で50mは可能．
ADL：FIM 96点（運動項目67点，認知項目29点）
　　基本動作：手すりなどの物的把持にて自立
　　セルフケア；食事・整容・排泄は自立，更衣・入浴は一部介助　※左上肢は三角巾固定中であるために更衣・入浴に介助を要す．

認知機能評価　※認知機能評価表に入院時と退院時を示す（図3）．
MMSE：25／30点
CDR：0.5
障害高齢者の日常生活自立度判定基準：A1
認知症高齢者の日常生活自立度判定基準：Ⅱa
※夜間の1人行動はなくなり，日中も落ち着いて過ごされていることが多い．他者とのトラブルはないが，他者に気を遣いお世話をしようとすることがある．

8. 考察―この事例の作業療法のポイント―

　Aさんのケースでは，急な入院による困惑や入院後のベッド上での生活による不安の増大によって不穏行動や幻覚症状が認められた．今回は，身体機能・ADLへの早期からのアプローチ，早期離床・離床時間の拡大，主治医・病棟スタッフやソーシャルワーカーなどチームでの関わり（主治医を中心とした患者や家族との関わり）を行ったことで自宅退院に至った．

1）不穏行動・幻覚症状の背景
　Aさんは入院前，多少のもの忘れがあった程度でADLは自立，家事や買い物なども1人で行っていた．しかし，入院という環境の変化により不安が生まれ，小さ

A 様	診断名	右橈骨遠位端骨折 左上腕骨近位端骨折	転帰先	自宅	歩行状態	車椅子→T杖歩行	PT ☐	拘束 ☑
	介護度	申請中	入院日	平成×年×月×日	主治医	○△	OT	○△
	女性	80 歳代	生年月日	昭和×年×月×日	看護師	×△	PSW	×△

1. 類型化レーダーチャート

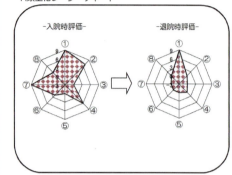

2. 類型化評価項目（夜間帯に出現、レベルダウンする場合　）☑

項目	程度	0点 自立 なし	1点 一部介助 時々	2点 半介助 しばしば	3点 全介助 いつもある	小計	入院時評価	小計	退院時評価
①日常関連動作	1)洗濯				3	9		3	9
	2)買い物				3			3	
	3)火の取り扱い				3	☐		3	☐
②基本動作および移動能力	1)立位保持			2		7		0	1
	2)立ち上がり			2				0	
	3)移動				3	☑		1	☐
③他者への迷惑行為	1)他者とのトラブル	0				0		0	
	2)暴力・暴言・破壊行為	0						0	
	3)言いがかりや説明に対する否定・ゆがんだ解釈	0				☐		0	☐
④落ち着きのなさ	1)不安感がある				3	6		1	1
	2)徘徊			2				0	
	3)まとわりついたり、同じ質問を何度も繰り返す		1			☑		0	☐
⑤認知能力の低下	1)食物でないものを口に入れる	0				0		0	0
	2)トイレ以外での排泄・弄便（便こね）	0						0	
	3)役に立たないものや腐ったものを集める	0				☐		0	☐
⑥物盗られ、つじつまの合わない話	1)お金やものを盗られたと訴える	0				2		0	0
	2)作られた話（つじつまの合わない話）			2				0	
	3)やたらと物を隠す	0				☐		0	☐
⑦せん妄・昼夜逆転	1)ないリズムの障害				3	9		3	9
	2)せん妄				3			3	
	3)幻覚				3	☑		3	☐
⑧飲み込み	1)嚥下障害	0				3		0	1
	2)食事の形態（0.普通食 1.刻み大 2.刻み小 3.ミキサー）			2				1	
	3)食事動作		1			☐		0	☐

3. 日常生活自立度の組み合わせ

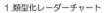

		認知症高齢者の自立度					
		Ⅰ	Ⅱa	Ⅱb	Ⅲa	Ⅲb	Ⅳ	M
障害自立度	J	☐	☐	☐	☐	☐	☐	☐
	A	☑	☐	☐	☐	☐	☐	☐
	B	☐	☐	☐	☐	☑	☐	☐
	C	☐	☐	☐	☐	☐	☐	☐

4. 知的機能評価

	入院時	退院時
MMSE	22点	25点
CDR	1	0.5

5. 基本動作

麻痺	部位			程度：☐軽 ☐中 ☐重
筋力低下	部位	両下肢		程度：☑軽 ☐中 ☐重

関節拘縮	肩関節	☐右 ☑左	股関節	☐右 ☐左
	肘関節	☐右 ☐左	膝関節	☐右 ☐左
	手指	☐右 ☐左	足関節	☐右 ☐左

	自立	監視	少介助	多介助
寝返り	☑	☐	☐	☐
起きあがり	☑	☐	☐	☐
端坐位	☑	☐	☐	☐
立位保持	☑	☐	☐	☐
起立	☑	☐	☐	☐
移乗動作	☐	☑	☐	☐
歩行 独歩	☐	☐	☐	☐
T杖	☐	☑	☐	☐
歩行器	☐	☐	☐	☐
平行棒	☐	☐	☐	☐
10mスピード		18		ss
握力	右：6.2kg 左：5.9kg			

6. 日常生活動作

排泄	0 排泄では全く介助を必要としない（2週間以内）	3	0
	1 誘導あるいは後始末に介助が必要、時に失敗がある		
	2 週に1度以上失敗がある		
	3 パットやオムツが常時必要な状態		
	4 毎日失禁がある（失禁の自覚がない）		
食事	0 介助なしに摂取できる	2	0
	1 食事の時に多少の介助が必要		
	2 食事の介助が必要であり、食べるときには散らかしてしまう		
	3 常に介助が必要		
	4 自力では全く摂取できない		
移動能力	0 一人で歩くことが出来る	2	1
	1 杖などを使用するが一人で歩行可能		
	2 歩行器・車椅子の助けが必要		
	3 椅子や車椅子に座っていられるが、自力では動かせない		
	4 終日の半分以上は寝たきり		
入浴	0 介助なしで入浴できる	3	2
	1 浴槽の出入りには介助が必要		
	2 手や顔は洗えるが他の部分は洗えない		
	3 自分で洗えないが協力的		
	4 介助に抵抗する		

●図3● 認知機能評価表

な混乱を生じる．また，治療や場合によっては身体拘束などにより，本人にとって了解できないことや不安・苦痛に耐えるということになる．Aさんにおいても転倒，受傷したことにより入院し不安や混乱が生じた．また，治療のためにベッド上での生活となり，不快や苦痛を感じる中でさらに不安が強まり，不穏行動や幻覚を生じたのではないかと推察された．

認知症であっても「人」である．「人」には1日のライフスタイルがある．入院生活であれ，そのライフスタイルをしっかりと作業療法士が作っていくことにより，離床することによる視覚刺激や他者との会話による聴覚刺激などを得ることができ，不安の軽減につながっていく．また，しっかりと向き合い，関わり対応していくことで治療関係の向上につながっていくと思う．

2) チームでの関わりの効果

Aさんの入院後はベッド上での生活で刺激の少ない生活を強いられていた．そのため，Aさんは不安が強まるだけでなく動作能力の低下も来した．ご家族も面会時にAさんの認知機能の低下や動作能力の低下に気づき，自宅退院に対しての不安を抱き始めた．Aさんとご家族のこのような状態（信号）にいち早く気付くことが大切である．認知症の人は，内面のさまざまな苦悩（心の痛み）に気づいてくれる，それを和らげてもらえる人を潜在的に求めている．ご家族も同様に，これから先のことなどに苦悩を抱えている．そのため，認知症作業療法を行ううえで認知症の人と家族の苦悩を察する心を育む，些細な変化に気づく感度を磨くことの大切さを伝えている．その察した内容を「言葉にして」伝え合い，チームで情報として共有し，個々の職種がチームとして同じ目的を持って関わっていくことで，身体機能や動作能力の向上だけでなく，Aさんやご家族の不安を取り除けた．そして，チーム内でもAさんに関しての話し合い（軒下カンファレンス）を密に行っていくことがゴールへの近道であった．退院調整だけでなく，関わり方，接し方の統一やリハビリテーション以外での離床時間の確保・過ごし方などについての情報を共有することにより，身体機能面・精神機能面に大きな効果につながっていった．

3) 会話という作業による効果

脳の活性化リハビリテーションの5原則には，図4で示すように，①快刺激，②コミュニケーション，③褒めあい，④役割を演じる，⑤失敗を防ぐ支援，がある．Aさんに対して，初めは何か手作業などの活動を提供しようとご家族に趣味などの情報収集を行っていたが，その中で入院前から近所の方とよくおしゃべりをしていたと聞いた．そこで，院内デイとまではいかないが，1室に数名の方が集まり会話をして食事をして就寝時には自室へ戻るというスタイルを看護師の協力のもと行った．初めはスタッフも介入し，会話のつなぎ役を行っていたが，徐々に顔なじみの関係となり，スタッフがいなくても会話を楽しみ，また，リハ室で会った際には「がんばろうね」と励ましあう姿も見られた．5原則の効用にもある笑顔や安心，やる気などを引き出すことができ，脳の活性化にもつながったと考えた（図5）．

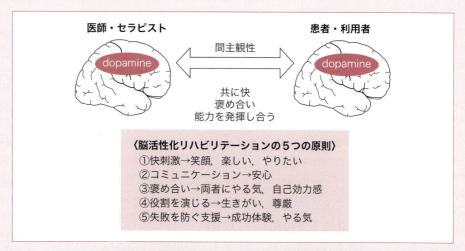

●図4● 脳活性化リハビリテーション5原則とその効用 〔山口晴保, 2013[4]〕

●他者との会話という作業⇒不安の軽減
●「○日までに自宅退院」という明確な目標
●院内でのライフスタイルの確立（離床時間の拡大を含めたもの）
この3つのポイントをチームとしてどのように支え，アプローチを行っていくのか！

●図5● 作業療法のポイント

9．まとめ

　急性期病院では急性期治療が優先されるため，認知症の人に適した関わりができず，臥床傾向になってしまうことも少なくない．また，「入院」という環境の変化のために記憶障害や見当識障害などの中核症状や徘徊などの周辺症状が出現することもある．これは不安や混乱によって引き起こされていることが多い．

　また，短期間での方向性の決定が必要となってくるため，ご家族も不安を抱え，混乱した状態に陥ってしまうこともある．軽度の時期から対象者本人とご家族の関係の再構築を支援することでその後の周辺症状の出現を予防し，自宅退院や在宅生活の継続が可能となってくる．

　Aさんにおいてはリハスタッフが密に関わっていたことにより実際の言葉や表情などに変化が見られた．また，リハビリテーションの様子などをご家族にも見ていただいたことで自宅退院への不安が軽減された．それにはAさんやご家族に対して主治医を中心としたチームで関わることや安心する場（自宅）への退院の大切さを教えてくれた事例であった．

　最後に，ご家族によっては「入院＝認知症がすすんでしまう」と考えている方も少なくない．そして，生活期で関わっている医療スタッフからは身体機能の回復だけでなく認知機能の維持（BPSDの悪化や認知機能の低下予防）も求められており，急性期病院における認知症ケアは重要であり，これからの課題でもある．

今回の事例を通して，急性期治療が優先されるなかでも，身体機能だけでなく精神・認知機能のアセスメントをしっかりと行い，その人らしいライフスタイルを確立すること，そして関わっていくことで本人やご家族の思いに気付き，チームとして退院までどのように導いていくかが大切なのではないかと考える．

（石川貴史）

【文　献】
1) 湯浅美千代：急性期病院での認知症ケアの課題と展望．認知症ケア事例ジャーナル，**5**(2)：140-146，2012．
2) 谷川良博：認知症の人と家族の苦悩を察する心を育む．作業療法ジャーナル，**44**(5)：369-372，2010．
3) 山上徹也：認知症のリハビリテーションのアウトカムとその評価尺度．*Med Rehabil*，(164)：9-15，2013．
4) 山口晴保：認知症の本質を知り，リハビリテーションに活かす．*Med Rehabil*，(164)：1-7，2013．

section 4 対応の実際…事例編
一般病棟（急性期・回復期）での支援
～認知症もしくは認知症に類似した疾患への整理と対応～

5 せん妄症状を呈した整形疾患患者に対するチームアプローチと作業療法の視点

1．事例の概要

　平成24年2月に右膝の人工関節置換術を施行したAさんは，仕事を半日行い午後からは読書や散歩を行うなど自由な生活を送っていた．平成25年8月頃から右膝の腫脹や熱感が出現し，化膿性関節炎の診断を受けて急性期病院へ入院となった．人工関節を抜去し掻爬洗浄術を施行するも炎症の沈静化には至らず，同時期よりせん妄症状が出現した．感染症に改善を認めた入院から3.5か月目に再置換術を施行したが，せん妄症状はさらに増悪した．その後も，せん妄症状の著明な改善は得られないままリハビリテーション（以下，リハ）目的での入院となり，多職種によるチームアプローチを行い自宅退院となった症例である．

2．症例紹介

　対象者：Aさん，60歳代，男性．
　診　断：右膝人工関節置換術後化膿性関節炎・右人工膝関節再置換術・右腓骨神経麻痺・貧血・心房細動
　薬　物：精神神経用剤（抗精神病薬・抗不安薬・眠剤など）・循環器用剤（抗凝固薬・利尿剤など）
　生活歴：大学卒業後に父が経営する会社を譲り受け，兄とともに機械・船舶関係の会社経営を始めた．仕事中心の生活で，出張のために家を空けることも多かった．子供の独立後は妻との二人暮らしで，互いの時間を自由に楽しむ生活であった．入院前も会社では顧問を務め，午前中は毎日会社へ出勤していた．
　入院までの経過：平成25年8月頃から右膝の腫脹と熱感が出現し急性期病院を受診．精査の結果，化膿性関節炎の診断で入院となった．入院5日目に人工関節を抜去し，掻爬洗浄術などの治療を行うが炎症の沈静化には至らなかった．また，入院後まもなくせん妄症状が出現したため精神科を受診し，抗精神病薬を中心とした薬物療法が開始された．その後，理学療法（以下，PT）が処方されたが傾眠状態

で十分なリハは行えなかった．感染症が落ち着いた入院から3.5か月目に再置換術が施行されたが，直後よりせん妄症状はさらに増悪した．ベットからの転落や夜間の不眠，強い苛立ちで大声を上げるなどの言動が出現し，体幹抑制がなされ離床センサーが使用された．不安定な状態が続き精神神経用剤の量が増加されたが，著明な改善は認めなかった．また，貧血症状を認め輸血が行われた．その後，創部の上皮化を認めリハ目的で入院となった．

3．ICFでみる入院時評価

1) ニーズ

症例のニーズは自宅退院であり，前院から自宅退院を強く希望し，転院時は自宅に戻れると思っていた．

一方，妻は現状での在宅生活は困難と考え転院を選択した．せん妄に関する理解も不十分で，不安を主とした戸惑いの状態にあったが，今後リハが順調に進んでいく事を前提に，時には会社に顔を出し刺激ある生活が送れるようになることを望んでいた．

2) 生活機能（図1）

①心身機能・身体構造

全身的状態としては，BMI 22.3，アルブミン 3.4 g/dL，血色素量 9.4 g/dL，ヘマトクリット 27.5%，CRP 0.4 mg/dL，CRP定性（±）であり貧血症状と中等度の低

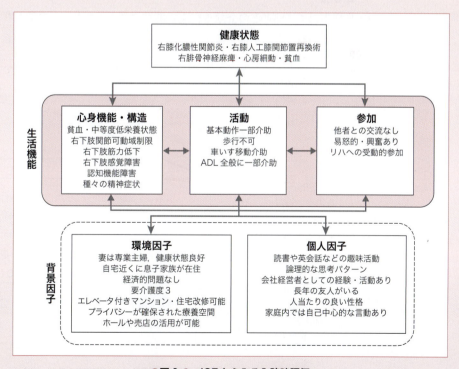

● 図1 ● ICFからみる入院時評価

栄養状態を認めた．また，身体機能では術側下肢に筋力低下と関節可動域制限，感覚障害を認めた．特に，術後生じた腓骨神経麻痺により足関節の可動域制限，筋力低下，感覚障害は著明で自力で足関節を動かすことができず，装具の使用を必要とした．

認知機能は，CDR 3（重度認知症），MMSE は 18 点で減点項目は見当識，計算，遅延再生であった．NM スケールは 16 点で家事・身辺処理各 0 点，関心・意欲・交流と会話各 3 点，記銘・記憶・と見当識各 5 点で重度認知症と評価した（図2）．

昼夜逆転，覚醒レベルの日内変動，夕方の不穏症状，興奮や暴力行為などさまざまな精神症状については日本語版ニーチャム混乱／錯乱状態スケールを用い評価した[1]．評価点は 17/30 で，中等度から重度の混乱錯乱状態と判定された（図3）．

②活動

基本動作は，起居までの能力を有するものの自発的には行えず一部介助に留まり，座位では耐久性低下を認めた．移乗は，下肢筋力やバランス能力低下などにより物的支持による一部介助で，歩行は不可能であった．

Barthel index（以下，BI）での日常生活評価が 20 点で，食事は軟飯・軟菜・一口大で水分にトロミをつけ，セッティングとこぼしに介助を要した．整容や更衣，入浴では，わずかな協力が得られる程度で全般に介助を要し，排泄は，尿便意の訴えはあるもののともに失禁であった．なお，Functional Independence Measure（以下，FIM）では 35/126 点，N 式老年者用日常生活動作能力評価（以下，N-ADL）は，15/50 点であった（図4）．

③参加

病棟生活では他者との会話や交流の場面はなく，スタッフの関わりに対しても声を荒げる場面など，拒否や暴言・暴力などを認め，テレビ鑑賞や談話などの促しに

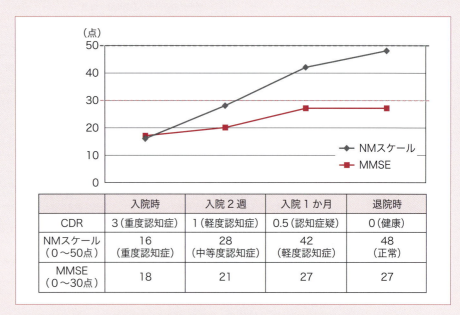

●図2● 認知機能評価（CDR/MMSE/NM スケール）

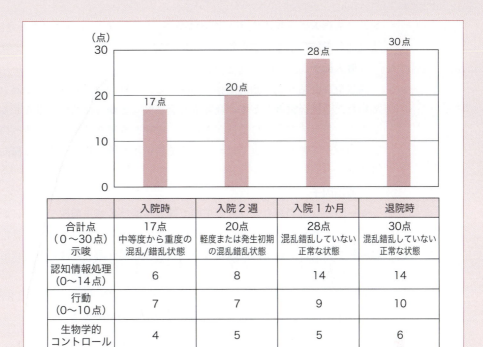

●図3● せん妄状態評価（日本語版ニーチャム混乱/錯乱状態スケール）

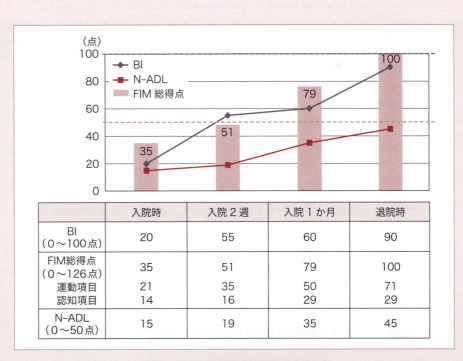

●図4● ADL評価（BI/FIM/N-ADL）

対してもほとんど関心を示すことはなかった．また，リハに対する意欲は乏しく，受動的な参加に留まっていた．

④個人因子

読書や英会話などの知的活動を趣味とし，論理的な思考が可能で高い知性を有していた．会社経営者としての経験や社会活動などから，礼節を重んじる社会性の高い方で，長年の友人との交流があった．家族から見た性格は，他者への人あたりは良く穏やかであるが家庭ではわがままで自己中心的に物事を考える傾向にあったようである．

⑤環境因子

キーパーソンである妻は専業主婦で健康状態は良好，前院では毎日面会を行っていた．息子家族が車で5分程度の所に住み，面会には訪れるものの日常的な関わりは困難であった．経済的問題はない．入院後に要介護3の認定を受けている．

a．自宅環境

交通量の多い整地に立てられたマンションの6階に住み，玄関に8cm，浴室入り口に18cmの段差があるが住宅改修は可能な環境である．

b．入院環境

スタッフステーションから一番近い4人部屋で，個人スペースは比較的広く確保されプライバシーも保たれている．また，部屋には4人に1つのトイレと2人に1つの洗面所が設置され，ベッドからの移動距離も1～2mと短い．食事は病棟内のホールで摂取し，ホールには担当スタッフが配置され，雑談やテレビ鑑賞，ティータイムの場として自由に過ごすことができる．また，希望に合わせ売店へ買い物に行くことも可能である．なお，日曜日を除き1日2時間のリハが提供され，入院中の物理的環境には特に問題はないと考えられた．

4．援助目標

入院直後のリハカンファレンスでは，各職種における評価と問題点，治療目標が報告された（**表1**）．

本来であれば，期間を含めたリハゴールの設定がなされるべきであったが，共通の課題である不穏や不眠状態の継続，それに伴う日中の傾眠などそれらの状態より設定は困難であり，1か月後のカンファレンスで再検討することとした．ただし，リハカンファレンスでは精神状態の安定が図れれば屋内歩行可能な能力があることも同時に確認された．当面は共通課題として整理した，「精神機能の安定と生活リズムの獲得」に向けてそれぞれの立場から援助を開始した．

5．援助　－入院2週目までの援助と経過－

入院当初，多くのスタッフは症例の見当識や記憶障害に加え，夕方からの不穏や興奮，処置などのケアに対する拒否や暴言・暴力，「船に乗りに行く」など状況に

● 表1 ● 入院時リハカンファレンスにおける職種の援助目標

リハゴール：現在未定であるが精神症状が安定すれば屋内歩行可能（1か月後の再カンファレンスで検討）

	現状の課題整理	援助目標
Dr.	・夜間の不穏や暴力行為がある ・薬物調整が必要である	①精神状態の安定と生活リズムの獲得
Nrs.	・心房細動の既往症などに対し全身的管理が必要 ・不穏や不眠時などに転倒リスクが高い ・創状態や栄養状態の管理が必要	①バイタル測定や胸部症状等の評価を行い安定した状態を保つ ②見守りの徹底や居室の環境整備を行い，安全な入院生活を送ることができる ③創状態や装具装着部位の観察を行い，良好な皮膚を保つ ④食事摂取量や活動量，血液データの評価を基に栄養状態の改善を図る
PT	・日中の覚醒レベル低下 ・認知機能低下 ・下肢筋力，全身的体力の低下	①日中の覚醒が維持し生活リズムが獲得できる
OT	・昼夜逆転による生活リズムの崩れ ・精神状態の不安定さ ・認知機能低下 ・上記症状により，ADL全般に介助を要す	①適度な活動や刺激の提供により，日中の覚醒を良い状態に保つことができる ②夜間安定した一定の睡眠が保たれ体調を整えることができる
MSW	・前院から心理的に不安定な状態が継続している ・入院間もなく不穏状態にある	①心理状態の評価とそれを基にした支援を行い，安定した状態を保つことができる ②状態の変化に合わせ転帰についての調整を図る

そぐわない言動を，認知症における行動・心理症状（以下，BPSD）として理解し，日々行われる病棟でのチームmeetingでは対応や援助の難しさが話題となっていた．一方，作業療法士は症例との関わりの中で，見当識障害や記憶障害はあるものの内容によっては論理的な会話が可能であることや自身の現状や将来に強い不安を感じていることを知り，症例が示すさまざまな症状をBPSDとして説明することに疑問を感じた．当院入院以前の心的ストレスなどを考えると，現状の症状が強い不安を基盤とした症状とも理解でき，認知症からくるBPSDではなくせん妄症状として捉えたほうが妥当であると考えた．

日々行われる病棟でのチームmeetingで作業療法士の考えを述べるとともに，援助の如何によっては症例が呈する種々の精神症状も改善する可能性があることを話し合った．そして，入院間もない症例にとってスタッフそれぞれが共通の視点を持ち，尊重と支持的な関わりを持つことが重要であることを確認するとともに，具体的には言動への否定や過度な制止は行わず，見守りや寄り添いの姿勢を援助の基本とした．

各職種は前述した援助の基本姿勢とともにリハカンファレンスでの援助目標「精神機能の安定と生活リズムの獲得」に向けチームアプローチを開始した．

PTは体力を考慮し，午前と午後の2回に分け歩行中心のプログラムを行った．練習は覚醒状態や反応に応じ，平行棒内や歩行車歩行，T-Caneや片手引きなど柔軟性をもたせ，離床誘導が困難な時でもROMExなどを行いながら，覚醒の改善や自発的な言動を引き出すためにさまざまな話題提供を心がけた．

作業療法士は比較的状態の良い午後の時間帯を中心に実施し，ダイナミックな活動に視点をおいた．さまざまな用具を用い，座位や立位でのバランス練習などを行った．練習場所も精神状況に合わせ，見晴らしいの良い窓際や屋外ルーフガーデン，静かな空間など実施場所に配慮した．また，この時期ADLへの関わりは排泄動作練習を中心とし，病棟の排泄パターン調整に合わせ動作能力の獲得を目指した．誘導や声かけ，話題の内容による症例の表情や反応を注意深く観察することが常に求められた．症例がよく反応する場面は仕事に関する話や昔の思い出話であり，この場面では通常見ることのない微かな感情の表出を認めた．また，認知症を疑ってやまない妻に対しても時間の許す限りソーシャルワーカー（以下，MSW）とともに関わりを持った．病前からの関係性や認知症進行への不安を感じている妻の表情は常に険しく，家族もまた作業療法士の関わりの対象として認識する必要があった．

　病棟スタッフは24時間の生活を援助する立場にあるため，日中の傾眠や夕方からの不穏，夜間の不眠などの対応には苦慮することが多かった．日中は可能な限り覚醒状態を保てるように離床と刺激の提供を中心に対応した．目的なくベッド臥床となる場面を減らすために，新聞やお茶を準備しホールへの誘導を試みた．夕方からの不穏に対しては，安全の確保も重要であった．帰宅欲求が高まった時は車いす散歩を行い，立ち上がりや大声など興奮には近くでの見守りに努めた．処置やケアへの拒否は，時間帯や場面，対応スタッフを変更するなど状況に応じた工夫を行った．さらに，不眠や淋しいといった訴えに対しては，スタッフステーション内での見守りを行った．ステーション内は，ナースコールやアラーム音などの電子音が頻回であるものの，照明の明るさや人の存在を感じる場としては良い環境であった．温かいお茶やココア，雑誌などを準備し深夜帯の大半の時間をその場で過ごしながら，訴えに合わせて居室とステーション間を行き来した．

　この間，チームメンバーは，自発的な表出や集中して取り組める活動などを模索するため情報共有を行い，覚醒の変化やプログラムの実施状況，能力変化などについてディスカッションを深めた．しかし，症状の改善には至らなかった．

　入院から10日目，症例と妻に対しそれぞれの職種から現状評価や当面の目標，援助計画などの説明が行われた．この場で作業療法士は，症例が思ったり感じているだろうことを症例に代わり話した．化膿性関節炎の治癒の遅延や再手術の施行による身体的苦痛，人としての尊厳や自尊心を傷つける体幹抑制などの行為などが症例にとってどれ程のストレスだったか，また，当院への入院も本意ではなく今すぐにでも家に帰りたいという思いがあることを代弁した．この時症例はこれまで一度も見せなかった感情を示した．涙をこぼし，やがて笑顔をみせた．症例が長い闘病生活の中で口にすることがなかった，あるいは口にすることができなかったこれまでの思いをいまさらながらスタッフ全員が共感を持って振り返ることができた瞬間であった．

6. 結果 ー入院2週目以降の経過ー

　　症例と家族への病状・経過説明後，徐々にせん妄症状が軽快の兆しをみせた．日中の傾眠状態はかなり改善し，CDを聴いたり売店での買い物を楽しむなど良好な覚醒状態が維持できるようになった．同時期にMMSEは21点へと改善し，病棟内の移動が歩行車見守りで行えるようになった．夜間の不眠は残存していたが，夕方からの不穏症状もほぼ解消し危険行動などはみられなくなった．また，不眠を自覚し自ら眠剤を要求するなどこれまでとは全く異なる行動を示し，服薬後の1時間程度をステーション内で過ごした後自室へ戻り就寝するといったパターンへと変わっていった．この時期の認知・せん妄・ADLの評価を**図2, 3, 4**に示す．

　　入院から1か月が経過すると，MMSEは27点に改善し歩行に対する意欲も高まり，見守りのもとT-Cane歩行で，入浴を除くADLがほぼ一人でできるようになった．夜間帯も睡眠が確保され，尿意を感じての覚醒以外は良眠が可能となった．この頃から，本来の社会性の高さや穏やかで人当たりの良い人柄，冗談などで場を楽しませる社交的な一面性なども見ることができた（**図2, 3, 4**）．これらの状況から入院約1か月にてせん妄症状は消失したと判断された．

　　その後退院まで順調に経過し，入院から約1.5か月目に病棟内の歩行がT-Cane使用により自立した．屋外歩行も開始し1日の歩行量が4,000歩を超えるようになった．退院1か月前には理学療法士と作業療法士，MSW，ケアマネジャー，住宅改修業者が同席のもと自宅訪問を実施し，改修箇所やベッドやシャワーチェア，靴履き用の玄関椅子など必要物品に関する確認，屋外の環境評価，外出手段などの検討を行った．自宅での生活状況の確認のため数回の外出や外泊を行う中で退院後生活をより具体的にしながら，予測される生活状況の説明や必要と思われるリハサービスの提案などを行った．住宅改修の終了とともに退院となった．

7. 考察

　　本症例への援助において最も重要なポイントは，入院時に示した多彩な精神症状を理解することにあった．不穏や興奮，変動を示す覚醒状態など遷延化されたこれらの症状を認知症によるBPSDと区別して解釈したことが援助の一助となったと思われる．

　　犬塚らによると，せん妄とは脳機能の一時的な低下による非特異的な症候群であり，急性で可逆的な意識障害によって特徴づけられ[2]，臨床像から精神運動興奮を呈する活動過剰型せん妄と精神運動の減退が目立つ活動減少型せん妄，両者を反復発症する混合型せん妄に分類されている[3]．このうち活動過剰型では，認知症と同様に不安や不穏，精神運動興奮を認め，一般高齢者では認知症との鑑別が重要視されている[4]．認知症とせん妄の鑑別において，せん妄は認知症に比べ発症が急速で持続期間は数時間から数週間，注意機能には変動を示し，記憶は短期記憶の障害，睡眠覚醒リズムはリズム破綻や昼夜逆転となるなど[5]とされている．

本症例のさまざまな精神症状は人工関節抜去に伴う掻爬洗浄術後直後，急速に出現したものであることや，記憶障害としては遅延性つまり短期記憶障害と理解され，さらに思考そのものに記憶の混乱はなく論理的な会話が可能であることから，認知症として説明するには問題があった．しかし，症例の場合，多彩な精神症状の持続時間は数か月と非常に長く，せん妄との判断に一致しない点があったことは否めない．当院入院後の経過を振り返ると，長期にわたる身体的苦痛や精神症状への対応のあり方がせん妄状態の長期化につながったとも考えられる．

　せん妄の治療においては病態を把握することが重要であり，せん妄の背景となる誘発要因や引き起こしている直接原因を明確にする必要があるとされている[6]．**表2**は症例におけるせん妄の発現状況を誘発要因と直接原因に分けて整理したものである．痛みなど身体的苦痛や長期にわたるベッドレストが高齢者の精神機能に及ぼす影響が如何なるものか，この間多くの症例を通して体験してきた．症例の場合は感染症の治癒から膝人工関節再置換術後まで長期間のベッドレストを強いられ，加えて貧血や中等度の低栄養状態が重なるなど，身体的苦痛が長く続いたことが容易に推察される．このことを契機にさまざまな精神症状が出現したことが前院の報告書に記載されている．長期にわたる身体的苦痛が精神症状の悪化につながっていることは言うまでもないが，私たちは，危険予防のためにやむをえず行ったであろう体幹抑制を，症例の精神症状の悪化を招いた要因として特に注目した．この行為は症例の不安感を増強し，人としての自尊心やプライドまでにも影響を及ぼすものである．入院2週目からの精神症状の変化を考え合わせると，症例の言葉に出せない思いを受け止め，理解や共感の姿勢を持って援助し，感情表出の場を持てたことがせん妄症状に対する改善のきっかけになったと考えられた．多彩な精神症状の改善を振り返ると，本症例のように認知症とせん妄の判別を行うことの重要性を改めて考えることができた．

●表2● 本症例におけるせん妄の発現要因

	因子	具体的状況
誘発要因 発症を促進・重篤化・遷延化する要因	・環境の変化	慣れない入院環境 転院による新しい療養環境
	・睡眠・覚醒リズムの障害	夜間の不眠・日中の傾眠
	・不快な身体症状	術創部の上皮形成不良による創処置 腓骨神経麻痺に対する下腿装具装着 歩行能力低下による車いす生活
	・心理的ストレス	体幹抑制と離床センサーの使用 痛み
直接原因 せん妄そのものの原因	・感染症	化膿性関節炎 頻回な洗浄術施行
	・右膝人工関節置換術	右膝人工関節の抜去 再度，右膝人工膝関節置換術施行 術創部の上皮形成不良
	・血液学的異常	貧血・中等度の低栄養状態

(砂川直美・増﨑　力・宮岡秀子)

【文　献】
1) 松田好美・他：日本語版 NEECHAM 混乱／錯乱スケールの有用性. 岐阜大医学部紀要, **55**：32-42, 2005.
2) 犬塚　伸・他：痴呆の行動異常判定の原則と基準. 老年精神医学雑誌, **13**(2)：143-151, 2002.
3) 繁田雅弘／日本認知症ケア学会（編）：認知症ケアの実際Ⅱ 各論 第4版. pp109-113, ワールドプランニング, 2013.
4) 山下功一・天野直二：BPSDとその対応／日本認知症学会（編）：認知症テキストブック. p78, 中外医学社, 2012.
5) 武田雅俊／大内尉義・秋山弘子（編集代表）：新老年学 第3版. pp641-643. 東京大学出版社, 2010.
6) 福原竜治：基礎から学ぶ麻酔科学ノート せん妄. Anet, **14**(1)：17-21, 2010.

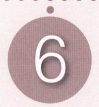

section 4

対応の実際…事例編
精神科病院
～認知症もしくは認知症に類似した疾患への整理と対応～

6 精神疾患（統合失調症）を伴う事例 ～窃盗をきっかけに医療に関わったケース～

1．はじめに

　本事例は，プライバシーに配慮し，事実や伝えたい本筋から乖離しない程度に加工し，紹介している．

2．事例の概要

　若い頃より自閉的な生活を送り，生活歴から精神疾患を疑うが通院歴はない．高齢になってコンビニでの万引きが始まり，ある日逮捕された．留置所に入るが入院治療が必要と非措置となり，精神科病院へ入院となったケースである．認知症の診断により抗認知症薬による治療が行われるが，さまざまな副作用により抗認知症薬は中止となり，抗精神病薬で症状は落ち着いていった．結婚歴はなく，面倒を看てきた兄弟も高齢で，兄弟の子供が現在保護者となっている．事例にあった居場所はどこなのか，検討を行ううえで，現在の認知症の症状の把握と課題となる行動とは何かについて，作業療法士による情報提供（評価のまとめ）が求められるケースであった．

3．事例紹介

　対象者：Aさん，男性，後期高齢者，要介護度：1，自立度判定基準：M，障害高齢者自立度：A2．
　診　断：統合失調症，老人性認知症，鉄欠乏性貧血，低血圧，失神発作
1）生活史
　戦後学校へは行かず，20歳代までは日雇い労務などをしながら母親と生活をしていた．30歳ごろからは仕事をせず，自閉的となる．ときどき自転車で出歩いては，あちらこちらからガラクタを拾ってくるため，自宅はしだいにゴミの山となっていた．母親が亡くなってからは，二人の兄弟が生活費を定期的に届けていた．兄

弟とも会話はなく，孤立していた．

2）入院経緯および入院中の経過

　一日に何回も万引きしたことで，警察に窃盗で逮捕され留置所に入ったが，弄便行為があり精神科病院での簡易鑑定を受ける．結果，非措置となり，同日医療保護入院となった．このとき，老人性認知症と診断がついたが，当時担当医は「生活歴から統合失調症を疑うが，幻覚妄想は確認できない．入院中に少量の向精神科薬を使用するが副作用の関係から，統合失調症の確証が得られない」としている．その後治療中に，薬剤性の肺炎と食欲低下による貧血，失神発作にて内科的フォローのため一般病院へ転院となる．加療後，引き続き内科的管理とともに精神症状の把握および服薬と環境の調整のため，療養病棟へ入院となった．療養病棟でも，脱衣行為，放尿，失神発作を認め，さらに不眠や食欲低下を認め，服薬調整が続いた．失神発作については一部の薬物の変更により改善され，精神症状は安定していった．このとき精神科医は「診断としては，認知症より明らかな陽性症状はないが，陰性症状が主体の統合失調症と思われる」としている．療養病棟で1年が経過し，服薬調整もすみ，生活機能回復訓練によりADL上の課題は改善された．次の生活の場への移行がすすめられる時期であったが，長年面倒を看てきた兄弟も高齢で，実家はすでに処分され施設待機となる．1年を経過した社会的入院であった．

4．評価

　これまでの1年の経過をふりかえり，認知症症状について整理が必要であった．また，今後の方向性の検討に向けて，施錠管理が必要かという視点を含めた精神症状の把握が求められた．医師の見解からも陰性症状が主体である精神疾患として，精神症状の把握として行動観察を中心に行動特性の把握が必要であると考えた．

1）認知症症状の整理

Mini Mental State Examination（MMSE）

　記憶障害，見当識障害についてMMSEを用いて，経過を比較した．

　入院時16点，半年後（服薬調整中）12点，1年後（服薬調整後）17点

　生年月日では，間違っているが答え方は一貫していた．今日の日付では，入院時には正答であったが，半年後には答えられなくなっていた．場所については，入院時は答えられなかったが，1年後には正答となっている（**表1**）．

Dementia Behavior Disturbance Scale（DBD）

　入院時32点，半年後（服薬調整時）35点，1年後（服薬調整後）22点

　興奮することもなく静かに過ごされるが，同じ行動を繰り返していた．行動の内容は徐々に変化していった．入院時では放尿，半年後には離院行為，入院から1年後では，入院に至るきっかけとなった「断りもなく勝手に取ってくる」行為（以下「盗食」と表現する）が再び見られるようになっていた（**表2**）．妄想や幻聴を思わせる行動はみられなかった．

● 表1 ● MMSE の経過

実施日		入院時	半年後（服薬調整中）	1年後（服薬調整後）
点数		16点	12点	17点
各項目	年齢・生年月日	年齢5歳の間違い 年号は間違い 年月日は正解	年齢5歳の間違い 年号は間違い 年月日は正解	年齢5歳の間違い 年号は間違い 年月日は正解
	記銘・想起	記銘可能 想起不可	記銘可能 想起不可	記銘可能 想起ヒントで2/3可能
	計算	100-7正解	計算できない	100-7正解
	見当識	今日の日付は年と月まで正解 場所はわからない	今日の日付は答えられない 場所は病院と答える	今日の日付は答えられない 場所は何病院まで答えられる
	指示理解	可能	可能	可能

● 表2 ● DBD の経過

実施日		入院時	半年後（服薬調整中）	1年後（服薬調整後）
点数		32点	35点	22点
変化の見られた項目	常にある	関心を示さない やたら歩き続ける 同じ動作を繰り返す（放尿） 不眠 食事拒否 尿失禁	関心を示さない 寝てばかりいる 同じ動作を繰り返す（離院行為） 不適切な服装	同じ動作を繰り返す（盗食） 食べ過ぎる
	よくある	介護拒否		関心を示さない 寝てばかりいる 不適切な服装
	時々ある		同じ事を何度も聞く 食事拒否 尿失禁	同じ事を何度も聞く 離院行為

2）精神機能の把握

認知症ケアマッピング：Dementia Care Mapping（DCM）

ときおり離院行為がみられるが，発見されると職員に手を引かれ戻ってくる．どこに行きたいのか，どうしたいのか，訴えることはなかった．職員との会話もなく，どこに行こうとしているのか，何を求めているのか把握できずにいた．筆者がDCM基礎ユーザーであったことから，DCMを活用した行動観察を入院から半年目より行っている．

半年後（服薬調整時）のDCM結果

実施日の6時間マッピングにおいて，「寝る」行為が51％，「関心を寄せる」26％，「排泄」が13％，「歩く」が6％，「飲食」が3％であった．表情の変化は少なく，よい表情とも悪い表情ともどちらとも捉えられない淡々とした表情でマイペースに過ごしていたが，関心は出入り口を行き来する人の動きであった．入り口に向かって，人の行き来が確認できる定位置に椅子を自ら設置し，じっと人の行き来を見ていた．職員の行き来には反応はないが，主治医が近寄るとその場を離れ，静かに部屋に戻って行く．職員が「どこか行きたいところはないか」と尋ねるが返

答はなかった．

離院に関するエピソード

お盆を前に，ナースステーションのカウンターを飛び越えるなど，離院行為につながる行動が激しくなった．家族の協力を得て面談を行うと，家族に対しては「墓が気になる，帰りたい」と話していたという．

3）活動・参加

入院時に介助を要した歩行と移乗は，服薬調整後に自立となった．ふらついた歩行や移乗時の不安定さは，薬の副作用による血圧の低下が原因であった．整容や更衣は常に介助を求めていた．排泄については，入院時あいまいであった尿便意が次第に明瞭となっていったが，お尻を拭かないため衛生管理で指導や修正を要した．入院時からトイレの場所はわかっていたが，放尿が続いた．面倒であった様子で，ポータブルトイレを指導するとすぐに定着し，放尿は改善した．次にトイレでの排泄を指導すると，次第にトイレでの排泄も習慣化された．食事についても，入院当初は自分で箸やスプーンを持とうとせず介助を求めていたが，嫌いなものも勧められることを嫌がり，自力摂取するようになった．自力摂取後は好き嫌いから摂取量にムラがでていたが，内科的に課題となることはなかった．その他のADL項目も生活機能回復訓練により徐々に改善していった．

FIM：入院時62／126点，半年後78／126点，1年後87／126点（**表3**）

4）個人因子・環境因子

笑うことも怒ることもなく，病棟では表情の変化はなかった．他の療養者との接触はまったくなく，職員から声をかけられるとイエス・ノーの返答のみであったが，月1回程度の兄弟の面会時は，無表情の中にもわずかに笑顔を浮かべ喜んでいる様子がうかがえた．しかし会話はなく，差し入れを食べるのみであった．精神科作業療法，回想療法ともに活動への参加は同意が得られず参加は困難であった．誘導に対して返答もなく，そっぽを向いて興味がないという意思表示であった．食事と排泄以外は，基本，部屋から出ることはなく，ラジオが常に流れていた．好きな空間をベッド周囲内で作っているように見えた．

評価のまとめ

若干の見当識障害を認めるが，認知機能はほぼ維持されていた．ADL能力も向上し，病棟内の生活はほぼ改善されている．入院が長期化するなかでAさんなり

● 表3 ● FIMの経過

実施日		入院時	半年後（服薬調整中）	1年後（服薬調整後）
総合点数		62点	78点	87点
変化のあった各項目	食事	4	4	6
	トイレ動作	4	6	6
	排尿便コントロール	4	4	6
	移乗・移動	4	7	7
	歩行	4	7	7
	問題解決	3	4	4

の生活リズムも構築されており，大きなトラブルもなく，表面的に見えやすい課題は繰り返される行動のみであった．今後どうしたいのかについては聞き取れずにいるが，DCM でみられた離院行為につながる人の行き来を気にした行為とその後のエピソードから察することができたのは，「家を気にしている」ということであった．

5．援助の目標（作業療法士に求められたこと）

3か月ごとに行われるスタッフカンファレンスや家族カンファレンスで課題となることは次の生活の場の検討であった．作業療法士に求められたことは，今の安定した精神状態を維持するために，Aさんにとって良い環境とは具体的にどういう環境なのかという情報提供であった．行動から汲み取れるAさんの望みを引き出し，具体的なイメージの提供が求められた．

6．援助の方法

(1) Aさんの望む生活とはどういうものか，面談を繰り返す．
(2) 同意を得ながら，さらに行動特性の把握を行う．
(3) 生活リズムの把握から，カンファレンスでケアプランの見直しと提案を行う．

7．結果

1）面　談

お茶の時間に同席し，週1回のペースで話をうかがう場を設定した．毎回，会話は続かないが同席することへの抵抗はなく，話をしたいと伝えるとデイルームまで出てきていた．相手の話を聞くだけの時間も受け入れられていった．自身の気持ちは一度も述べられていないが，きっかけがあるとデイルームで過ごす時間が持てることがわかった．

2）行動特性の分析

1年後（服薬調整後）のDCM結果

今回もDCMを用いて実施した．今回はAさんの望む環境を知りたいということを伝えたうえで，ベッド周囲の環境下での行動を把握させてもらった．実施日の6時間マッピングにおいて，「寝る」行為が56％，「関心を寄せる」19％，「余暇」7％，「歩行」「排泄」「身の回りのケア」3％，「飲食」が1％であった．トイレに入るときは入り口の電気をつけ，終わると毎回電気を消す．昼食が終わると，デイルーム内の飲水コーナーから，飲み水を確保して部屋に向かい，ベッド横の床頭台にコップを置いて，ラジオを付けたり消したりしながら横になる．ベッドで過ごす時間は長いが，テレビを見るためにデイルームで過ごす時間もわずかに確立されていた．入院から半年後（服薬治療中）に行ったDCMではみられなかった余暇活動

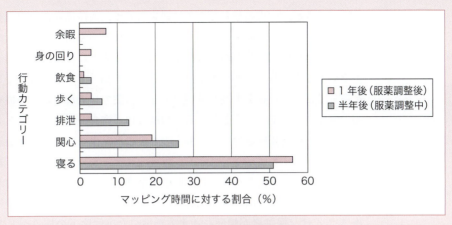

●図1● DCM 結果の比較

が今回の結果では見られていた（**図1**）．

　盗食について，病棟でよく確認されていた他人のものに手を出すことや職員管理の冷蔵庫から勝手に取る行為は今回のマッピング時ではみられず，おやつの時間以外でも，職員がお茶を用意する時間には部屋から出て職員にコーヒーを求めるなど，積極的な一面も見られた．盗食ばかりではなく，職員に要求し受け取る場面があることを確認した．一方で，入院から半年後（服薬治療中）にみられた離院行為につながる人の行き来を気にした行動は見られなかった．

3) 上記の行動観察の結果をカンファレンスの場において情報提供を行った

　ベッドサイドでラジオを聴ける環境，コーヒーなどを自由に求められる環境があると，盗食という行為は軽減し，Aさんのペースで充実した生活が行えていることを説明した．時間は少ないが集団との場の共有が可能となっていることから，次の生活の場について，グループホームや有料老人ホームなどの介護保険下の施設環境も適しているのではないかと提案した．しかしご家族の不安は強く，「社会にでると，また外に出て好きなものを盗んだり何かしたりするのではないか」ということから，今後も施錠管理の施設を希望された．施設待機中の病棟のケアプランは「コミュニケーションを促す」という方針を継続した．Aさんには「欲しいものがあったら，いつでも職員に声を掛けてくださいね」という声掛けを続けていく．Aさんなりの生活のペースを保障することが，精神症状の安定と日常生活動作能力の維持につながっていることを，退院時には情報提供することとした．

　また，行動観察から推察される点として，入院から半年後（服薬治療中）にみられた離院行為がいつの間にみられなくなっている要因として，「家への思いをあきらめたのではないか」いう視点で職員は見守り，Aさんの気持ちを察することを共通認識として促した．

8．考察－この事例の作業療法のポイント－

　病棟内の環境に適応し，大きなトラブルもなく安定されていた．施設待機という

言葉で括られ，本人の望むところは見えにくく，入院期間だけが延長されていた事例であった．語ってもらえない，活動への参加協力も得られない状況から，これまでの経過の整理と行動特性の分析から状態を明らかにすることが作業療法のポイントであると思われた．普段よく見ている，よく知っているつもりであっても，経過を追って丁寧に行動を把握し分析すると，言葉では表現されない療養者のわずかな心の変化が見えてくることがある．病棟では「盗食があります」と表現されていたが，詳しく行動観察を行うと，他人のものに手を出すことや，職員管理の冷蔵庫から勝手に取ることばかりではなく，コミュニケーションを自ら図りながら，職員に要求することが学習されていた．経過を整理することで「適応能力がある」こともうかがえ，今後の生活の場の検討に広がりがでてくることを情報提供とした．その後Aさんは，保護者が頻回に通える地域の介護保険下の施設へと退院されていった．不安の強かったご家族も，当施設から次の施設に申し送られた環境づくりの情報提供によって事前に次の施設のケア方針が整ったことを説明すると，家族の不安は軽減し，スムーズな退院の運びとなった．すぐに活用できる的確な情報提供は，本人にとって退院時の環境変化によるストレスを軽減させ，状態の安定を支えることにつながる．次の生活の場への移行にあたって，疾病特性をおさえつつその人らしさを伝えることが情報提供であり，作業療法士としての大事な役割であると考える．

9．まとめ

近年高齢者の犯罪は増える傾向にあるという[1]．さらに一般刑法犯全体と比べて，高齢者では窃盗の割合が高いとされる[2]．今回の事例ではコミュニケーションの習得が行為の修正となっていた．高齢者の窃盗では，孤立した環境によるやむを得ない万引きなども含まれるのではなかろうか．社会的課題として注目していきたい．

(中野小織)

【文 献】
1) 内閣府：平成25年版高齢社会白書．2013．
2) 五十嵐禎人：精神医学の立場から．認知症ケア事例ジャーナル，6(2)：154-163, 2013．

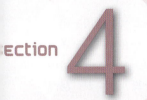

Section 4 対応の実際…事例編

精神科病院
～認知症もしくは認知症に類似した疾患への整理と対応～

7 精神発達遅滞を伴う事例

1. 事例の概要

外科的手術をきっかけに入退院を繰り返す生活がストレスとなり，混乱が強くなったケースである．Aさんは精神発達遅滞を伴うアルツハイマー型認知症であった．療養病棟に入院しているが，介護抵抗が強く，日常生活動作の介助時は常に大暴れで，ケガや事故の恐れを伴っていた．受け入れなく介助されることでAさんのストレスは増加する一方で，対応する職員も協力する家族も疲弊していた．安全面での課題を抱え，Aさんに受け入れられるケア方法の検討が常に急がれていた．作業療法ではAさんの生活歴に着目し，「昔，Aさんが好きだったこと」をケアプランに取り入れることを提案した．またAさんの好きなことを知るうえでも，自宅への外出支援を行い，自宅での表情や行動を把握する必要があると考えた．外出支援後，自宅から持ち帰った情報はケアのヒントとなり，病棟での環境設定に大いに役立った．

2. 事例紹介

対象者：Aさん，女性，前期高齢者，要介護度：4，自立度判定基準：M，障害高齢者自立度：B2．

診　断：アルツハイマー型認知症，精神発達遅滞，2型糖尿病，乳がん術後．

1）出会い（これまでの生活と入院に至る経過）

精神発達遅滞で未就学，未就労，療育施設への入所の経験はないが，歯磨きや着替え，トイレやお風呂など身の回りのことは習得していた．両親他界後，兄家族と同居し生活．兄嫁の家事手伝いや甥姪の面倒をみるなどして過ごしてきた．人懐っこい性格で近所の人にも可愛がられ，家族と地域に支えられて過ごしていた．42歳時のIQ 30．

60歳代，障害年金の診断書作成のため精神科病院を受診．このとき「2～3歳程度の能力ではあるが脳には異常ない」と言われた．面倒を見てきた兄夫婦も高齢と

なり，介護保険を申請．入浴は通所ですませるなど介護保険サービスの活用を始めたが，ケアの拒否が多く，嫁いでいた姪が時々フォローし，何とか在宅生活を送っていた．特に入浴の拒否が強く，姪が家でお風呂に入れていたが，あるとき乳房のしこりに気づき受診，乳がんがみつかった．摘出術後も入退院を繰り返すが，易怒的でケアの拒否がますます強くなり，身体機能は何とか維持していたものの日常生活動作の介助量は増加の一方であった．被害的な発言や不眠，心気的な身体の不定愁訴も出始め，乳がん治療で通っていた総合病院の主治医より精神機能の精査を勧められ精神科病院を受診．この時，アルツハイマー型認知症の診断がついた．その後，徘徊が出現．夜中，家から抜け出し迷子になるなど介護負担が増加．家族からの相談により療養病棟へ入院となった．療養病棟では服薬治療の結果，半年ほどで精神症状が落ち着き退院，自宅近くのグループホームへ入所した．しかしグループホームで，自ら頭を打ち付けたり椅子から転落しようとするなどの自傷行為と，他の療養者への暴言や暴力がトラブルとなり入所5か月目で退所，もとの療養病棟へ再入院となる．その後，療養病棟で数年が経過，身体機能は伝い歩きを維持するが，突然後方へひっくり返ろうとしたり，しゃがみこんだりするため，安全面に配慮し職員2名で両脇を抱えた介助歩行で移動していた．乳がんについては，術後の経過よくその後のフォローも終了している．

3．評価

1) 心身機能・身体構造

下肢筋力は比較的保たれており伝い歩きが可能なレベル．麻痺などはない．

服薬調整は投与後の過鎮静により誤嚥性肺炎の問題を抱えていた．抗精神病薬による沈静がない場合には，発語も明瞭であり，意思確認は可能である．睡眠障害は著明で，入眠困難であり短時間睡眠であった．服薬調整はこの睡眠障害を中心に行われていた．

認知症の重症度　CDR 3

MMSE，HDS-R：測定不能．生年月日は答えられない．年齢は18歳と答える．簡単な日常的会話は可能であるが，机上検査時，返答はなく，手足をバタバタと動かし協力は得られなかった．

2) 活動・参加

ADL（職員介助）

伝い歩きが可能であったが，意図しないことがあると急に倒れこむため，2名の介助者による介助歩行がやっとであった．車椅子を使用する際には前後左右への転落に注意が必要であった．椅子に座ったセルフケア時も介護者への頭突きや椅子からの転落があり，更衣はベッド上で行うことが多い．袖通しなどの協力は得られない．歯磨きでは抵抗多くブラッシングは危険で，ガーゼ清拭も無理やりな状況であった．尿便意を訴えることはない．日中はトイレへの誘導を試みるが排泄ケアへの抵抗もあり，ほぼオムツ対応となる．入浴は拒否が強く，シャワーチェアーで

は，車椅子同様に後方への倒れこみがあるため危険であった．転落やケガのリスクの課題を抱えながら，ストレッチャーを使用し，3名介助で行っていた．

FIM　24／126点

加点　運動項目：歩行（3），階段（2）
　　　認知項目：理解（2），表出（3）

その他項目すべて1点

ADL（家族介助）

歯磨きなどの整容の拒否は変わらず，ブラッシングは家族介助でも困難．更衣は兄嫁一人で介助可能．上下衣ともに袖通しに協力はあり，ズボンの上げ下ろしで介助を要する．入浴のケア開始時の拒否は少なく，動作に取り掛かることは容易であるが，水がかかると大暴れとなる．シャワーチェアーではジッと座る事はできず，地面に直に座って入る．シャンプーハットの洗髪は受け入れない．動作途中から抵抗は強くなり，きれいに最後まで体を洗うことは難しい．排泄は，家族へも訴えはなし．オムツ対応．不快はみられない．

FIM　25／126点

加点　運動項目：更衣　上衣（2），歩行（3），階段（2）
　　　認知項目：理解（2），表出（3）

その他項目すべて1点

3）個人因子

親代わりに面倒をみてきた兄は父親のような存在，兄嫁は母親のような存在であった．いつも兄に注意されると，兄嫁の後ろに隠れて，かばってもらっていたという．兄嫁のことをお母さんと呼んで慕っている．甥姪とは姉妹のように育ち，出かける時はいつも甥姪と一緒だったという．性格は明るく，懐メロが好き．若いときのご褒美は，お手伝いを頑張ったら兄嫁にデパートへ連れて行ってもらうことだった．

4）環境因子

病棟内：日中はデイルーム内に設置した畳間で過ごすことが多く，移動はベッドごと移動していた．ベッド内は4点柵で4面をクッションで敷き詰め，柵は保護材で厚くカバーしている．柵に頭を強く打ち付けるため，保護帽も装着している．

自　宅：幼少期に住んでいた実家は既にとり壊されている．Aさんも長年住んだ兄家族の自宅住まいは2階に玄関があるつくりで，長い階段があった．実家には家業があり，店舗は自宅とは別に構えられ，長男家族に受け継がれている．昔は若い職人が多く出入りしていたという．

4．援助の目的（作業療法士に求められたこと）

安全に過ごせる環境づくりが，常に課題としてあがっていた．病棟では，声かけの工夫や接し方の勉強会を繰り返し行っていたが，課題の解決には至らなかった．ケアは常にマンパワーで強化されていたが，Aさんの求めていることを把握し，A

さんにあったケアの方法を探り，受け入れてもらうための工夫が急がれた．作業療法では，Aさんの望むことを探りながらAさんの楽しみごとをつくることが重要と考えた．これまでの生活歴から，「ご褒美」をキーワードとして，外出支援を計画した．さらに生活史をふまえた情報収集を強化し，ケアプランへの反映を行うとした．

5．援助の方法－プログラムと経過－

1) 自宅への外出支援

数年ぶりの自宅への外出支援であった．自宅で生活していた頃に比べて，歩行レベルは低下していた．階段は，安全面の強化のため介護用品のベルトを活用し，介護者の持ち手を強化しながら，両脇を抱えた介助歩行で昇降した．手足をバタつかせながらも2人の甥に両脇を抱えられながら，何とか自力歩行を促しながら自宅に入った．

①外出支援時の情報収集

<u>a．好きな人について</u>

ケアカンファレンスではたびたび，Aさんが好きな病棟介護士の話題がとりあげられた．比較的好きな介護士のケアは受け入れが良く，ケア後の反応も良いため，ケアプランにも取り入れていた．ご家族と一緒にアルバムをみながら，ご本人と思い出話をしてもらったところ，「まだ若い頃，家の店で働く若い職人さんに可愛がられ，よくなついていた」という話をうかがうことができた．その職人さんは，病棟で好きな介護士として名前があがっていた職員と，背格好が似ていた．

<u>b．好きな物について</u>

Aさんは自宅に入るとすぐに，自分の部屋のタンスを開けていた．なかには，衣服の間にぬいぐるみやかばん，小さなおもちゃが隠されていた．Aさんは好きなものをタンスにしまう習慣があったことがわかった．愛着のあるおもちゃを本人と家族の了承を得て病棟へ持ち帰ることにした．黄色とピンクのお気に入りのワンピース2着も持ち帰り，入浴のあとの「おめかし用」として検討に入れた．

<u>c．自宅からの帰り</u>

来た時と同じように介護用ベルトを装着し階段を2名介助で降りたが，帰りの車内では窓に頭をぶつけるなどの大暴れで，対応は極めて困難であった．帰りたくないという思いの表現であったと思われる．外出支援の2回目以降，家族の同乗で病棟へ戻ることになった．

2) お風呂の入り方の検討

家族からの情報では，もともとお風呂は嫌いで早く済ませる方法をとり，自宅では立ってシャワーのみで済ませていたという．現在の能力は，立位は可能であるが，嫌がる際のどこに倒れるかわからない危険な行動によって，立って入ることは危険であった．姿勢については「シャワーチェアーで座って入る」「ストレッチャーで寝て入る」「地べたに座って入る」の3つの選択肢となり，嫌いな入浴を

早く済ませるために，少しでも気が紛れるためにも，Aさんにとって楽しい仕掛けが必要であった．

a．好きなことを取り入れる

好きな介護士は異性であったため，羞恥心に配慮し，脱衣所に入るまでの入浴前のケアと脱衣所から出た入浴後のケア時に声かけを担当した．入浴開始時は，マント式のバスタオルで露出を抑えながら更衣を行い，浴室への移動時にもマント装着で入ることや，水着装着などをそれぞれ試みるとした．入浴後は，好きなワンピースを着ることを取り入れ，職員が意識し，楽しい声かけに努めた．

b．楽しさについて

楽しさを求めプールと浴槽の検討を行った．また，入浴中には好きな音楽をかけるなどのケア時の環境調整を行った．

6．結果

入浴については，プールや音楽は効果なく，安全に楽しくお風呂に入ることは容易ではなかった．しかし入浴後の黄色とピンクのワンピース着用では，入浴後の興奮はすぐにおさまり，効果を確認できた（**表1**）．

自宅への外出支援では，近所の方が集まる他，甥姪と待ち合わせをするなどの企画で，自宅への外出をご家族と相談しながら繰り返し行った．外出の回数を重ねるごとに，外出後の落ち着きが得られるようになっていた（**表2**）．外出で車椅子に慣れていたが，院内の移動で使用することや散歩を楽しむなどには至らなかった．

自宅から持ち帰ったぬいぐるみやおもちゃは，Aさんの意向からベッドのなかに飾ることとなった．ベッド内の四方は頭部を保護するためにクッションが敷き詰められていたが，そのクッションの間にぬいぐるみをしまいこんだり出したりしながら，自分なりの時間を過ごすようになっていった．次第にベッドでの頭突きはなくなり，保護帽も必要なくなった．一番安全で本人が楽しく過ごせる場所は，たくさんのぬいぐるみに囲まれたベッドのなかとなった．柵カバーも黄色やピンクの色に変え，Aさん好みの華やかなベッドルームづくりに努めていった．

7．考察－この事例の作業療法のポイント－

ケアへの抵抗が強く安全なケア方法の検討が急がれた事例であった．本人に受け入れられるケア方法を求めて，生活歴のなかにヒントがあるのではないかと外出支援を計画した事例である．本人の自宅での様子から，タンスのなかにあったAさんの宝物を利用して「しまう，とりだす」という楽しみをベッドのなかで再現できたことで，安全で楽しい空間づくりが可能となった．一方で，初回の外出時の帰り際にみせた車内での大暴れの様子から，家族と離れて暮らす寂しさがうかがえ，体中で表現される大暴れは，入院に対する心の嘆きであるとも捉えられる場面であった．植田[1]によると，知的障害のある人たちは幼少期から障害や疾病があること

● 表1 ● 入浴方法の検討とその結果

取り入れた内容	対応の工夫	反応	効果判定
音楽を聴きながら（シャワーチェアー）	好きな音楽を常に流しながら入る	シャワーチェアーから転落しそうで音楽を楽しむゆとりはなかった	効果なし
マント式タオルを羽織りながら（ストレッチャー）	常にマントを羽織りながらゆっくり声掛けしながら入る	導入時はよかったが，すぐにいつもの大暴れになった	導入について効果若干あり
子供用プールで入る（地べたに座る）	マットを敷き床タイルにプールを置き，中に長坐位で座って入る	理解が得られず，しゃがむまでに介助を多く要した楽しむ様子はなかった	効果なし しゃがむ動作時の介助者にとっての負担と，怪我をしないかという安全面の問題があった
水着を着る	好きな色で気を紛らわす	暴れは同じ 反応なし	効果なし
洗体時，シャボン玉を作りながら	輪を作りながら気を紛らわす	それどころではなかった	効果なし 危険が増す
好きな介護士に声掛けられながら浴室に向かう	導入を快く入れるようにする	会話しながら気が紛れていたが，洗体動作ではいつもの大暴れとなる	導入について効果若干あり
洗体タオルを変える	・やわらかいタオル ・手袋型で自分でやってもらう		効果なし
入浴後に好きな洋服を着る	入浴はいつものようにストレッチャーで入るが，着替えで好きなワンピースを着る．皆に褒めてもらう	入浴動作自体の介助量に変化はないが，その後の機嫌の良さは長く続く．しかし，次の入浴にはつながらない．	効果若干あり

● 表2 ● 自宅への外出支援とその結果

回数	目的（企画内容）	自宅での反応	得たこと（帰棟後の反応）
1回目	初回評価	・自宅を思い出していた ・自分の部屋で楽しく過ごしていた ・帰りの車で大暴れであった	・車内から家族同席が良いと判断した ・病棟に戻り，次回を約束すると喜んでいた ・持ち帰ったものをベッドに並べ日々楽しむようになった
2回目	担当介護士と自宅でお茶タイム	・畳間でゴロゴロしながら好きなDVDを見て過ごした ・帰りの車の中で「家に帰りたい」と言った．実家跡地の周辺をドライブしながら帰棟した	・前回より帰りの車で静かに過ごせるようになっていた ・同席していた家族によると「家に帰りたい」という家は実家であることがわかった
3回目	近所の人との再会	・近所の人のことは覚えていなかった ・囲まれて楽しく過ごした	・帰棟後の着替えとオムツ交換時の受け入れがスムーズであった
4回目	姪家族との待ち合わせ	・姪の子供達と部屋のタンスを開けたり閉めたりしながら遊んだ	・病棟に戻ると「ありがとう」と言い，静かにベッドで休まれた
5回目	法事	・「家に帰る」と騒いだため早めに自宅を出たが，車の中では静かであった ・実家跡地をドライブしたが「いいよ，帰ろう」と言っていた	・両親のことを思い出していたが，その後大きな混乱はなかった ・現状を理解するような発言であったと感じた

を理由に生活上においてさまざまな制約をうけ，ライフステージにおいて適切な保育，療育，教育，福祉，医療などを受ける機会が奪われてきたことは，壮年期・高齢期にも大きく影響を及ぼすとしている．また，20歳代，30歳代のころの一般にみられる親からの独立は，介護者の確保と経済的な理由から叶わないことが多く，親からの自立は成長の重要な一過程でもあり，その機会を奪われてきたことも社会的不利益のひとつであるという．Aさんのこれまでの生活は，決して閉じこもりではなく近所の方と交流を深めた生活であったが，療育や就労経験のないAさんは，これまで片時も家族と離れたことはなかった．就学就労の経験がないため，外に出かけて他人と過ごす時間は，面倒を看る兄夫婦が高齢になったこの数年で，通所の利用が初めてであった．さらに，外泊を経験したこともなく，家族と離れて暮らすことは乳がんによる入院が初めてであったという．身体の辛さとともに経験のない家族と離れた生活は，さらに不安を募らせ，転院後の混乱や現在に至るケア抵抗の要因であることが考えられた．

　知的障害者の平均寿命も延び，2020年には65歳以上の知的障害者の割合も増えると予想され，知的障害者においても高齢期の疾患について考える必要がある[2]とされている．知的障害者の加齢変化による特性に関する研究[3]によると，加齢に伴う変化の特徴では，「運動」では体格，速度の変化で，「性格」ではわがまま，感情不安，「ADL」では排泄の失敗，「感覚」では視力の低下，「生活リズム」では睡眠関係（寝つきや時間の増減）などの変化が現れたとある．さらには，40歳以降は知的障害の程度が重度ほど早期に老化現象が現れるという報告もあるという．Aさんにも現れていた症状である，睡眠障害や感情の不安定さ，排泄の失敗などについて，認知症による症状と知的障害者の加齢による特性との違いについては，今回考察に至っていない．今後の課題として，知的障害者を伴う認知症について，評価指標，目標の定め方，認知症リハビリテーションプログラム，日常生活支援のあり方，方向性など，作業療法の視点からも研究が求められると感じた事例であった．

（中野小織）

【文　献】
1) 植田　章：知的障害のある人の加齢と地域生活支援の実践的課題－「知的障害のある人（壮年期・高齢期）の健康と生活に関する調査」から．佛教大学社会福祉学部論集，6(3)：19-32，2010．
2) Royal College of Psychiatrists, The British Psychological Society（原著編）／「認知症の知的障害者」翻訳プロジェクトチーム（訳）：認知症の知的障害者－アセスメント・診断・治療および支援の手引き（日本語版）－．pp42-43，国立のぞみの園10周年記念紀要，2014．
3) 春日井宏彰・他：成人期知的障害者の加齢変化の特性に関する研究：質問紙を用いた調査による検討．東京学芸大学紀要総合教育科学系，57：481-494，2006．

section 4 対応の実際…事例編
老人施設での支援
～認知症短期集中リハビリテーション～

8 生活習慣を取り戻すことによって、周辺症状が軽減できたアルツハイマー型認知症への作業療法

1．事例の概要

　長女夫婦と住むFさんは，7年前，胆管炎による肝機能障害から入院．廃用性の筋力低下から歩行が不安定となり，リハビリテーション目的にて通所リハビリテーション開始となった．当時は，両下肢・体幹の筋力低下と軽度の円背を認めたが，施設内は車椅子を押して移動し，ADLはほぼ自立していた．夜間不眠の訴えと感情失禁が時折見られたが，HDS-Rは25点で日付の見当識，短期記憶が低下しているものの，日常生活上問題なく過ごしていた．

　通所リハビリテーション利用開始後1年ほどして，身体機能面・能力面の向上もあり要介護1から要支援認定となり，通所リハビリテーションは終了となった．その後，近くの通所サービスを利用していたが，再び肝機能障害が悪化し，胆のう摘出術が施行された．自宅退院したが長女に対する暴言や被害妄想が強く出現，そのことにより長女が体調不良となり，介護老人保健施設（以下，老健）へ入所となった．

　入所後，短期集中リハビリテーションに加え，認知症短期集中リハビリテーションを開始．身体機能面・能力面と認知面へのリハビリテーションを併用することで，周辺症状が軽減し在宅復帰を考えるまでに至ったケースである．

2．事例紹介

1）生活史
　対象者：Fさん，80歳代，女性
　診　断：アルツハイマー型認知症，肝機能障害
　生活歴：職歴なし，専業主婦として5人の子供を育てる．若いときから人あたりが良く，ご近所に友人も多かった．夫が亡くなってから独居生活が長かったが，高齢となり子どもと同居することになってもすぐに折り合いが悪くなった．家族に対しては厳しい面もあり，折り合いが悪くなると断絶に至っていることから，本人の

気性の荒さもうかがえた．

2）入所の経緯

　胆のう摘出術後，経過良好のためいったん自宅退院したが，「ごはんを食べていない」「私だけごはんの用意をしてもらってない」など被害妄想が強く出現，特に主な介護者である長女に対する暴言が多く，「しっかりしているときとそうでないときの差が激しいためどうしていいかわからない」とケアマネジャーを通じて相談があった．長女の精神的な負担が大きく，そのことから長女の体調も悪くなったため，緊急に入所調整を行った．

3．評価

1）心身機能・身体構造

　両下肢・体幹の筋力低下を認めるが，入院による一時的な廃用性のものと考えられた．起居移乗ともに自立，歩行は杖歩行にて安定しているが，若干ふらつきがあったり，杖を忘れ独歩したりすることから，入所当初は見守りとした．それ以外の身体機能面は年相応に保たれていた．浴室内の移動時に介助を要する以外は，日常生活動作はほぼ自立していたが混乱もあることから見守りを要した．

　障害高齢者の日常生活自立度（寝たきり度）：A1
　認知高齢者の日常生活自立度：Ⅲa
　N-ADL：34/50点（歩行・起座7点，生活圏5点，着脱衣・入浴5点，摂食7点，排泄10点）
　服薬は記憶が曖昧なため，看護師の管理とした．
　認知面はCDR：1
　MMSE：22/30点（日付の見当識，短期記銘力の低下あり），周辺症状としては，夕方から夜間にかけての帰宅願望を多く認めた（**表1**）．また夜間になると落ち着きなく動き，自室で過ごすことができなかった．理由を聞くと，「お茶を飲みにきた」「ティッシュはどこですか」と，その場のつじつま合わせのような返答が多かった．

　施設介護支援専門員の初期評価：昼夜ともに離棟・離設の恐れがあり，所在確認を必要とする．歩行は概ね安定しているが，杖忘れがあるため注意が必要．他者とのコミュニケーションは良好だが，つじつまの合わないことがあり，スタッフの仲介を必要とすることがある．全般的に体調面は安定しているが，精神面で不穏（帰宅願望など）がみられ，入所より5日目で，家族の了承のもと詰所近くへの転室をしていただく．（カルテより）

2）活動と参加

　作業療法士協会版認知症アセスメントにおける行動障害の程度は，「周囲との摩擦が多いタイプ」で不安感も強かった．例えば趣味である書道のクラブに参加し熱心に取り組まれていたが，周囲との交流には職員の配慮が必要であった．療養棟内ではエプロンたたみやおしぼりを配るなど，お手伝いにも積極的な場面が見られた．

● 表1 ● 周辺症状（カルテより抜粋）

	時刻	カルテ記載内容（看護・介護）
9月16日	20:00	エプロンをたたむ．睡眠剤内服
	21:00	入眠するように誘導するも，すぐに起きてきて「眠剤ください」
	22:00	「眠剤をください」椅子に座っていただき，お茶とお菓子で様子を見る．
9月17日	15:50	施設玄関にひとりでいるところを発見される．「○○さんに会いに行こうと思った」
	18:30	杖を持たずに歩行．テレビを促すもすぐに立って落ち着きなく歩く．
	20:30	「ティッシュどこですか」「薬を飲んでない」「お茶を飲みたい」
	21:15	窓を開けて，ベランダに出ようとする
	23:00	「眠れない」と窓際に立たれ，涙ぐまれている
9月18日	21:00	ベッドに端座位になり，「薬飲んだかな」と聞かれる
9月19日	21:20	窓際に立ち，外を眺めている
9月20日	21:30	「お茶ください」
	23:50	「寝付けないので眠剤ください」
9月21日		何度か出て行こうとされたので，カンファレンス行い詰所近くの部屋に転室する
	20:00	「私の部屋はどこですか」
	21:00	カーテンに隠れて，窓を開けようとしている．説明すると易怒的になる
9月25日	22:30	「お茶ください」「薬飲んでない」
9月26日	21:00	「眠れない」とお菓子を食べている
9月27日	20:30	施設玄関にいるところを発見される
9月28日		リハビリテーションの時間に，初めて施設前の神社まで外出する
	20:00	エレベーターに乗り込もうとされるも，声かけにて部屋に戻られる
10月8日	20:35	エレベーターのボタンを押すところを発見される
11月6日	15:50	他階で発見される．つじつまの合わない話を繰り返される（取り繕い）
11月18日	16:00	非常階段を降りているところを発見される

長女によると，自宅にいた時は，公民館などで婦人会によく参加していたとのこと．

3）個人因子

人あたりがよく，誰にでも自分から声をかけていた．面倒見が良く，車椅子がうまく操作できない人を見るとすぐに手伝う場面をよく見かけた．反面，新聞を部屋に持ち込まないでくださいという職員のお願いに激昂するなど感情的になる一面も見られた．

子どもが巣立ってからは，よく海外旅行を楽しんでおり，会話の中でもその話が多かった．

4）環境因子

自宅は持ち家（一戸建て2階）．手すりなど住宅改修済み．自宅周辺は坂が多い．もともと，土地を多く持つ資産家であり，結婚も婿養子を取ったため，子供の頃から同じ場所で住み続けていた．近くに親戚が多く住み，周辺土地に対する思い入れが強い．通所開始当初は長男夫婦と暮らしていたが，折り合いが悪くなり別居．その後，キーパーソンが長女となった．長女の子どもたちの協力は良好．子ども5人のうち，一度折り合いが悪くなった子どもたち（長男・次女）とは一切の関係を

絶っている．

4．援助の目標

　身体機能面・能力面では大きな問題はなく，歩行の安定性・耐久性の向上と周辺症状が軽減すれば自宅復帰も可能と考え，次のような目標を立案した．
　(1) 帰宅願望の軽減（ご本人の好まれる活動を提供し，落ち着いて過ごせる）
　(2) 歩行能力の維持向上（自宅内での伝い歩きが安定して行える）
　(3) クラブへの参加（再び地域での社会参加へつなげる．公民館の老人大学への出席）
　(4) 家族の精神的な援助（長女との関係の再構築）

5．援助の方法

1）プログラムと経過

短期集中リハビリテーション（週5～6回：1回20分）
担当：作業療法士
認知症短期集中リハビリテーション（週3回：1回20分）
担当：作業療法士および言語聴覚士

訓練内容　①立ち上がり
　　　　　②両下肢筋力向上練習
　　　　　③歩行練習（杖歩行，独歩，伝い歩き⇒外出）
　　　　　④階段昇降（模擬階段⇒非常階段へ段階づけ）
　　　　　⑤書写（⇒写経）
　　　　　⑥クラブ活動（コーラスクラブ・映画クラブ・手芸クラブなど）
　　　　　⑦神社までの外出
※①～④，⑦　短期集中リハビリテーション
　⑤～⑦　認知症短期集中リハビリテーション

2）帰宅願望の軽減に向けて

　Fさんが落ち着いて過ごせる時間を増やすことを第一目標とした．まずFさんとの信頼関係の構築のため，自室内のクローズスペースにて担当作業療法士が会話の機会を持つことから始めた．Fさんは施設のある周辺地域の生まれで，施設が建つ前からの事にとても詳しく，その地域で生まれ育ったことに誇りを感じていた．
　そこで，施設周辺の散歩をすることで，Fさんの精神面の安定を図れると考え，プログラムに取り入れることにした．しかし当初帰宅願望が強く，散歩（外出）により症状が憎悪するのではと懸念されたため，時期に関しては療養棟職員（介護福祉士）と慎重に検討を重ねた．Fさんとの会話の中で，元気なときは施設近くにある神社へのお参りを日課にしていたことがわかり，目標を単なる散歩だけでなく最

終的には「神社へのお参り」とすることとした．日課であったお参りの時はいつも般若心経を唱えていたそうで，認知症短期集中リハビリテーションは本人の趣味である書道や書写・俳句などを主に行っていたが，般若心経の写経に変更した（図1）．

いぜん夜間の帰宅願望は続いていたが，担当の介護福祉士が夜勤の日をねらい，「お参りに行くときは必ずひとりではいかない」ことを約束して，神社へのお参りを試みる．神社の前では必ず深く一礼され（図2），担当作業療法士とともに祠まで階段を上がる（図3）．一緒に般若心経を唱え終わると満面の笑顔を見せて涙ぐまれる．当日は，混乱を予測して担当介護福祉士と帰宅願望が出現したときの対応や声かけを相談し，夜勤帯のスタッフに申し送りをした．もしもFさんが外へ出て行こうとしたら，「明日もまたリハビリで神社まで行くのが楽しみですね」とスタッフに声をかけてもらうように対応を統一することとした．実際に神社へのお参りを試みた夜もひとりでエレベーターに乗ろうとしたが，申し送りどおりの対応を行い，本人もその声かけで納得し部屋に戻った．

3）歩行能力の維持向上（杖歩行・居室内伝い歩き）

入所当初は，「身体がだるいからやめときます」など歩行練習には拒否的であったが，神社（15段の階段を昇降したところに祠がある）にお参りができるようにという目標ができたことで，毎日熱心に取り組むようになった．多弁傾向にあり，

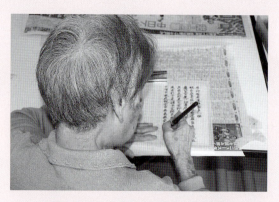

●図1● リハビリ室にて般若心経の写経

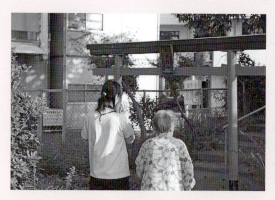

●図2● 神社前にて深く一礼

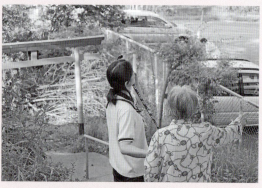

●図3● 祠にて周辺地域の昔話

歩行中も注意散漫になることから時折つまづきが見られたが，徐々に改善した．外出時のみ近位での見守りを必要とした．雨の日も非常階段で練習したいと言われるほど，特に階段昇降には意欲的であった．

4）クラブ活動への参加

入所当初から受け入れ良好，どんな活動にも「こんなことさせてもらって幸せです，ありがとう」と笑顔を見せる．反面，人の好き嫌いが激しく，相手からの印象も両極端だったため，リハビリテーションの時や，書道クラブの席順に配慮が必要であった．書道クラブに関わる介護のスタッフにも他利用者との相性などを伝え，いつでも配慮ができるようにした．また書道クラブだけでなく，コーラスクラブ，手芸クラブ，絵画クラブなどへの参加も行えるようになった．

5）家族との関わり

自宅へ帰るには，長女の精神面のフォローが早期から必要と考えた．幸いにも面会が多く，担当作業療法士と話す機会が持つことができた．帰宅願望や他利用者への言動など負の面だけを伝えるのではなく，神社へのお参りのこと，書道や棟内のお手伝い活動での様子などを必ず伝え，家族が安心して面会できるよう配慮した．

6．結果および再評価

全国老人保健施設協会が認知症短期集中リハビリテーションに対する調査研究で使用した指標を改変した「認知症短期集中リハビリテーション評価表」の初回と終了時（3か月後）を**表2**に示す．

身体機能面では両下肢・体幹の筋力が向上したことで，時折ふらつきはあるが歩行の安定性の向上が図れた．しかし歩行が安定したことで，杖を持たずに移動することが増え，夜間などは注意を要した．屋外の平坦な道では問題ないレベルまで回復したが，坂道などは見守りを必要とした．日常生活動作能力は18点から26点となり，見守りレベルからほぼ自立となった．

生活意欲は入所時から変わらず，自発的・積極的に行動されていた．

周辺症状は19点から8点と減少し，特に「同じことを何度も訊ねる」「施設から出て行こうとする」などの行為が明らかに減少した．

障害高齢者の日常生活自立度（寝たきり度）：A1
認知高齢者の日常生活自立度：Ⅱa
N-ADL：42/50点（歩行・起座9点，生活圏7点，着脱衣・入浴9点，摂食7点，排泄10点）
CDR 変化なし
MMSE：24/30点（日付の見当識，遅延再生で得点）

日付の見当識など曖昧なこともあるが，ご自身でメモをとるなど自己対策も行うようになった．また入所当初は不安や混乱がみられたが，「帰りたい」という発言ではなく「今日泊めてもらえるの？」と職員を気遣う言葉などが聞かれるようになった．

● 表2 ● 認知症短期集中リハビリテーション評価表

利用者氏名	F氏
検査日	初回（黒）X年9月22日 3か月後（赤）X年12月20日

計画評価実施日　X年12月20日

日常生活・社会活動

項目	自立	見守り	一部介助	全介助	行わず	＜特記事項＞使用用具・介護内容
トイレへの移動・行為	3	②	1	0		
車椅子への移乗	3	2	1	0	○	使用せず
階段昇降	③	②	1	0		
移動	③	②	1	0		1本杖
食事	③	②	1	0		
排泄（昼）	③	②	1	0		洋式トイレ・布パンツ
排泄（夜）	③	②	1	0		洋式トイレ・布パンツ
整容	③	②	1	0		
更衣	③	②	1	0		
入浴	3	②	①	0		浴室内の移動は介助

ADL合計　18⇒26

項目	自立	見守り	一部介助	全介助	
職員との会話	③	2	1	0	
入所者との会話	3	②	1	0	
身の回りの片づけ	③	②	1	0	
レクリエーション	③	2	1	0	
外出	3	②	①	0	

活動合計　11⇒13

周辺症状

項目	常に	よくある	ときに	ない
物をなくす，置き場所を間違える，物を隠す	3	②	①	0
昼間寝てばかりいる	3	2	①	⓪
介護拒否	3	2	①	⓪
同じことを何度も訊ねる	③	②	1	0
暴言	3	②	①	0
言いがかりをつける	3	②	①	0
場違いな，季節外れの服装をする	3	2	①	⓪
物をため込む	3	2	①	⓪
日常的な物事に関心を示さない	3	②	①	0
昼夜逆転	3	2	1	⓪
同じ動作をいつまでも繰り返す	3	2	①	⓪
物を散らかす	3	2	1	⓪
徘徊	③	②	①	0
施設から出て行こうとする	③	2	①	0
易怒的になる	3	②	①	0
その他（具体的に）	3	2	1	⓪

周辺症状合計（BPSD i13）　19⇒8

生活意欲

項目	自発的	促し	無関心	拒否
起床	③	2	1	0
挨拶	③	2	1	0
食事	③	2	1	0
排泄	③	2	1	0
リハ・レク	③	2	1	0

合計（意欲の指標）　15⇒15

特記事項

身体機能面では，杖歩行時のふらつきの軽減を認めるため，施設内のADLはほぼ入浴以外自立となっている．そのため行動制限がなくなり，本人の精神面の安定に繋がった．
時折，易怒的になる場面があるため，他者との交流には少し配慮が必要．
神社へのお参りが日課となってからは，施設から出て行こうとする行動は減少している．それに伴い，不安症状が減り，落ち着いて過ごすことも増えている．

　家族カンファレンスでの家族（長女）のコメント：「ようやく慣れてきたようなのでこのままお願いします．皆さんと仲良くやっていってほしい．自分（長女）の体調も落ち着いてきたところなのでほっとしています．」
　長女は，「精神的にも落ち着いて過ごせているので，お正月には外泊をさせたい」と言われるようになり，家屋環境の評価とともに外泊時の注意点などを伝え，その後外泊が実現した．

7. 考察　　この事例の作業療法のポイント

　三好[1]は，高齢者は生活習慣のなかでも日常的で具体的なことが生活のなかで大きな割合を占めており，生活習慣を継続することはそれほど難しくはないが，介護職，とくに専門家が，そんな日常的で具体的なことの持っている大きな意味に気づいていないことが問題であると述べている．Fさんは長年，神社へのお参りが毎日の生活習慣となっていた．入所により突然断ち切られた神社へのお参りは，Fさんにとっては単なる外出ではなく，生活習慣を取り戻すことでもあった．その「お参り」の意味を外出前から担当介護福祉士，作業療法士，言語聴覚士が入念に話し合った．そして，はじめてのお参りの時は，その後の混乱を推測して，帰宅願望が出現したときの対応や声かけをスタッフ間で統一した．特に20時頃，他利用者が自室に就寝準備に向かいだすと不穏症状が出現しエレベーター前で発見されることが多かったため，もしその行動を見かけたら無理に止めたりせずに，声かけの内容をスタッフに統一してもらうようにした．そのことで，本人の思いやプライドを傷つけることなく対応することができたと考えられる．

　老健では，作業療法計画はまずケアマネジャーが立案する施設サービス計画書（ケアプラン）との整合性が必須である．療養棟介護スタッフの観察・評価をそのまま得るだけでなく，作業療法士として欲しい情報を細かく伝えたうえで，療養棟でのFさんの生活の24時間を知ることから始まった．作業療法での流れ（特に認知症短期集中リハビリテーションの内容）を療養棟スタッフに伝え，夜間でもその話題を療養棟スタッフがFさんと共有できるようにしたことが，特定時間帯の帰宅願望の軽減につながったと考えられる．

　また，面会時や家族カンファレンスなどを通じて，家族（特に長女）の認知症に対する理解や受容を促すことができた．これまでの言動を家族が理解，受容したことにより面会の回数が維持でき，Fさんの精神面を落ち着かせる大きな一因となったと思われる．そして家族が外泊させたいと言われたときに，即座にFさんに関わるチームが対応し，外泊受け入れのモチベーション維持を図れたことも外泊の実現に繋がったと考えられる．

　関わる担当療法士側の要因としては，Fさんの作業療法を進めるにあたり言語聴覚士が一緒に対応できたことも大きかった．セラピストが少ない老健の中で，リハビリテーション科内で一緒にアセスメントを行える療法士がいたことでFさんの観察をより多角的に見ることができたと思われる．

8. まとめ

　小川[2]は，認知症の障害とは脳の障害からくる直接的な機能障害もさることながら，そのことによって起こるさまざまな人・物との関係性（家族との関係，他者との関係，物との関係，環境との関係，制度との関係など）のもつれがその本質ではないかと述べている．老健では作業療法士がそのもつれをほぐす役割を担うだけ

でなく，一緒にほぐす関係職種と，何よりも家族を含めた情報共有が求められている．入所初期のFさんの行動観察から推測される事態を想定，チームで情報共有し，声かけ・対応などを統一することの重要性を再認識させられた事例となった．

　老健は在宅復帰支援施設であり，地域包括ケアシステムの中核として認知症高齢者とその家族の在宅生活を支えていく役割がある．今回の事例のように最初はレスパイト目的だった入所が，多職種の密な関わりによって本人の周辺症状が落ち着き，家族が再び在宅生活を考えるに至ったことは，老健本来の役割を果たすことができたと考えられる．

（椿野由佳）

【文　献】
1）三好春樹：痴呆論 介護からの見方と関わり学．pp70-71，雲母書房，2007．
2）小川敬之：作業療法士の取り組み．地域リハビリテーション，9(9)：700-704，2014．
3）日本作業療法士協会：認知症アセスメントマニュアル Ver3．日本作業療法士協会，2006．
4）全国老人保健施設協会（編）：認知症短期集中リハビリテーションプログラムガイド．リベルタス・クレオ，2010．

section 4 対応の実際…事例編
地域での支援
～仕事・生産・社会とのつながり～

9 デリバリー作業によって在宅支援が成功したレビー小体型認知症の事例

1．事例の概要

　中山間地区に在住の，レビー小体型認知症と診断された80歳代の女性のケースである．家の前にある川の向こうでいつも人がこちらをみて何か言っているといった幻視が強く，時として家の中に入ってくる事もあるという．家族が幻視に対する指摘をすると，そのことで口論となり，家族の介護負担も大きくなっていた．診療所で認知症関連の相談事業に従事していた筆者が家族との面談を行い，近日中に開始するデリバリー作業に参加してもらい，その後の様子いかんで今後のことを考える旨を話し合った．その結果，役割を持ち定期的に作業に参加することで，本人の状態にほとんど変化は見られなかったが，家族の介護負担が減少していった．その結果，相談を受け1年経過した現在においても在宅介護が継続されている．地域支援を考える際に大切な視点を考えさせられた事例である．

2．事例紹介

　対象者：Rさん，女性，80歳代．
　夫と林業を営み，10年前に夫は他界．
　息子夫婦と同居しており，孫は2人いたが2人とも村を出ており，現在息子嫁がキーパーソンとして関わっている．
　診断：レビー小体型認知症，CDR 1，認知症自立度判定基準Ⅰ，障害高齢者自立度判定基準J．
　既往歴・合併症：膝関節症，腰痛
　生活歴：生まれた時より，現在住んでいる村を出たことがない．同じ村に住んでいた林業を営む夫と20歳代前半に結婚し，息子1人を授かった．元来活発な性格であり，夫の林業を手伝うかたわら村の世話役なども行い，林業だけでなく，婦人会を結成し特産物を商品化することに力を注ぐなど，皆から頼りにされる存在であった．息子も夫の林業を手伝い，息子が嫁（現介護者）をもらい4人で同居が始

まった．孫が2人できたが，就職と同時に村を出て仕事についている．10年前に夫が他界，そのころより元気がなくなるが，生活そのものに大きな変化はなかった．

　現病歴：3年前，家の前にある川の向こうから人が呼んでいる．時折，家の中を子どもたちが覗いているなどの発言があり，家族も気味が悪かったが，記憶障害もさほどなく，生活に大きな支障はなかったのでそのまま様子をみていた．しかし，夜中に大きな声で叫んだり，暗い表情で家にこもったりすることが多くなったので，認知症ではないかと家族が心配し，1年前にかかりつけ医から隣の市にある認知症疾患センターの受診を勧められ，受診した結果，レビー小体型認知症と診断される．その後，筆者が月に2回行っている認知症相談室に主介護者である嫁から入院も視野に入れた相談を受ける．

　環　境：現在の村の人口は3,000人弱で，高齢化率39％．社会資源も少なく，診療所，特養，デイサービス，包括支援センターがそれぞれ1か所ずつある．

3．評価

1）Rさんとの面談

　はじめは何を聞かれるのかという不安と警戒心を感じていたが，生活のことや昔の村の出来事などを聞きながら話をしていくと，次第に打ち解け笑顔をみせたり，自らいろいろと話をするようになる．元来，人と話をすることや集まり事を好んでいたことがうかがえた．最近の出来事も覚えていることとそうでないことが混在し，記憶障害は中等度に思われた．また，「最近変な人がよく家にくる」といった漠然とした不安感を持っているようであった．嫁も同席していたが，Rさんが的外れな会話をすると，下を向いて困った表情をしていた．家庭内での関係に苦慮しているのではないかと思われた．

2）評　価

　MMSE：18点（時間見当識，遅延再生，文章課題，図形模写が減点項目）
　DASC-21：40点（時間見当識，家庭内外のIADL等に課題）
　DBD-13：18点（日常的な物事に関心を示さず，日中ごろごろしたり，幻視に気が向いていたりする様子，日中は家にこもることが多くなる）
　J-ZBI_8：8点（幻視への対応に苦慮している）

3）心身機能・身体構造

　変形性膝関節症，腰痛，時間見当識の低下，幻視，うつ傾向（閉じこもり）．
　自力で生活するだけの心身機能は保たれている．夜間のせん妄（レム睡眠障害）からくる室内徘徊や叫び声がある．
　パーキンソニズム（－），自律神経症状（－）．

4）活　動

　ADLはほぼ自立，薬の管理や買い物などIADLは家族にサポートしてもらい特に問題なく遂行している．料理などは自分からすすんで作ることはないが，家族がいない時には食事は自分で済ませている．歩行は関節症の関係から不安定な時があ

るが，屋外では杖を使用して自立している．

5）参　加
　人が訪ねてくると楽しそうに会話をするが，自分から出かけて近所の家に行くことが少なくなっている．ひとり家にいて，窓から川向こうの人影を探したり，家の隅々を見渡すように何かを追視したりして過ごすことが多くなる．近所の公民館の集まりには誘う人がいると行く．

6）個人因子
　朝と就寝前には必ず神棚に手を合わせる．特に趣味はないが，手先が器用なので以前は頼まれて着物などを縫っていたがここ10年ほどは行っていない．婦人会を結成して特産品の開発を行ったりするなど活動的であったが，現在はすることがなく，家の周囲の草むしりをする以外は，家の中で過ごすことが多い．

7）環境因子
　日中は息子嫁と一緒に過ごすことが多い．幻視や家にこもってじっとしている様子は嫁の精神的負担感を高めているようである．なんとか以前の元気な母親になってもらいたいと願うが，幻視や無為にしていることで口論になることもあり，ストレスを溜めている．夫も介護にはあまり協力的ではなく，嫁が一人で背負っている状況である．認知症相談に来られ，精神的に追い詰められて一時入院を考えている旨，話をされる．

4．援助の目的と方法

　Rさんはもともと快活で人付き合いもよかったが，年を重ねるごとに人が集まる機会が少なくなってきたこと，さらに幻視などの症状の出現により，家族も積極的に村の集まりに参加させることが少なくなっていた．また，できることは多くあるが，その力を発揮できる場がなく無為に過ごすことも多い．家族の精神的な介護負担を考慮しつつ，生活全体のコーディネートを考え，閉じこもり，幻視への対応に集中している介護状況の軽減とRさんが持てる能力を発揮できる環境を再構築するため，村と話を進めていた「デリバリー作業」に参加してもらい，様子を見ることにした．近所の顔なじみの人たちと仕事（作業）を行い，社会とつながることで生活スタイルに変化が起きないかと考えた．

> 【デリバリー作業】
> 　図1，2に示すように，地元の企業と協力して，高齢者や認知症を持っていても遂行可能な作業を考え，商品として作り上げ，販売まで行う．収入は材料費，指導費などの必要経費を差し引いて残った金額を，作業を実施した人に「給与」として手渡す仕組みのことである．社協，家族，市職員の協力のもと，月に一度，村に設置された認知症初期集中支援会議で必ず情報共有を行い，進捗状況を確認した．パイロット事業として，Rさんがいる村で実施した．

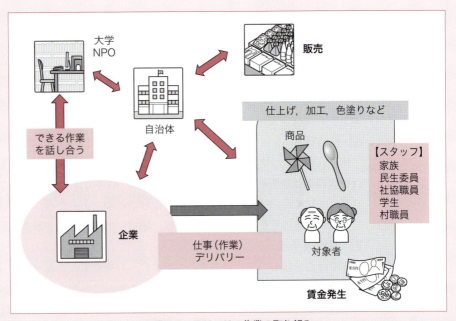

●図1● デリバリー作業の取り組み
持てる力（能力）を発揮できる，楽しみになる機会の提供．

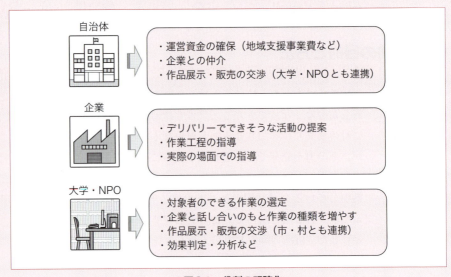

●図2● 役割の明確化

5．実施するための準備

　実施する作業は，村で檜の弁当箱やお櫃を作成する企業に相談し，高齢者でも可能な作業の案を出してもらった．その結果，お櫃にセットで作っている「しゃもじ」を商品になるように磨いて仕上げてもらう作業はどうかとの案をもらう（図3, 4）．サンドペーパーで磨く作業であればほぼ全員が可能であると村職員，包括支援センター職員と合意し，デリバリー作業の仕事として実施することに決定し

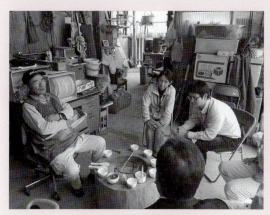
●図3● 企業との相談

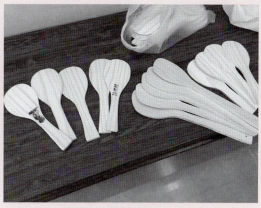
●図4● 商品の「しゃもじ」

た．
　対象者は地区住民30名弱で高齢者の人数5名の地区を選定した．対象となった人たち5人の中にRさんもいた．回覧を回し，デリバリー作業の説明会が行われることを事前に家族にも，高齢者の方々にも知らせていた．初日，村の担当職員が仕事の概要説明し，作業療法士が実際の作業について説明（図5），弁当箱の作成の職人が現物を見せながら工程を説明した．はじめは怪訝そうな表情であったが，近所に住んでいるとはいえ，こうして皆で集まるのは久しぶりとのことで，話が弾みながら実際に手作業を実施してみた．以後，週2回，10時から12時の2時間実施．サポートは包括支援センター，社会福祉協議会，村職員，家族で交互に担当して行うことにした．

6．援助の実際

1）導入期（初回）
　はじめは慣れない手つきで実施していたが，すぐに要領がわかり，次第に会話をしながらの「ながら作業」に代わっていった．「これは何になるのか？」などの質問もあり，「しゃもじを作って店に置いてもらい，売れるとその分の給与が出るのです（職員）」「それは一生懸命磨かないといかんな！」と会話も弾み，初日の作業を終えた．次回の日程と時間を書いた用紙を渡し，その日は解散した．Rさんも周囲と談笑しながら，特に問題なく作業を行っており，手伝いに来ていた家族もいつもと違う表情をひさしぶりにみた様子で，微笑みながら眺めていた．

2）2回目以降
　独居の参加者がときどき参加することを忘れ不参加になることがあったが，作業日にはほぼ全員が公民館に集まり作業を行っていた．独居の参加者は3回目までは寝間着にカーディガンを羽織ったまま，髪もぼさぼさにして公民館に来ていた．しかし4回目以降は髪を整え，着替えて来るようになった（図6）．
　Rさんは作業の参加をとても楽しみにするようになり，作業がない日にも公民館

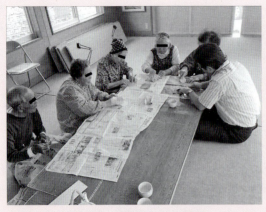 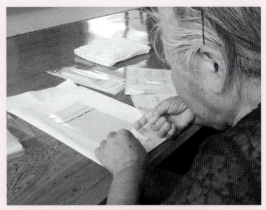

●図5● 作業についての説明　　　　●図6● 作業をする参加者の様子

まで行くことがあった．しかし集まりがないからといって落胆する様子もなく，公民館周辺の草むしりを行い家に戻っていた．作業がある日は公民館内で作業を行い，ない日は草むしりや周辺の散策を行い家に帰るという行動が習慣化した．このことで家にいる時間が減り，作業に行く日には「今日は稼いでくる！」と冗談交じりに語りながら家を出て行くようになる．

7．結果（現状）

　　　　MMSE：18点（変化なし）
　　　　DASC-21：42点（2点悪化）
　　　　DBD-13：16点（2点改善）→　日中無為にしていることが減少，幻視（＋）
　　　　J-ZBI_8：6点（2点改善）

MMSE，DASC-21には変化がなかった．しかしDBD-13では，日中家で無為にしていることが減少し，家族の介護負担が減少していた．

デリバリー作業開始2か月後のこと，Rさんの家族（嫁）から相談があると言われ，面談を行った．デリバリー作業開始前には入院を希望していたが，仕事に行くと言って出かける元気な母を見ていると，もう少し家で看てみようと思う，との話であった．

作業中にも幻視が見え，作業を行っているテーブルに知らない人が座っているなどの話をすることがあるが，作業仲間は「はい，はい」と聞き流すようにしてRさんの話を聞き，作業に打ち込んでおり，幻視がみられてもグループ全体の動きに大きな影響がなく作業が進んでいく．

8．考察

Rさんはレビー小体型認知症と診断され，幻視と閉じこもり（無為）を主な症状

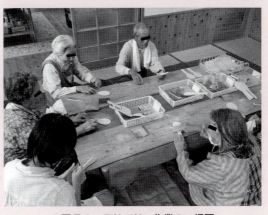
● 図7 ● デリバリー作業の一場面

としていた．閉じこもり，幻視，それに伴う口論などが家族の精神的負担を増加させ，Rさん自身も混乱を強めており，家族全体が揺れ動いている状況での介入であった．そこで，元来快活であったこと，認知症による症状としては幻視だけで身体症状はほとんどみられなかったこと，周囲との関係は良好であったことなどの情報をもとに，家の外に出かけ社会とつながる環境を少しでも多くすることがまず必要だと考え，デリバリー作業の参加を企画した．

　実施した結果，幻視の減少はみられず，DASC-21の点数も悪化していた．しかし，介護負担感は減少しており，現在もなお在宅介護の継続がなされている．幻視への対応は，見えているものを否定せずに関わるなどの対応が多くの教科書に書かれているが，実際の生活の中で毎日そうして付き合い，次第に部屋の中に閉じこもりがちになる家族を看ていく介護者の心理的負担は第三者には想像できないことではないだろうか．認知症の人の在宅生活を支援する場合，現実の症状に対処しながら，家族や本人の生活全体（生活スタイル）の再構築を視野に入れた介入が必要になる．そして，その時にさまざまな社会資源を活用しながら，①介護者と認知症の人の物理的な距離をつくる，②社会とつながる（外で役割を持つ），③何らかの報酬がある（賞賛，役割，賃金など）を考えておくことも大切なことであると思われた．

　以下，デリバリー作業が開始して1年後のデリバリー作業の一場面である（図7）．

Rさん：「あんたの隣に，もう一人あんたがおるが（居るよ）！」
一瞬沈黙があって……，
参加者：「へー，そうね……，それは，それは……」
黙々と作業を継続．
Rさん：「おかしいねー」少し怪訝な表情．
また，沈黙があって，

参加者:「ははは……，それはもう一人おると助かるねー」
みな笑いながら，作業を行う．
　　　　　　　　　　　　　　（当日関わった社協職員報告）

　これまでも何度となく同じような場面があり，当初は参加者一同も驚いて心配そうにRさんを見ることが多かった．しかし，何度か経験するうちに幻視そのもので作業場面において困ったことが起こるわけではないこと，幻視やもの忘れもうまく関われば，昔のままのRさんであることが同じ作業を行う場を通して皆に意識されることで，認知症の症状も包み込むコミュニティの創生（Social Inclusion）ができている．地域包括ケアシステムの縮図を見たような思いである．

9．終わりに

　出来上がった製品をどのように「売れる」物にするかも大切な視点である．図8は包括支援センター職員の工夫である．時期にもよるが，在庫切れになることが多いほど，出荷されている．3か月を1タームとして，今季参加者に支払われた給与は平均して約25,000円であった．認知症の人を支援する対象ではなく，社会とつながり，参加し，認知症を持っていても喜びを持ち，稼ぐことができ，亡くなるまで現役を貫けるような生活デザインを考えることこそ作業療法の視点だと思われた．

　　　　　　　　　　　　　　　　　　　　　　　　　　　　　　　　（小川敬之）

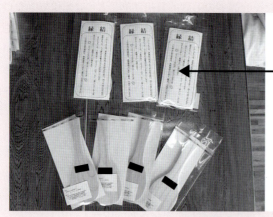

●図8● 製品を「売れる」商品にするための工夫

section 4 対応の実際…事例編
事例編まとめ

10 事例の普遍性・再現性

1. 若年性認知症の事例

　事例編のまとめを述べるにあたり，今回，詳しく触れることができなかった若年性認知症（EOD：early onset dementia）の人の事を少し紹介したい．

　その方は50歳代の男性（Aさん）で，もともと大工をしており，道具の使い方がわからなくなって仕事が進まない事から地域包括支援センターに相談があった方である．診察の結果，アルツハイマー型認知症と診断され，筆者が会った時にはFAST stage：4，エピソード記憶障害を主とし，道具障害（鉛筆がうまく使えない，箸もおかしなにぎり方をするなど）もみられる状態であった．不安感が強く，会って話をすると，自分がいろいろとできない事，そのことで妻や娘に迷惑をかけている事に悲痛なほど悩まれている状況であった．また様子がおかしいと周囲が感じ，診察までに4年ほどしか経過しておらず，進行の速さもうかがえた方であった．

　自分に何ができるか，何が話せるかとても悩んだが，Aさんがしたい事・望む事・できる事をしっかりとリサーチし，今この時からできることをやってみようと思った．私が関わりを持った時，Aさんはデイサービスに通っていた．そこのデイサービスは幼稚園と一緒になっているデイサービスで，子供や幼児が通所している高齢者の周りをいつもうろうろしているようなデイサービスであった．Aさんには大工の経験を活かしたデイサービス内の修理や子供の世話という役割で「通勤」してもらうことで来ていただいていた．

　幼稚園では子供たちをリアカーに乗せて周辺をお散歩する時間があるが，そのリアカーが古く，よく壊れる．頻回にそのリアカーを眺めるAさんの姿を見ていたので，「修理しようと思いますが一緒にしてもらえませんか？」と声掛けをし，一緒に行う計画を立てた．また子煩悩だったAさんは子供たちとの触れ合いをとても喜んでいたので，子供たちと一緒に過ごす時間をデイサービスの中で作ることにした．

当初はそれで暗い表情も和らぎ，デイサービス出勤を楽しみにするまでになっていた．しかし，10か月ほど経過したころから道具使用がさらに困難になり，家族への暴言なども増え，デイサービスでの混乱も強くなる頻度が多くなり，マンツーマンでの対応頻度が増えることでデイサービス利用が次第に難しくなってきた．結局，デイサービスでのサービス提供は限界となり，家族の介護負担も増してきたことから，介護老人保健施設への入所となった．入所してからは，在宅生活やデイサービスほどの自由度は乏しいこと，施設内のリハビリテーションは受けていたが周囲は高齢者が多いこと，などから帰宅願望を強くして，混乱することも多かった．その後Aさんは，BPSDの出現，認知機能の低下も進み，現在は認知症療養病棟にて過ごしている．

　日本における若年性認知症の発症は10万人に50人弱と推計されており，欧米に比べ血管性認知症の割合が多いとの調査結果が出ている[2]．2014年に東京で開催されたG7認知症サミット後継イベントでは，若年性認知症の当事者が世界各国の研究者，政府関係者の前で「空白の時間」について述べ，参加者の心に楔を打ち込んだ．つまり，まだ自分でいろいろとできる事がたくさんある時期には医療，福祉制度は使えず，不安のなか無為に過ごす時間だけがある．そしてある程度の機能低下を来した後に公的な制度や支援が使用できる，という事であった．新オレンジプランにおいても若年性認知症の人への支援は大きな項目として取りあげられており，NPOなどが主導して就労支援などの取り組みが各地でなされているが，まだまだこれからという感がある．

　筆者も時折，EODの人の相談を受ける．その多くが働き盛りのなか，失業の事，家族の事など，大きな不安と絶望にも似た感情を持って現状を語られる．これといった解決策を提示できることの方が少ないが，今この瞬間にできる事は何か，明日からできる事があるのではないか，その人の誇りと可能性をしっかりと可視化して，これからの生活に一緒に連れ添っていくことをお話しする．そのことがどのような意味を持つか確かめたことはないが，自分にできる精一杯の事である．

　若年性認知症の人だけの問題ではないと思うが，Aさんを通して強く感じたことは，1日1日が本当に貴重な時間であり，「今すぐできる事」は「すぐに行う」という事に尽きると思った．関わる側と支援を必要としている側の時間軸は決して同じではないという事である．

　家族は現在のAさんの姿を見ながら「スローグッバイ（ゆっくりとお別れ）をしています」と語っていた．家族もまたAさんと共に大きな不安と悲しみの中にいた．一人が家族，そして地域へとつながっている．一人の人に関わりを持つとき，その背後にはその人固有のさまざまなつながりや広がりがあることを忘れてはいけない．

2.「存在」に応える

「おいしいものを食べる」,「好きな服を着る」,「手紙を書く」,「仕事をする」,「恋をする」,「誰かの役に立ちたいと思う」……. 人は生きている間に,どれだけたくさんの身体的・精神的作業を行いながら自らの生を営んでいることだろうか. しかし,人生,長く生きていれば思いもよらないことがときとして起こるものである. ある日突然病に倒れ,それまであたりまえのように行っていた作業が,自分の思うとおりにできなくなる. そうなったとき,その人の心に,体に,いったいどのようなことが起こってくるのだろうか.

服が着られない,車を運転できない,仕事ができない,こうした身体的要因に由来する生活上の困難が起こることは,すぐに想像がつく. そしてこれまで,このような困難には,機能訓練や生活支援などを通して多くの関わりをもち,そのノウハウも蓄積してきているように思われる.

では,「好きな服が着られなくなった私」,「車が運転できなくなった私」,「仕事ができなくなった私」など,それまで積み上げてきた「その人らしさ」,「誇り」といった,その人の「存在」に由来する生活上の困難が起こったとき,それに対するノウハウの蓄積はあるのだろうか. いや,蓄積はできるのだろうか？

紹介したEODのAさんの場合もそうであったように,「……の私」は,世界に一人である. また,その人が生を営むために行う作業もその人固有のものであり,同じ作業は存在しない. そのときごとに試行錯誤を繰り返しながら,関わっていくしかない. リハビリテーション分野のなかでも,心と体の関係性を常に考えてきた作業療法は,その人が行いたい作業（主体的な作業）を共に試行錯誤しながら考え,その人がそこに存在し,生きている事へエールを送り続ける専門職なのかもしれない.

本章の事例編として掲載した9編の事例報告は,今後大きな課題となる,あるいは精力的に取り組むべき領域を意識して構成した. 在宅における早期介入の事例,身体障害領域で遭遇する認知症もしくは認知症のような人への対応,精神領域では精神疾患なのか認知症なのかあるいはせん妄なのか,その判断に迷う事例など,さまざまな角度から認知症という状態像に対応する作業療法士の取り組みが報告されている. とりわけせん妄や精神疾患に関しては,認知症と対応方法が異なるにも関わらず,その鑑別は認知症という言葉の影に取り込まれてしまい,すべて同じような対応になっていることも多い. 本章の事例を読んでいただき,線引きすることの難しさはあるが,そうした視点を持つきっかけにしていただければ幸いである.

3. 事例の普遍性・再現性

ある事例報告会に参加している時に,ハタと気づいたことがあった.「前頭側頭型認知症の人が,洗面所に並んでいる水道の蛇口を全部回して,水の流れる音を聞いている」という報告があった.「なぜそのような行動をするのだろう？」と考え

ているとき，先日筆者が関わった不定愁訴の強いアルツハイマー型認知症の人に関して，急に気づかされたのである．前頭側頭型認知症の人は蛇口をひねり，水がザーっと出る音を心地よく聞いている．心地よさを得るために，やみくもに動くのではなく，本人なりの理由をもって蛇口を選択して水を出し，何らかの要求を満たしている．つまり，対象があればこそ出てくる行動というものもある．不定愁訴も独りでブツブツといっていることはまれで，相手があって初めて出現するものである．それもやみくもに訴えているのではなく，何か決まった法則や決まった人を選んではいないか，そこをもう少し突き詰めると，その人の不定愁訴の本当の意味が少しわかるのではないか，と思えたのである．文章にすると脈絡のない，おかしなことのようにもみえるが，前頭側頭型認知症の事例報告を聞いた時にフッと湧いてきた考えであった．

　自然科学は普遍性・再現性を追求する学問であり，学術論文でもそうしたことがきちんと証明されると，エビデンスの高い論文として誰もが認めるものとなる．しかし，事例報告や事例研究など一つの事例でしかないものでも，それをしっかりと吟味し考察を深めていくことで，自分が関わる事例に対する気づきや，関わりのヒントが生まれてくる．そうした意味では科学とは少し違う，事例のもつ普遍性・再現性というものがあるように感じたのである．そして何より，気づいたことを「ひとつ，明日試してみるか！」と思ったら，なんだか気持ちが元気になった．この元気がまた，対象者との関係性を変えていくことにもつながっていく．

　われわれは一つひとつの関わりを大切にし，病気をしっかりと理解したうえで，「その人らしさ」を支える技を磨き，その技を伝えていく必要がある．そのためにも，事例を書く，研究する，事例報告を読むことは，臨床家にとって欠かせない作業なのである．

（小川敬之）

【文　献】
1) 河合隼雄・茂木健一郎：こころと脳の対話．新潮社，2006．
2) 池嶋千秋・朝田　隆：若年性認知症の現状と課題：全国調査から．老年期認知症研究会誌，**18**：96-99, 2011．

社会的資源
（1）認知症の人のための施設

1. はじめに

　作業療法士が認知症の人に関わる施設について，ここでは医療保険適応施設，介護保険適用施設，相談施設の3つに分類して，それぞれの仕組みとサービス内容の概要を紹介する（**表1**）．

　解説するにあたり，表1とあわせて，柴山[1]が滋賀県や青森県，東京都老人総合研究所の事業を参考に作成した認知症高齢者メディカル・ケア・サポートネットワークフロー図（**図1**）にて，認知症サポートにおける各施設の状況を確認していただきたい．

　前回の比較において，大きく変わった点は，「認知症疾患医療センター」が発足したことである．そして医療報酬として「認知症患者リハビリテーション料」が算定されたことである．詳細は以下に示す．

2. 医療保険適応施設

　介護保険制度の導入に伴い，従来の老人保険制度や医療保険制度のもので実施されていた事業のうち，介護の必要性に対応する部分について介護保険による提供に移行し，介護保険と医療保険とで給付が重なるものに関しては，原則として介護保険の給付が優先されている．しかし，急性増悪などにより，医療サービスが必要と

●表1　認知症者の人のための施設

	施設サービス	居宅サービス
Ⅰ：医療保険適応施設	1）認知症疾患医療センター 2）認知症治療病棟 3）精神科療養病棟	4）重度認知症デイケア
Ⅱ：介護保険適応施設	5）介護老人保健施設 6）介護老人福祉施設 7）グループホーム（地域密着型サービス） 8）有料老人ホーム（その他のサービス）	9）デイサービス（通所介護） 10）デイケア（通所リハ） 11）訪問介護・リハ
Ⅲ：相談施設	12）区役所相談窓口 13）精神保健福祉センター 14）保健所（予防事業）	

＊認知症の方のための施設を保険適応・相談（Ⅰ：医療保険適応施設，Ⅱ：介護保険適応施設，Ⅲ：相談施設）とサービスの形態（施設サービス，居宅サービス）でまとめたものである．

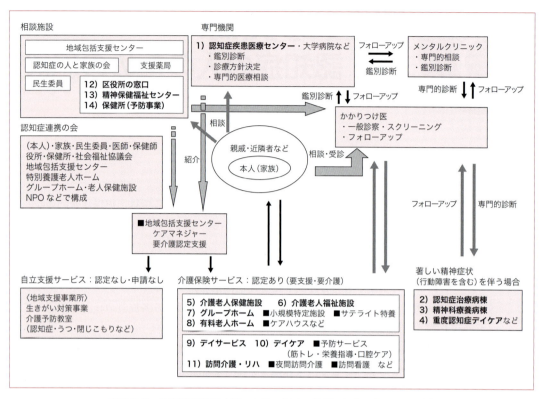

●図1● 認知症高齢者メディカル・ケア・サポートネット・フロー図

〔長谷川和夫，2008[1]〕を改変〕

なったときには医療保険の適応となる．

　ここでは，作業療法士が関わる1) 認知症疾患医療センター，2) 認知症治療病棟，3) 精神科療養病棟，4) 認知症デイケアについて紹介する．

● 施設サービス

1) 認知症疾患医療センター

　認知症疾患医療センターは，全国に146箇所（平成26年2月1日現在）設置されており，今後，約175箇所増設する予定となっている．業務内容は，認知症に関する鑑別診断，身体合併症と周辺症状への対応，専門料機関相談等を実施するとともに，地域の保険医療・介護関係者等との連携の推進，人材育成等を行うことである．

　作業療法士の役割として，短期の集中的な，かつ重度認知症者へのリハビリテーションの提供がある．これは「認知症患者リハビリテーション料（1日につき240点）」の算定が関与している．認知症患者リハビリテーションは算定期間が1か月以内，週3回までであり，対象者は認知症高齢者の日常生活自立度判定基準ランクMに該当する者である．他部門との連携により早期に方向性を見出し関係機関に引き継ぎを行う知識と技術が必要となってくる．平成26年度の医療報酬改訂に伴い，認知症におけるリハビリテーション算定が加わったことは，行政として認知症

のリハビリテーションに対する期待の表れでもある．

2）認知症治療病棟

　認知症治療病棟は，認知症疾患治療病棟ともいわれ，在宅や施設では対応が困難であり，寝たきりなどの状態にない認知症の人に対して短期集中的に対応する施設である．とくに著しい中核症状や周辺症状（夜間せん妄・不眠・幻覚・妄想・徘徊・抑うつ・暴力・異食）に対して薬物療法，作業療法，回想法などを用いた精神療法，生活機能回復訓練，さらに家族には在宅療養の指導を行い回復・改善に努め，残存能力の維持・新たな能力の開拓に向け，安定した生活を取り戻せるよう支援している施設である．作業療法士が専属し勤務することが義務づけられている．

　作業療法士のおもな活動内容は，対象者の医学的視点（認知症の進行状況の把握や処方されている薬物の作用・副作用の把握）と個人的視点（本人の物語，昔取った杵柄など）をみきわめながら，個人の能力を引き出すようにアプローチする．プログラムの内容と実施形態に関しては，施設によってさまざまであるが，作業活動・レクリエーション活動などの企画・実行，またはそれをコーディネートしている．さらに，家族に対して在宅療養の指導を作業療法士が担当している施設もある．

　将来の展望として，急性増悪などに対応した数少ない施設であり業務も多様であるが，作業療法士の能力を存分に発揮できる施設であるといえる．今後，さらなる実践報告や研究の蓄積が望まれる．

　平成26年度診療報酬改訂により，上記，「認知症患者リハビリテーション料」が認知症治療病棟入院料を算定する患者に対して算定することができる．

3）精神科療養病棟

　認知機能が中等度から重度で，さらに周辺症状をあわせ持つ認知症の人を対象に精神科治療および身体機能や生活リハビリテーションとしてのレクリエーションを行ったり，記憶力の低下や身体機能低下の防止を図っている．認知症治療病棟との違いについては，対応への緊急性が低いこと，入院期間が長期に及ぶことがあげられる．

●居宅サービス

4）重度認知症デイケア

　重度認知症デイケアは，精神科を有する病院や診療所（クリニック）において，精神症状や行動障害が著しい認知症の人を対象とした通所施設である．業務内容は，生活機能を回復させるための訓練や指導，家族に対する介護指導を実施するものであり，デイサービス・デイケア（介護保険適応施設：居宅サービスに記載）に比べて，医学的管理の必要性の高く，認知症治療病棟からの退院した人の受け入れを行い，退院の円滑化を図ることを目的としている．

　デイケアで唯一の医療保険対応の施設であり，この施設で関わる作業療法士においても，医学的視点と個人的視点の両側面からのアプローチから家族指導と家屋評価までさまざまな対応が求められる．今後，医療保険唯一の認知症デイケアとしてさらなる発展が期待される．

3. 介護保険適応施設

　2000年4月に発足した介護保険制度は，介護支援専門員（ケアマネジャー）が個々の心身の状況などを勘案した「サービス計画」に基づいてサービスが提供される（詳細は，第Ⅲ章-5「関連法規」，p274参照）．
　ここでは，5）介護老人保健施設，6）介護老人福祉施設，7）グループホーム，8）有料老人ホーム，9）デイサービス（通所介護），10）デイケア（通所リハビリテーション），11）訪問介護・リハビリテーションについて説明する．

●施設サービス

5）介護老人保健施設

　介護保険法に基づき都道府県知事によって開設が許可される施設である．施設は，医療的側面と介護的側面を両方兼ね備えている．長谷川[2]は，病院と介護老人福祉施設との中間のような性格をもつ施設としている．
　サービスの内容は，施設サービス計画に基づいて行われる看護，医学的管理下における介護，機能訓練などの必要な医療，日常生活上の世話からなっている．入居者は病状が安定期にあり，入院治療の必要はないが，看護・介護・リハビリテーションのサービスを必要としている人であり，医師や理学療法士・作業療法士が必置である．
　作業療法士の活動について，認知症リハビリテーション加算導入前の認知症のアプローチは，施設の方針やリハビリテーションスタッフの専門性により，対応の違いがあった．このようななか，認知症リハビリテーション加算の導入により，軽度認知症者のグループ活動の実施や中等度・重度認知症者への作業療法も実践されるようになってきた．また，サービス担当者会議において「施設サービス計画」への助言や計画変更など，担当者以外のケースに関してもアドバイスを行っている．
　今後，認知症の人の当施設利用は増加することが予想される．施設の方針にもよるが，認知症専任の作業療法士の配置や作業療法士による認知症の人向けの豊富なプログラム企画とその積極的な展開が期待されている．

6）介護老人福祉施設

　老人福祉法による特別養護老人ホームについて，介護保険法に基づく指定を都道府県知事から受ける．提供されるサービスは施設サービス計画に基づき行われる入浴・排泄・食事などの日常生活の世話，機能訓練，健康管理，療養上の世話といった生活上の支援が中心となる．
　入所者の生活の場であることを重視し，従来の30から100人ごとの介護形態からグループホームケアを取り入れた「個室・ユニットケア」が展開しており，10人程度の小グループ単位で介護や生活支援を行っている．顔なじみの入所者やスタッフ同士であるため，きめ細かい配慮が行いやすく，家庭的な雰囲気を大切にした施設である．
　作業療法士の活動として，機能訓練の項目があるが，看護師や他職員が通常実施している施設や，非常勤で理学療法士・作業療法士が関わることが多い．施設の方

5. 社会的資源
(1) 認知症の人のための施設

● 表2 ● 有料老人ホームの説明

種　類		介護の有無	その他
介護型	一般型	◎	介護はホームの職員が対応
	外部サービス	◎	介護はホーム外の事業者が対応
住宅型		○	介護が必要になったら介護サービス開始
健康型		×	介護が必要になったら退所

＊介護を実施する事業所，介護のサービスの有無により4タイプに分かれる．

針により，常勤として勤務している施設もあるものの，認知症のアプローチに関しては，介護老人保健施設よりも施設間格差が出ている状況にある．また，介護老人保健施設同様，「施設サービス計画」へのアドバイスもしている．

7) グループホーム（地域密着型サービス）

グループホームは介護保険の中の地域密着型サービス施設に分類され[3]，認知症の人が1グループ9人までの少人数で共同生活をする住居であり，民家や寮・旅館などを改築した施設または一般的な施設と同様の形態のものもありその形態はさまざまである．日常生活上の介護および機能訓練のサービスを受けることができ，病気になったときには，自宅と同様に訪問診療や訪問看護を利用することもできる．

作業療法士の関わりは，機能訓練があるものの常勤していることは稀である．

また，介護保険が誕生と同時に導入された施設形態で，事業所が急増したのに対して，もともと緻密性の高いこと，専門性をもったスタッフの確保が容易ではないことなどの点から，ケアの質について問題が提起され，ほかのサービスに先駆けて第三者評価の実施や情報公開が義務付けられている．

歴史が浅いこともあり，作業療法士による活動報告も少ない状況である．決まったスケジュールとプログラムではなく，日常の生活を取り入れた活動を重視しているグループホームは，作業療法士の活動の場は大きいと考えられる．

8) 有料老人ホーム（その他のサービス）

有料老人ホームは，介護保険のその他のサービスとして分類され[3]，有料の老人ホームを利用しながら，介護の必要に応じて居宅サービスである介護サービスを利用する介護型（2タイプ），と介護が必要になってからサービスを受ける住宅型，介護サービスが必要になった場合は退所が必要な健康型の4タイプに分かれる（**表2**）．

介護型で，同じ介護サービスの提供を受けることができるが，対応する職員がホームの職員なのか，ホーム以外なのかで2つに分かれる．住宅型は，介護が必要となったときに，ホーム外の介護サービス事業者と個別契約を結ぶ．健康型は，身体的には問題ないが，1人で暮らすことに不安のある場合に利用することが多く，仮に介護が必要となった場合には，契約解除となり，別の施設などを探すこととなる．

利用者の負担について，入所時から施設による差が大きくあり，入所時一時金が不要な施設もあれば，数千万円かかる場合もある．入所後は，施設利用料金に加え

て，介護サービスを使用した分だけ支払う形態である．施設によって「認知症専用フロア」を設けている施設もある．

作業療法士が常勤している有料老人ホームはまれである．

● 居宅サービス

9）デイサービス（通所介護）

　介護老人福祉施設（特別養護老人ホーム），または通所介護事業所が入浴，食事などの日常生活のケアやレクリエーション，機能訓練，送迎を行う．認知症の受け入れはなされているものの，身体障害を主とした疾患の人が多く利用しており，認知症の人のための充実したケアは施設に任されている．

　作業療法士の活動として機能訓練のサービスが含まれているが，常勤している作業療法士は少なく，非常勤または看護師その他の職員がリハビリテーションを担当している場合が多い．内容については，日常生活を営むうえで必要な機能の衰退を防止するための訓練的な活動とされている．認知症疾患を伴わない利用者が主であることから，機能訓練重視の内容となっていることが多い．認知症専用フロアなどがないことも多く，認知症のアプローチに関しては，整備されることが望まれている．

10）デイケア（通所リハビリテーション）

　病院や介護老人保健施設に通って，通所介護と同様に日帰りでサービスを受ける施設である．内容が介護サービスに加えて個別リハビリテーションがあるのが特徴であり，これに作業療法士が関わっている．施設によっては，理学療法士・言語聴覚士も個別リハビリテーションを実施しており，対象者の希望やリハビリテーション担当者の判断により，リハビリテーション専門職が20分という時間の中でアプローチしている．

　認知症者のアプローチは作業療法士が中心となって実施していることが多く，リハビリテーション加算（20分個別で実施して加算）の中で，個別で実施されることが多く，認知症デイケアに比べて対応が単発的な傾向にある．

　今後ますます，認知症の人が通所サービスを利用すると予想されるために，その対応として，認知症担当の作業療法士が配置されるなどの配慮が必要となってくると考えられる．

11）訪問介護・リハビリテーション

　理学療法士・作業療法士が所属する訪問看護ステーション，病院，診療所，介護老人保健施設のリハビリテーション専門職が自宅に訪問してリハビリテーションを行うサービスである．

　作業療法士の活動は，日常生活訓練を中心に家族の介護負担を少なくするために，福祉用具の使用法を含めた家族指導を実施している．

4．相談施設

認知症に関する相談機関は，かかりつけ医や総合病院の「地域医療連携室」「医療相談室」などである．そこでは住まいの地域にある相談施設や機関のリストを提供し，必要に応じて，病院担当の介護支援専門員，地元のサービス提供機関との連絡役となってくれる．

各市町村に設置されている地域包括支援センターでは，総合相談，支援事業を行う．高齢者総合相談センターでは，法律・税金・年金・保険・健康疾病などの心配や悩みごとの相談を受けてくれる．

老人性認知症センター（老人性認知症疾患センター）では，保健医療・福祉機関などと連携を図りながら，老人性認知症の人の専門医療相談・鑑別診断・救急対応などを行う．その他の施設として地域包括支援センター，民間では認知症の人と家族の会がある．ここでは 12）区役所相談窓口，13）精神保健福祉センター，14）保健所について説明する．

12）市区町村役所相談窓口

市区町村の高齢者福祉を担当する窓口で，市区町村によっては，福祉・介護サービスについて，定期的に相談を受け付けているところもある．市区町村の広報誌などに，相談の受付日が掲載されていることが多い．

作業療法士の活動として，知識を活かした相談業務を実施しているが，その数は少数である．

13）精神保健福祉センター

精神保健福祉法によって，各都道府県に設置されている．業務内容は，精神保健および精神障害の福祉に関し，知識の普及を図り，調査研究を行い，ならびに相談および指導を行う施設であって，総合的技術センターとして地域精神保健福祉活動推進の中核となる機能を担う．相談に対応する職員は精神科医師，精神保健福祉相談員，精神科ソーシャルワーカー，臨床心理士，保健師，作業療法士などで，保健所の技術支援をはじめ，福祉事務所・そのほかの関係行政機関などと連携し，相談や指導のうち，複雑または困難なケースを担当する．

作業療法士の活動としては他職種と同様に知識の普及，調査研究および相談事業であるが，携わる作業療法士の数は少ない．

14）保健所（予防事業）

地域の保健行政に関わる総合窓口である．精神科医による相談の頻度は保健所によって異なるが，精神保健相談員が対応したり，精神保健選任保健師が配属されていることもある．相談内容は，認知症の診断（専門機関へ紹介），介護・ケアに関する相談や指導，認知症疾患の予防・普及啓発，医療機関の紹介で，電話相談，来所面接，ときには訪問指導にて対応している．

作業療法士の活動として，行政職員として勤務している作業療法士は，予防事業に関わることが多く，各市町村の予防事業の企画・実行などに関わっている．また，講師として作業療法士が認知症予防の講演を一般向けや専門職向けに実施して

いる．今後，予防活動や事業も増加することが予想される．
　以上，医療保険適応施設と介護保険適応施設，相談施設について概要を紹介した．それぞれの施設での作業療法士の関わりには，ますますの期待が高まっている．

（押川武志）

【文　献】
1）柴山漢人・他／長谷川和夫（編）：やさしく学ぶ 認知症のケア．pp139-151, 永井書店, 2008.
2）長谷川和夫：認知症の知りたいことガイドブック．pp115-130, 中央法規出版, 2006.
3）村上須賀子・他（編）：医療福祉総合ガイドブック2015年度版．pp11-14, 127-150, 医学書院, 2015.
4）日本認知症ケア学会（編）：認知症ケアにおける社会資源．pp51-61, 128-134, ワールドプランニング, 2006.
5）小澤　勲・黒川由紀子：認知症と診断されたあなたへ．pp96-97, 医学書院, 2007.

社会的資源
(2) 認知症と福祉用具

1. マネジメントの基本的な考え方

　高齢になるとともに，転倒などちょっとしたことがきっかけで，これまでしていたことができなくなり，誰かの支援が必要になることが起こりがちである．なかでも認知症高齢者は，認知判断能力の低下からできなくなる体験を重ねており，生活への不安を感じていたり，あるいは自信を失い辛い状況に陥っていることもある．
　しかしながら，認知症であっても少しサポートすることで，自分でできるようになることは多くみられ，このような支援は，家族や社会の中で自分の目標や役割を見つけ，生活への自信を得ることにつながるものとなる．
　このため，認知症高齢者のマネジメントにおいては，身体面，精神面，環境面といった要素以外に，その人の生活歴，職業歴，趣味，目標等といった背景を理解するとともに，現在おかれている生活行為の苦手な部分あるいは得意な部分を見極め，「できるところ」，「できそうなところ」を伸ばすための工夫や福祉用具を含めた生活環境の調整等による支援を行うことが主体性のある生活の継続に重要である．
　また，認知症高齢者の生活機能は刻々と変化していくため，短期および長期の課題を整理し，マネジメントを行うことが必要となる．住み慣れた地域で安心して自分らしい生活を続けられるために，どのような視点でマネジメントしていくのか，これから起こる生活の変化にどのように対応していくのかをふまえた支援を行っていかなければならない．

2. 公的給付による福祉用具

　2000年4月より介護保険法制度が施行され，サービスの1つとして福祉用具の貸与（購入）が始まった．それまでの高齢者に対する公的給付は，主に高齢者日常生活用具給付制度であったが，低所得世帯の高齢者を対象とした限られたものであり，今回の介護保険制度の導入により福祉用具の利用者の幅は大きく広がることとなった．
　介護保険制度による福祉用具の種類は，3年に一度の介護報酬改正にあわせて見直しが行われ，現在は貸与13項目，購入5項目（表1）となっている．認知症支援に関係の深い福祉用具は，認知症老人徘徊感知機器が貸与項目となっており，これらが必要に応じて利用できることは有意義な制度と言える．

● 表1 ● 介護保険制度における福祉用具貸与（購入）種目

貸与種目	購入種目
1　車いす	1　腰掛便座
2　車いす付属品	2　自動排泄処理装置の交換可能部品
3　特殊寝台	3　入浴補助用具
4　特殊寝台付属品	・入浴用いす
5　床ずれ防止用具	・浴槽用手すり
6　体位変換器	・浴槽内いす
7　手すり	・入浴台
8　スロープ	・浴室内すのこ
9　歩行器	・浴槽内すのこ
10　歩行補助つえ	・入浴用介助ベルト
11　認知症老人徘徊感知機器	4　簡易浴槽
12　移動用リフト（つり具の部分を除く）	5　移動用リフトのつり具の部分
13　自動排泄処理装置	

（平成24年4月介護保険制度改正時点）

　介護保険制度以外の福祉用具の公的給付は，身体障害者に対する日常生活用具給付制度がある．この制度の利用には身体障害者手帳の所持が必要となり，介護保険制度と重複する福祉用具種目については，介護保険制度が優先扱いとなる．

　また，市町村の独自事業としては，電磁調理器，火災報知器，自動消火器等を対象とした高齢者日常生活用具給付制度もある．

　このような公的な福祉用具の制度以外に，認知症高齢者の生活を支える観点から，さまざまな生活機器や生活便利用具のたぐいのものまで幅広く捉える必要があり，福祉用具に加え，これらの機器や用具も含めてマネジメントしていくことが重要である．

3. 状態に応じた支援方法

　支援方法については，症状によって3つの段階に分けることができる．以下，それぞれの段階において，生活の工夫や福祉用具の活用方法について整理した．

1）第1段階—自分で上手くできるように生活を支えるレベル

　記憶・認知等の軽度の障害により，日頃行っている日常の生活行為について見守りや一部支援を必要とする段階であり，ちょっとした工夫や遠位的な見守りで生活できることが多く，主に生活行為への自信づけや社会的な役割の確保につながるアプローチが主となる．

　認知症高齢者は，環境の変化についていくことが難しいことから失敗することも多く，その繰り返した失敗体験により自信を失い，不安や緊張が高まることで不安定な行動へとつながることとなる．そのため，現在行えている生活行為を維持しQOLを保つためには，本人の自発的な行動を尊重し，できることを伸ばしていく環境調整が必要となる．

　例えば，家族に今の時間や予定を常に確認するような方であれば，日付やスケジュールが分かるようなカレンダー等を本人の目が届く位置に配置するような工夫

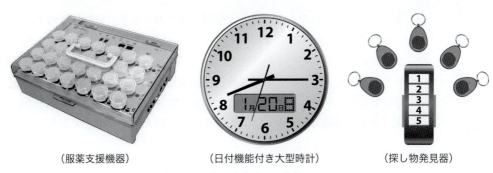

（服薬支援機器）　　　（日付機能付き大型時計）　　　（探し物発見器）

●図1● 本人のできることを支える用具等

をすることで，一人でも適切に今の状況を把握できるようになり，安心して過ごせる環境となる．

本人のできることを支える市販の福祉用具や生活便利用具は，服薬支援機器や日付機能付の大型時計，探し物発見器等（**図1**）があり，利用者の状態像に応じて環境調整を検討するとよい．

2) 第2段階—近位的な見守りや一部介助を必要とするレベル

認知判断能力や見当識の低下が顕著となり，日常生活の継続に影響が生じてくる段階であり，近位的な見守りや一部介助が必要となってくる．

この段階では，不安の軽減や安心できる居場所の確保をはかるため，本人に今の居場所が分かるような表示の工夫や，思い出のあるものを配置しこれまでの経験を振りかえることのできるような環境づくりを行うことが必要となる．

また，これまでしていた趣味活動や生活行為が上手くいかずにやめてしまいがちとなり，これにより活動性の低下や意欲の減退がさらに起こることとなる．どこでどのようにつまずくのかを見極め，上手くできるようにサポートすることや，本人がよくしていた作業等を通じて活動が継続できるような働きかけを行うことで，本人の持っている力を引き出し，生活に活かせるような支援が求められる．

(1) 徘　徊

①居室，屋内の出入り口

認知症高齢者と言えば，まず徘徊が思い浮かばれるように，周辺症状のうちの代表的な行動異常として挙げられる．徘徊という言葉は，辞書によると「意味もなくうろうろと歩き回ること」と説明されているが，認知症高齢者の徘徊には，それぞれ理由があり，それを理解し解決できるように支援していくことが必要である．

例えば，トイレに行こうとして場所が分からずに迷って外に出てしまうことや，今日の晩ご飯をつくるために外出して買い物をしようとするなど，徘徊につながるきっかけとなる本人なりの想いがある．それらのサインを見極める中で，ある程度の行動パターンが分かることもある．買い物のための外出であれば，「今日の晩ご飯は○○です．材料は買っています．」という内容を記載したメモを貼るなど，本人が安心できるような工夫により対応できることがある．

しかしながら，不用意に外出してしまった場合には，認知判断能力の低下から自

宅に帰って来られなくなったり，交通事故にあうなどの危険性もある．

　一人での外出を未然に予防し上手にサポートするためには，廊下や部屋を明るくして安心感が得られやすい工夫や，時々外に出て一緒に散歩するなど気分転換を取り入れる以外に，必要に応じて徘徊感知機器を用いることも選択肢となる．徘徊感知機器には，構造によりさまざまな機能的な違い（**表2**，**図2**）があり，高齢者の状況や生活環境等をマネジメントのうえ，適切に利用する必要がある．

● 表2 ● 徘徊感知機器の種別と特徴

タイプ別		特徴	
個人を特定しないもの	マット式（図2-A）	出入り口などにマットセンサーを設置し，マットを踏むとセンサーが感知して知らせる．	送信機と受信機の接続は，有線と無線の方式があるが，設置の簡便さから無線方式がよく用いられている．受信機は，コンセントに差して使用するものと内蔵電池により携帯できるものがある．
	人感センサー式（図2-B）	出入り口などに人感センサーを設置し，検知エリアに人が入るとセンサーが感知して知らせる． ※動くものに対してセンサーが感知するため，犬猫などの動物にも反応する．	
	光センサー式（図2-C）	出入り口などに，光センサーを向かい合わせに設置し，センサーを遮ると感知して知らせる． ※犬猫などの動物がセンサーを遮っても反応する．	
個人を特定するもの	タグ方式（図2-D）	出入り口などにアンテナを設置し，小さなタグ（個別認識するためのチップ）を個人の衣類や履物等に着けて利用する． 電池を必要としない．	
	小型発信器方式	受信エリアに入ったら感知する方式（図2-E）	出入り口などにアンテナを設置し，小型発信器を個人に身につけて利用する．	
		受信エリアを出たら感知する方式（図2-F）	小型発信器を個人に身につけ，受信エリアから外れると感知して知らせる．	

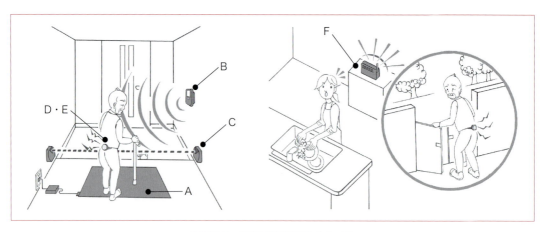

● 図2 ● 徘徊感知器設置イメージ

②屋　外

　認知症高齢者が一人で外出した場合に備えての予防的な対応としては，衣類や持ち物の本人が見えない箇所に名前や連絡先を表示するなどの工夫が挙げられる．

　しかし，いったん外出してしまうとどこへ行くのか予測が困難なため，捜索には多くの人手を必要とし，家族の精神的負担は大きいものとなる．今では専用の小型受信器を用いて位置探索を提供するサービス（**表3，図3**）などがあり，携帯電話やスマートフォンで位置探索を行うことも可能となっている．受信器を認知症高齢者が普段身につけているものに付けておくことで，一人で外出しても簡単に比較的高い精度で位置を特定できるため，徘徊で悩んでいる家族にとって予防対策の一つとなる．サービスの利用料金は，比較的低額なものが多く，在宅の認知症高齢者の支援事業として位置探索サービスの提供や利用助成を行っている自治体もあるので，市町村の福祉窓口に相談するとよい．

③地域ネットワーク

　位置探索サービス以外に，自治体レベルで行政機関や自治会などの地域組織，店舗，交通機関の他，関係機関・団体が連携を組み，認知症高齢者が所在不明になった場合の早期発見・早期保護を図るためのネットワークの整備も重要である．近年では，このような取り組みを進める自治体も増えており，双方が上手く機能するこ

●表3● 位置探索サービスの概要

利用方法	パソコンや携帯電話・スマートフォンで位置情報の確認を行うものや，依頼により電話で位置情報を提供するなどのサービスがある．
システム	PHSを用いたサービスもあったが，現在では人工衛星の測位システム「GPS」と携帯電話基地局を組み合わせたものが主流となっている．（図3）
探索範囲	条件が良い場合，誤差10m程度 GPSが届かない地下や電波の環境により，精度が落ちる場合がある．
端末機器	かなり小型化しており軽くて身につけても気にならない程度
電池管理	定期的な充電が必要
その他	商品によっては，家族の代わりに現場へ人が急行するサービスがある．

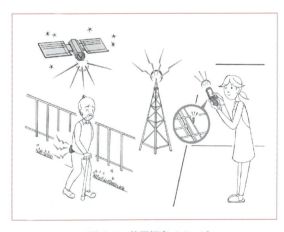

●図3● 位置探索イメージ

とで初めて早期発見・早期保護に迅速な対応が可能となるため，認知症になっても安心して暮らしていけるような地域づくりを推進することが求められる．

(2) 異 食

認知判断力等の低下により，食べ物以外の物を口にすることが見られる場合は，周囲のものを整理しておくなどの配慮が必要となる．特に洗剤類や薬など，誤って食べてしまうと危険なものは，本人が取り出せないようカギがかかる場所に一括して保管するなどの対応が効果的である．

(3) 失禁・弄便

排泄は，食事や入浴等と異なり待つことができない生理現象であり，その人のプライバシーや尊厳に関わる行為である．排泄行為が失敗した場合の精神的なショックは大きく，尊厳が傷ついてしまうこととなるため，プライバシーの保護やサポートが重要である．

排泄行為は，主に3つの段階に区別される．

①生理的現象を感じてトイレに行きたいと判断するまでの「認知判断」
②目的のトイレまで適切に移動するまでの「移動動作」
③排泄の準備をして便器を適切に使用するまでの「排泄動作」

排泄行為が上手くできなくなった場合，上記の過程の中でどこに原因があるのかを見極める必要がある．例えば，トイレに間に合わないのか，トイレの場所が分からないのか，排泄の方法が分からないのか，排泄のコントロールができないのかなど，その原因を明確にし，そのうえで認知症高齢者の状況にあった支援方法を検討していかなりればならない（**図4**）．

また，住宅設備としての便器についても，その操作方法に注意が必要である．最近の家庭用便器は，臀部を洗浄する機器が標準で装備されつつあり，スイッチが並んだリモコンボックスから目的の操作を行うことは，認知症高齢者にとって判断が難しく，混乱しやすいところである．認知判断能力の低下が軽度の段階では，排泄物を流すボタンを示した紙をはるなど，最低限必要な操作が分かるよう工夫するこ

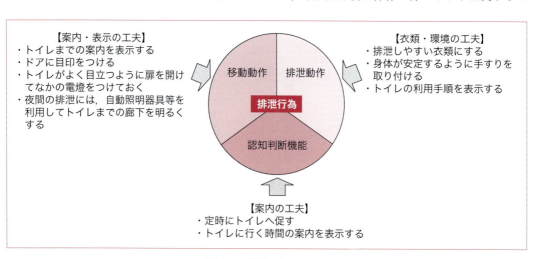

●図4● 排泄における工夫例

とで対応できるが，そうでない場合は，「スイッチ操作で水を流す」という感覚的に理解が得られにくい操作そのものを見直す必要がある．

排尿感覚が分かりにくくなっている場合は，排尿パターンや排尿前のサインを把握し，タイミングを見てトイレへ促すなどの対応を検討する．

失禁以外に弄便などの不潔行為が見られることがあるが，このような行為はオムツをしている場合に起こることが多い．オムツの便が不快で自分で始末をしようとして便に触り，その結果便がついた手をきれいにしようとして衣類や壁などにつけてしまうなど，便が散乱する原因となっているようだ．

また，便秘や残便による不快感のために，便を指でほじくり出してしまうこともあり，排便間隔や便の形状，食物・水分の摂取状況など排便にかかる情報を収集し，便をコントロールするための対応を行うことが必要となる．そのうえで，タイミングをみてトイレへ誘導するなどの対応を検討していくが，やむを得ず予防的にオムツを使用する場合は，無線式の排泄センサーなどをオムツに装着し，できるだけ速やかな対応がとれる環境づくりを行う．

3）第3段階—身体機能の低下による介護が必要なレベル

認知判断機能や見当識が重度に障害されることにより，意思の疎通が困難となり，併せて身体機能も低下してくる段階では，日常生活全般において介護が必要になってくる．認知症に特化した対応というよりは，ケアにあわせた生活環境を検討していくことが主となる．

立ち上がりが不安定になってきた場合には，サイドレールや立ち上がりの手すりが取り付けられるベッドを利用し，移動の安全性を確保する．また，一人でベッドから離床しようとして転落や転倒の危険性がある場合には，適切な介入のために必要に応じて離床センサー（図5）を設置するなどの対応を行う．

離床センサーは，感知するタイミングによっていくつかの種類に分けられ，状況

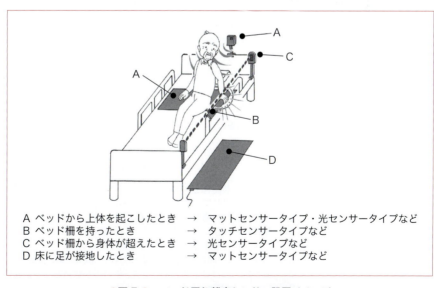

● 図5 ● ベッド周り離床センサー設置イメージ

に応じて利用場面が異なる．

4．その他主な生活場面における対応方法

(1) 台　所

　日頃の生活の中で，料理等でガスコンロを使っている最中に，ふとしたことから他のことに意識が向いてしまい，鍋を焦がしてしまうようなヒヤリとした経験が誰にでもあるのではないだろうか．火を使う作業はうっかりすると火事を起こす危険性があるため，認知症高齢者ともなれば，ガスコンロを使わせないようにしてしまいがちになる．しかし，これまで料理等をしていた方がその行為をしなくなることは，日常の作業能力が失われるとともに意欲の低下につながり，行為そのものができなくなる恐れがある．それでは，火を使わない電磁調理器であれば大丈夫かというと，昔ながらの操作方法に慣れている方にとっては，操作方法を理解することは難しいところがある．ガスコンロは安全機能が年々向上しており，鍋がない状態では点火しない機能や温度センサーにより鍋が一定以上の温度になると自動消火する機能など，安全面の配慮がさらに向上してきているため，できるだけ調理が続けられるように本人の状態にあったコンロを検討することも選択肢の一つと考える．

　しかしながら，認知症の進行により台所での作業が困難になってきた場合は，ガスコンロや刃物など取り扱いに注意を要するものについては，予防的な対応（**表4**）を検討することも考慮する必要がある．

(2) 洗　面

　水栓の閉め忘れにより水が流しっぱなしになり，場合によっては床が水浸しになることがある．

　確実な対応方法としては，既存の水栓に後付けできる自動水栓を用いることで，水栓の開閉作業を必要とせず，閉め忘れることが起こらないようにできるが，これまでの馴染みの操作方法とは異なるため，混乱してしまうこともある．その場合は，簡単な手順を書いた紙を表示するなどの工夫とあわせると解決できる場合がある．

(3) 浴　室

　認知症高齢者は入浴に対して恐怖心を持っていることが多く，その主な原因は，
　①衣服を脱がされ，裸にされることへの不安

●表4● 台所における予防的対応の例

1	自動消火装置付きのコンロに替える
2	予防措置としてガス警報機や自動消火器を設置する
3	火を使わない電磁調理器に替える
4	操作レバーがロックできるコンロに替える
5	ガスの元栓を閉めて使えないようにする
6	ガスコンロ全体をシートで覆って見えないようにする
7	鋭利なものはひとまとめにして，手の届かないところに保管する．
8	冷蔵庫に鍵をつける

②水に対する恐怖
③水回りの滑りやすい構造に加え，バランスなど多くの身体能力を要求される不安定さへの恐怖

などによるものである．

そのため，脱衣所や浴室においては，明るく暖かみのある照明・壁紙への変更や，床にマットを敷くなど，本人が安心できる環境づくりが効果的な場合がある．浴室内が寒い場合は，事前にシャワーを散水して浴室内を暖かくしておく工夫や，適温でソフトな水流にしたシャワーでゆっくりと洗うような行為が，気分を落ち着かせる効果がある．

また，認知症の進行とともに身体機能も低下してくるため，安全に入浴が行えるよう，適切な位置へ手すりを配置することや滑り止めマット，シャワーチェアなどの福祉用具について検討していく必要がある．

5. まとめ

冒頭でも述べたが，認知症高齢者は，生活への不安や自信を失っていることが多く，自分でできることを増やし，自信を持って自分らしい生活が続けられるように支援することが重要である．

作業療法士は，その個人の状態やおかれた環境を見極め，これまでしてきた行為が継続できるよう支援することを得意とする職種であり，認知症高齢者に対してその専門性を発揮することが求められている．

今後，高齢化が進む中で，国においては，地域包括ケアシステムの構築を目指しさまざまな取り組みが掲げられ，認知症施策についてもさらなる推進を図ることとしている．

また，認知症に対する国民の意識も以前とは変化してきており，地域において認知症高齢者が安心して暮らせるように，見守りや徘徊高齢者に対するネットワークが拡大しつつある．

その中で，作業療法士は，生活環境のコーディネーターとして専門性を発揮し，認知症になっても自分らしく暮らしていける環境づくりの主導者となることを期待したい．

（宮永敬市）

【文 献】
1) 宮永敬市：痴呆性高齢者とその家族のための福祉用具の活用．精神認知とOT，**1**(3)：205-213，2004．
2) 宮永敬市：痴呆を支える環境整備－福祉用具と住宅改修．作業療法ジャーナル，**34**(5)：563-570，2000．
3) 八幡東区いきいき21推進協議会・他：痴呆になってもこの街で暮らすためのガイドブッ

ク．2002.
4）北九州市立精神保健福祉センター：痴呆性高齢者対応マニュアル．北九州市，2000.
5）山田健司：認知症高齢者への対応／テクノエイド協会：福祉用具プランナーテキスト．pp101-114, 財団法人テクノエイド協会，2006.
6）高齢者痴呆介護研究・研修センターテキスト編集委員会（編）：高齢者痴呆介護実践講座Ⅰ・Ⅱ．第一法規出版，2001.

Section 5 社会的資源
(3) 家族会・啓発活動

1. はじめに

2003年3月，厚生労働省老健局長の私的研究会より発表された「2015年の高齢者介護」では，これから想定されるさまざまな高齢者介護の課題が述べられており，そのなかでも認知症ケアや家族支援，予防など，認知症を取り巻く問題は現代社会における最重要課題のひとつとされている．

そうしたさまざまな課題が山積しているなか，認知症者の6~7割が在宅で生活している現状を考えると，認知症の人へのケアも大きな課題だが，介護者の呈する心理的，身体的負担等へのサポートも大きな課題であることは間違いない．

2. 介護負担について

高齢者を介護する家族の負担感の研究は，Zaritら（1980）[1]が負担感スケール（burden interview）を用いて報告して以後，それを用いた負担感の測定ならびに関連要因の研究がおもに米国を中心に行われてきた[2,3]．

Zaritら[1]は，認知症のある高齢者の家族介護者が受ける否定的影響を最初に概念化したといえる．測定方法としては，介護者の健康，心理的安定，経済的状況・社会生活，被介護者と介護者との関係などの負担をたずねる20項目からなる調査票を作成し調査を行った．分析の結果，認知症の人の心身症状，精神状態は，負担感には影響を及ぼしておらず，家族・親族の接触度が影響を与えていたとした．これらの結果は，この領域における初期の研究として，介護者の負担感を実証したものとして注目され，多くの研究者が用いることになった．日本では荒井ら[4]による日本語版Zarit介護負担感尺度が作成されている．

また，Montgomeryら（1985）[2]は，負担感を主観的負担感と客観的負担感に分けて分析している．客観的負担感は，9項目（時間，金銭，自由など）で主観的負担感は13項目（苦痛，親族関係，恐れ，緊張など）からなる．重回帰分析の結果，介護者の負担感は，客観的負担感よりも主観的負担感と密接に関係していることが明らかになった．主観的負担感は，介護者の特性，つまり介護者の年齢が若く，収入が高いほど影響を受けていた．客観的負担感は，タイプ7（移動，交通手段を利用して移動，使い走り）とタイプ2（ナーシングケア，入浴，着替え）が影響を与えており，これらの介護のタイプを頻繁に行うほど客観的負担感を高める要因として作用していた．

中谷[5]は在宅障害老人を介護する介護者の負担感を，ストレス認知理論モデルに基づいてとらえ，ストレス反応の測定に燃えつき症候群の尺度の1つである「Maslach Burnout Inventory（MBI）」の修正版として家族介護 MBI の作成を試みている．それを519名の家族を対象に実施した結果，ソーシャルサポートの度合が介護 MBI の軽減要因として作用している可能性が示されている．

また，新名ら（1992）[6]は認知症高齢者と在宅高齢者の負担感とストレス症状の関係を調査している．分析の結果，抑うつ気分であるほど「将来の心配」，「人間関係の問題」との間で，不安であるほど「認知症の症状への対応」，「将来の心配」との間で，不機嫌であるほど「人間関係の問題」との間で，また怒りを感じているほど「将来の心配」，「人間関係の問題」との間で関連が強かった，と報告している．

神田ら（1994）[7]は在宅要介護高齢者の介護者の抑うつ度（日本語版 Self Rating Depression Scale を使用）と負担感について調査している．分析結果は，抑うつ度と負担感には，介護時間が長いこと，困っていることがあるなどが大きく影響を与えていると報告している．

また一方では，介護負担だけでなく「介護受容」，「介護成長」など，介護をポジティブな側面からとらえ，日本版のポジティブゲイン評価表の作成を試みた堀川ら[8]の研究もある．

3．介護負担への対応

ではこれら介護負担への対処としてどのような方策があるだろうか．岡林ら[9]は，介護負担への対処（軽減）を考える際，重要な因子として「ペース配分」，「積極的受容」，「気分転換」，「私的支援」，「公的支援」の5つを挙げている．それによると被介護者の ADL（日常生活動作）自立度が低いほど介護者の「気分転換」の度合いが低くなり，反対に「公的支援」の度合いは高くなっていた．被介護者の認知機能が低下しているほど，介護者の「積極的受容」が低くなっていた．また，介護者の「燃え尽き」と諸変数との関連では，被介護者の認知機能が低いほど「燃え尽き」が高くなっているが，介護だけの生活ではなく生活全般の「ペース配分」をとるほど「燃え尽き」が低くなる傾向にあった．しかし，「私的支援」の追求，つまり介護の抱え込みである介護拘束度が強いほど，「燃え尽き」が強くなっていた．さらに神田ら[7]は，介護期間が長ければうつ傾向になりやすいと報告している．

これら介護負担に関する報告を概観すると，介護者は身体的な負担感もさることながら，日々介護体験の中でさまざまな心理状況におかれていることがうかがわれる．

キュブラー・ロスは死を目前にした多くの患者と関わるうちに，死を受け入れていく過程に共通した心の動きがあることを，『死の瞬間＜死にゆく人々との対話＞』のなかで述べている（図1）．

これまで関わってきた家族を思い返すと，もちろん続柄や人的，経済的環境に

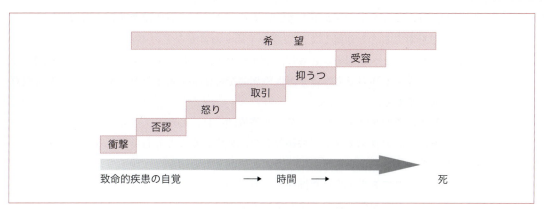

● 図1 ● 認知症家族の認知症に対する受容過程

〔Kübler-Ross E. 1969[10]〕

よって違いもあるが，介護者の心理変化が「受容の段階」に近い心理過程をとる家族が多かった印象をもつ．家族との関わりでは，こうした心理過程も考慮しながら関わりをもつことが大切に思われる．

4．具体的支援

具体的な家族支援について，認知症の進行度に対応してその概要を述べる．

1）認知症の初期

この時期における家族の多くは，そのことがまるで嘘のように否定して，信じようとしなかったり，説明されているときは理解しているが，生活に入ってしまうと，認知症特有の症状がときどきにしか出現しないため，被介護者があたかも自分に嘘をついているように感じたり，意地悪をしているように感じる．そのために普通に怒ったり，なぜそのようなことをするのかわからずに悩みを抱え込んでしまい，大きな精神的ストレスを抱えていることもある．衝撃，否認の時期ともいえる．気軽に話ができる関係づくりと，認知症は病気であるという認識がもてるように根気強く関わることが必要になってくる．

2）認知症が中等度

認知症による混乱もしだいに強くなり，BPSDも多く出現してくる．具体的な対応策，たとえば手順がわからず混乱しているようであれば，行動の行程を紙に書いて貼る，外に出て迷子になるようであれば，徘徊探知機の使用など，生活支援の工夫や福祉用具の紹介を行う．また，ホームヘルパーの導入やデイケアの利用など外部サービスの利用方法などを一緒に考えることが必要である．介護に携わる時間も増え，「なぜ自分が…」という思いやどうにも逃れられない現実との間で，大きな葛藤がわきあがってくるのもこの時期であり，より一層精神的なサポートと具体的な支援方法の提供が必要である．

3）認知症が重度

家族もそれまでの経験から介護のコツや必要な情報を得ていることも多い．しか

し，コミュニケーションをとることも難しくなり，認知症者本人が痛みや気分不良などを訴えることが難しく，急変や予期せぬけがなどの不安はいつも抱えている．そうしたことへの配慮とともに，フォーマル，インフォーマルサービスを利用しながら，在宅が限界であれば介護保険施設での生活を考えたケアプランニングも視野に入れておく．

以上のことを踏まえたうえで，作業療法士は，心理的ストレスをくみ取りながら話を聞く，カウンセリング技術などを高めておくことも必要である．

家族が置かれている状況に一つとして同じものはない．親子であれば，子どもの頃には育ててもらっていた関係が，月日の流れの中で，それまで頼りにし育ててもらった親を今度はケアをしていく立場に逆転する．どれだけ意識されることか分からないが，この転換が心に大きなストレスを与えることは間違いない．夫婦，兄弟，いろいろな関係性の中で介護の形も違ってくる．その文脈にそった視点を持って「家族」に関わらなければならないと考える．

5．認知症の啓発

クリスティーン・ボーデン[11]は，46歳のときにアルツハイマー病と診断され，それ以降夫の助けも得ながら世界中を周り，認知症の啓発を行っている．認知症の人に何らかの形で関わりをもつ者にとっては当然のこととして受け入れられる事柄が，ほとんど関わりをもたない者にとっては大きな恐怖や不安（偏見）につながっていくことも多い．それは，20数年前グループホームを建てようとした看護師が，地域住民の理解を得ようと住民会議を行った際「認知症がうちの子どもに感染したらどうするの」「そんな人たちが近くに住んだらゆっくり生活できない」などの反対に遭い，結局人里離れた地域にしかつくれなかった事実からもうかがえる．きちんとしたことを伝えていくことの大切さ，重要さを痛感する．クリスティーンが言った「46歳でアルツハイマー病と診断され，私はそれからアルツハイマー病の人になってしまった．しかし，私はこれまでクリスティーンとして生きてきて，これからもクリスティーンとして生きていきます．私の戦いは，私の固有名詞（自分の名前）を取り戻す戦いです」[11]という言葉の重みを心しておかなければならない．いずれにせよ，どのような小さなことでも，啓発の機会が周囲にあるのであれば積極的に関わっていくことが，まずわれわれにできることではないだろうか．

6．家族会から

以下の文章は，筆者が長い間お付き合いさせていただいている，「老いを支える北九州家族の会」代表の高田芳信氏が会報に掲載した内容である．奥様の介護経験から会報発行，家族会発足に至る経緯が述べられ，われわれができることのヒントがたくさん含まれている．

① 「今こそ，介護者家族の出番の時です」
 ＜会報発行15周年を迎えて＞
　この9月で私たち家族の会が会報を発行してまる15年を迎えました．
　きっかけは家族同士の交流です．申し遅れましたが，私の妻は1988年（昭和63年）に九大病院に入院して，アルツハイマー病と診断されました．当時は55歳でした．退院して5年間は何のサービスも受けず，九大病院に通院し，在宅で介護してきました．担当の医師から「西鉄ライオンズの稲尾投手も連投，連投が続いて破れた．ご主人が倒れたら奥さんを看る方がいなくなる」と，私の家の近くのデイサービスを紹介されました．1993年（平成5年）の5月でした．
　初めてのデイサービスに妻は行きたがらず，慣れるまで私がついて行くことにしました．施設が家族同士の交流を企画し，下関の火の山公園にミニバスで行きました．介護者家族は15人です．それにデイサービスの生活指導員，ワーカー，看護師さんも参加されました．火の山公園はつつじが燃えるように咲いていました．頂上からは真下に関門海峡の荒波を見下ろし，これまでの介護の疲れを一度に吹き飛ばしてくれました．それに，ビールが出され，開放感に浸りました．やがて，家族の方から，それぞれの介護の状態を話合いました．40歳代の女性が，認知症の母親を介護され，徘徊など苦しい胸の内をさらけ出し涙を流して語りました．その時，私は，大げさな表現かと思いますが，世の中ががらっと変わったような感じを受けたのです．それまでは，私は自分だけが，苦しい思いをしていると，決め込んでいました．それが，みんな同じように苦しい思いをしているのだ．こんな，若い方も，と大変な励ましを受けました．帰りのアンケートに「このような交流会を続けてほしい」と書きました．施設で家族の有志の方を集められ，家族の交流を続けたほうがよいか，相談され，皆さん交流を希望されました．その時，私は交流の集まりに，行きたくても，行かれない方がいる．その方にも他の方の介護の経験などを読むことで，励まされるのではないだろうか，私はいま，ワープロを遊ばしているので，皆さんの介護体験を文章にして，デイサービスの通所者の家族にお渡しできないだろうかと提案しました．施設の方が，それはいいですよ，原稿さえあれば，印刷して，通所者のカバンに入れさえすれば，届きますと即座に答えられました．会報発行のきっかけでした．平成5年9月に創刊号の発行となりました．最初はB5判の4ページで50部程でした．月1回の発行で，16ページとなり，800部発行しています．介護しながらの発行は大変で，妻が入院したときはワープロを打つ時間がとれず，お見舞いに来た施設職員に，家に帰って風呂にはいるので，その間，みとってくださいとお願いしてワープロを打ち，原稿を渡したこともあります．でも，会員・読者から「毎号，楽しみに読んでいます」「ためになる，ありがとう」と電話やはがきをいただくことで，また，がんばろうと続けてきました．「よい会報はよい会から生まれ，よい会はよい会報を発行する」をめざします．
② 「介護で困ったこと」
＜介護サービスが不足していた＞
　妻が夜，うめき声をあげ，今まで私に見せたことのない苦しい表情，しかめ面と

言えば表現が弱くなる形相を見せたのです．妻はでも，私にどこがどうであると伝えることができないのです．私はおろおろし，救急車をよぶべきか，朝まで待ってかかりつけの医師にみせたらいいのか迷いながら，まんじりともせず朝を迎え，かかりつけの医師にみせました．のどが腫れており，風邪との診断で抗菌薬と風邪薬をもらって帰りましたが，その夜は前日を上回る苦しみようでした．通院していた九大病院から電話が入り，「白血球が12,000でどこか炎症を起こしています」とのことで，よくみると，トイレでおしっこが出ていないことに気づき，かかりつけ医にお知らせしたところ，検査の結果，尿が1,200 cc溜まっており，泌尿器科の専門医を紹介されました．婦長さんから痴呆症の方が入院する場合は，家族が24時間付いていただくのが決まりですと言われ，即座に了解し，家から私の布団を持ち込みました．妻は環境の変化からベッドの上に立ち上がったり，点滴を抜こうとしたりしました．なかなか，自力で尿を出すことができず，先生に呼ばれ，括約筋を切って垂れ流しにしましょうかと言われ，もう少し様子をみてくださいとお願いしました．5 cc，10 ccと出るようになりました．退院してからまた，おしっこが出なくなったときのために，導尿ができるように，病院で訓練されました．病院では看護師さんもついており，できたのですが，退院して実際に必要となったときに，ポータブルの機械を使って行おうとしますが，妻は何でそんなことをするのか，全く理解できず，管を通させてくれません．私は焦りました．ついに思わず，手が出てしまい，いまでいう虐待行為をしてしまいました．私も夜が眠られず，胸が痛くなり，近くの産業医科大学で診てもらったら，狭心症と診断され，舌下錠をいただきました．これでは共倒れになると，ショートステイを探しましたが，当時はショートをしているのは特別養護老人ホームだけでしたが，すべて断られました．理由は導尿が医療行為だというのです．医師は嘱託で常駐していない，看護師は，数が少なく，夜はいないからというのです．ああ，一番困った時に助けてもらえないのかと，悲痛な気持ちになりました．

③「認知症への偏見を改め，認知症になっても安心できるまちへの第一歩が始まった」

何もかもわからなくなる人→痴呆の人という誤った見方を2004年（平成16年）12月24日に認知症と改めました．翌年の2005年に長谷川和夫さんや堀田 力さんなど有識者100人が集まり，『認知症を知り，地域を作る10カ年』のキャンペーンを行うことを決め，中間の2009年度までに全国100万人の認知症サポーターの養成を実現することを決めました．北九州市では1万人の目標になります．私たち家族の会は，これは大変なことだが，認知症への偏見をなくし，正しい理解が広がるし，認知症になっても，安心できる道に通ずる，これは自分自身の問題だと講師（キャラバンメイト）の研修を10人の方が受け，活動を始めました．

北橋市長さん，麻田副市長さん，市会議員の方も講習を受け，標のオレンジリボンをもらいサポーターとなりました．このような積極的な姿勢は大きな力となり，今年の2月26日に1万人を達成，いま2万人をめざして努力しています．市内の認知症医療センターの井田院長は「これまでは認知症が重症化して病院を訪れてい

たが，最近はもの忘れが多い，認知症ではないかとこられる．早期発見につながる」と言われています．精神科の敷居も低くなっています．北九州市では高齢者の中での認知症の方の比率は12.1％，2万7千人と高く，急速に伸びています．2万人と言わず，3万人，5万人のサポーターがどうしても必要と私たちは考えて取り組んでいます．家族はまだ社会的偏見である認知症への正しくない見方のため，ストレスをかかえながら生活をしている方も少なくありません．でも，偏見がなくなり，「うちのばあちゃんが，認知症になった」と家族が近所の方に気安く打ち明けることができることになれば，支援の輪は広がり，手を差し伸べてくれるでしょう．

④認知症本人が発信を始めた

さらに，大きく変わったのは，認知症本人が認知症になって，その不安，苦しみ，悩みを語り始めたことです．市内のデイサービスに通っていた男性（80歳）は「どうして自分がものを忘れ，みんなに迷惑をかけるのだろう．どう生きたらいいのか教えてください」と発言しています．ケアマネジャーさんは「これまでケアプランは，家族の方から状態を聞いて立てていたが，これからは，本人から話を聞き，本人の状態をよく，観察して立てなければと思った」と話されました．認知症本人に寄り添い，尊厳を守り，その人らしくという，よく言われる言葉を実際に行うこと，それができる，時にきています．新しい認知症の時代の夜明けです．ことは単純ではありませんが，サポーター養成で経験したように多くの方が一緒になり，心をあわせれば道は開けると確信しています．

以上
老いを支える北九州家族の会
高田芳信

（小川敬之）

【文 献】

1) Zarit SH, et al.：Relatives of the impaired elderly: Correlates of feelings of burden. *Gerontologist*, **20**(6)：649-655, 1980.
2) Montgomery RJV, et al.：Caregiving and the experience of subjective and objective burden. *Family Relations*, **34**(1)：19-26, 1985.
3) Vitaliano DP, et al.：Burden: a review of measures used among caregivers of individuals with dementia. *Gerontologist*, **31**(1)：67-75, 1991.
4) 荒井由美子・細川 徹：在宅高齢者・障害者を介護する者の負担感：日本語版評価尺度の作成．第3回「健康文化」研究助成論文集：1-6, 1997.
5) 中谷陽明：在宅障害老人を介護する家族の"燃えつき"−"Maslach Burnout Inventory"適用の試み．社会老年学, (36)：15-26, 1992.
6) 新名理恵・他：痴呆性老人の在宅介護者の負担感とストレス症状の関係．心身医学, **32**(4)：323-329, 1992.
7) 神田清子・他：在宅要介護老人の介護者の抑うつ度と負担度の関連に関する研究．日本看護学会誌, **3**(2)：28-37, 1994.
8) 堀川悦夫・他：Picot's Caregivers' Reward Scale 日本語版作成と職業介護者ポジティブゲ

イン尺度との比較．東北大学医療技術短期大学部紀要，**12**(1)：27-34，2003．
9) 岡林秀樹・他：在宅障害高齢者の主介護者における対処方略の構造と燃え尽きへの効果．心理学研究，**69**：486-493，1999．
10) Kübler-Ross E（原著）／川口正吉（訳）：死ぬ瞬間－死にゆく人々との対話．読売新聞社，1969．
11) Boden C（原著）／檜垣陽子（訳）：私は誰になっていくの？－アルツハイマー病者からみた世界．クリエイツかもがわ，2003．
12) 青島多津子・他：介護危機－介護者の精神的破綻による犯罪．日本社会精神医学雑誌，**7**：105-112，1998．
13) 桂　晶子：在宅要介護高齢者を介護する家族の介護受容と家族支援に関する研究．ジェロントロジー研究報告：91-97，2000．
14) 藤田綾子：高齢者と適応．pp298-300，ナカニシヤ出版，2000．

Section 5 社会的資源
(4) 関連法規

1. はじめに

　現在，予想を上回る高齢化の加速が起きている日本で，国の財政状況は厳しく，在宅介護よりも費用がかかる施設介護を，今後も介護保険の制度等で維持していけるかどうかという課題も出てきている．そこで厚生労働省は2012年9月に，オレンジプラン「認知症施策推進5か年計画」を公表した．これは2013年度から2017年度までの5か年計画のことで，少しでも早く適切な医療や介護のケアを開始するために，認知症の高齢者を早期に発見し住み慣れた地域でそのまま暮らし続けていけるよう，施設介護から在宅介護へ移行することを施策として作成されたものである．社会保障制度として認知症ケアの方向性を示し，今後の問題も含めてどう支援していくかという具体的方法を示したものであるため，ここで紹介する（図1）．

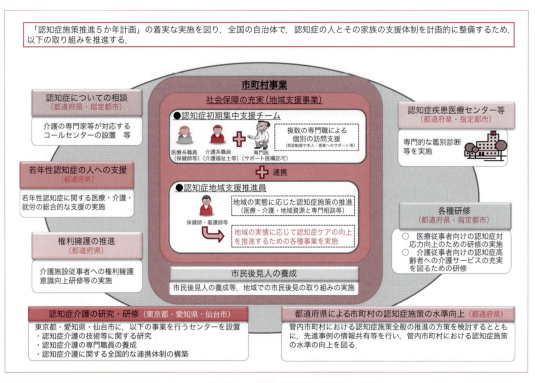

● 図1 ● 国が推進する認知症施策の全体像の概念図

〔厚生労働省老健局高齢者支援課：第3回認知症医療介護推進会議資料（平成26年7月23日）〕

1）オレンジプランの内容と5年間の目標

①認知症ケアパスを作成，普及を図る

認知症ケアパスとは，認知症の進行状況に合わせて提供される医療や介護のサービスの標準的な流れを示したもので，2014年度には，各市区町村でのケアパスの作成が普及することを目標とする．そして2015年度以降は，各市区町村が検討して決定する介護保険事業計画の内容にケアパスが反映されるようになる．

②早期診断・早期対応

・かかりつけ医を受診した段階で対応できるよう，医師に対し「かかりつけ医認知症対応力向上研修」を実施する．研修を受講した医師の数は，2017年度末では50,000人を目指す．そして「認知症サポート医養成研修」も実施しながら，各地域に認知症疾患医療センター等，認知症の早期診断等を行う医療機関を約500箇所配置することを目標とする．

・「認知症初期集中支援チーム」を設置し（図2），看護師や保健師が認知症の人や家族の生活の状況を聴取した上で，今後予想される症状の説明や生活上のアドバイスを行う．

・「地域ケア会議」の普及を進め，定着を図る．これは，地域包括支援センター等に設置され運営される会議で，認知症の人の支援を行う機関や団体の代表者が互いに連携し，支援を強化したり改善したりするために行う会議のことである．

③地域での生活を支える医療サービスの構築

・認知症の薬物治療に関するガイドライン（薬物での治療を行う方法やルールなど）を作る．精神科病院への入院が必要な場合とはどのような状態か，調査や研究を行い明確にしていく．精神科病院から退院して在宅への復帰が円滑に行えるよう支援するため，クリティカルパス（入院から退院に向けて，検査や治療，リハビリテーション等を表にまとめた診療計画書）を作成する．

④認知症の人の地域での生活を支援する介護サービスの構築

認知症の人に合った介護サービスを整え，症状により在宅での生活が難しくなった場合は，施設で対応する．グループホームや小規模多機能型居宅介護等の地域密着型サービスを充実させる．

⑤認知症の人が地域で生活できるよう，家族も含めて支援を強化する

・認知症地域支援推進員や認知症サポーター，市民後見人を育成する．

・認知症地域支援推進員は，市区町村の医療機関や各支援機関，介護サービス関係機関等がそれぞれのサービスを適切に提供できるよう調整することにより，認知症の人と家族を支援する役割を持つ．

・認知症サポーターは，養成講座を受講すれば誰でもなることができる．認知症のことを理解し，認知症の人や家族に対し，可能な範囲で手助けを行う役割を持つ．周りの人達に認知症への理解を求める啓発を行い，地域で暮らす認知症の人や家族を見守る．

・市民後見人は，判断能力が低下した認知症の人に代わって，財産管理や病院等での手続きを行って支援をする．法律や保険制度等の知識が必要である．

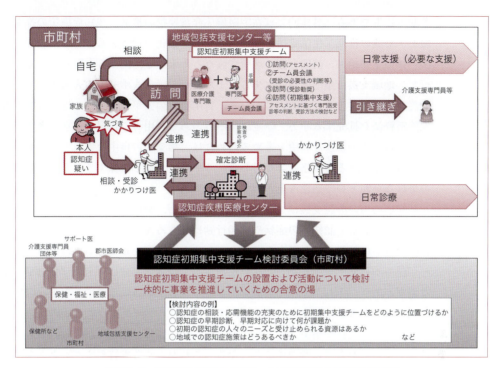

● 図2 ● 認知症初期集中支援チーム設置促進モデル事業概念図

〔厚生労働省：認知症への取り組み　http://www.mhlw.go.jp/topics/kaigo/dementia/dl/gainenzu.pdf（2015年9月最終確認）〕

・認知症の人と家族への支援として，「認知症カフェ（認知症の人や家族，支援する人達が参加して話し合い，情報交換等を行う場）」等を普及させる．経験者の話を聞いたり，悩みを打ち明けたりできる機会を設けて支援することを目的とする．

⑥**若年性認知症に対する理解を深められるよう取り組む**

早期に若年性認知症の診断や治療が受けられるよう医療面を充実させ，介護も適切に活用できるよう支援する．支援のためのハンドブックを作成したり，雇用が継続されるよう事業者への働きかけや，就労の支援を行ったりする．障害者手帳制度の活用や障害基礎年金の受給に関連する支援も行う．

⑦**医療および介護サービスを担う人材の育成を進める**

・認知症ライフサポートモデル（認知症ケアモデル）を作成する．認知症ライフサポートモデルとは，医療や介護も含む全ての面を総合した，認知症の人への生活支援のことであり，それぞれの役割を持つ人達が支援の目的や目標を共有する．

・認知症介護実践リーダー，認知症介護指導者養成研修の受講を促進する．

2）介護保険制度の改正

また，2015年に介護保険制度改正が行われたが，この改正案の主な内容は「地域包括ケアシステムの構築」（**図3**）と「費用負担の公平化」である．地域包括ケアシステムの構築は高齢者が住み慣れた地域で生活を構築できるようにするため，介護，医療，生活支援，介護予防を充実させることを目標に，サービス内容を充実

させることである．具体的には在宅医療・介護連携の推進，認知症施策の推進，地域ケア会議の推進，生活支援サービスの充実・強化を行うとしている．今までは全国一律の予防給付・訪問介護・通所介護だったものを，国から市町村へと主体を移行し，地域支援事業へと多様化する．また特別養護老人ホームの入所者を，原則要介護3以上とすることが決定している．費用負担の公平化については，低所得者の保険料軽減を拡充する一方，一定以上所得のある利用者の自己負担を引き上げることとなる．このような施策を進めるためには，事業所の自由な参入を推進する必要がある．そうすると価格競争が行われ，サービスの質を確保することが難しくなるのではないかという懸念も上がっている．

　認知症の方の介護支援は，核家族化や老老介護，独居によって，さらに大きな問題となっている．認知症の症状や問題行動はもちろんのこと，本人と介護者との関係，介護者の社会からの孤立など，大きなストレスがかかる．本人の気持ちを想像し，穏やかにサポートしたいと思いながらも，現実の中では声を荒げてしまうような場面があり，それがまた介護者を苦しめる．しかし，ここで示した上記の制度は在宅介護へと大きく舵をとっている．すなわち，このオレンジプランの推進が遅れれば，十分な支援が構築，制度化されずに，介護者の負担だけが増し，さらに多くのエネルギーを介護に費やすことになる．それからくる虐待やネグレクトなどの問題も増加することが，容易に想像できる．だからこそ作業療法士として，認知症の方を支えるということは家族など周囲の介護者を同時に支えるということだというスタンスで，利用できる制度を適切に選択し活用しながら支援していく必要があ

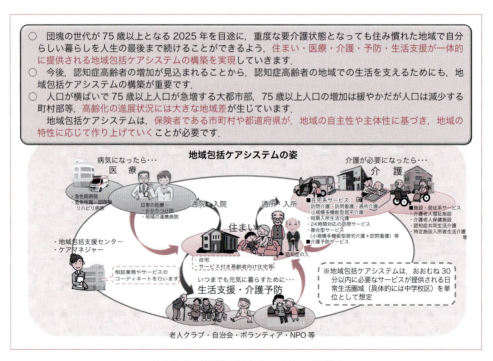

● 図3 ● 地域包括ケアシステムの概念図

〔厚生労働省老健局：地域包括ケアシステムについて（平成25年6月13日）〕

る．いま日本の社会保障の根源的な改革が，問われている時期なのではないだろうか．

2. 医療・介護・福祉面からの支援

ここでは，医療面，介護面，費用面など，大まかな種類に分けて受けられるさまざまな支援内容と，サービスを紹介する．

1）相談窓口
①行政機関
● 地域村町の地域包括支援センター
在宅介護などに関する相談を行っている．地域の医療機関などの情報提供．地域支援マップによって検索できる．

● 市区町村の認知症相談窓口や高齢福祉課
さまざまな相談と，医療機関・介護施設の情報などを提供．

● 市区町村の保健所や保健センター
地域の医療機関の情報・認知症の相談会や講習会を行っているところもある．

● 都道府県の高齢者総合相談センターなど
地域によって活動が異なるが，認知症など，高齢者とその家族の心配事や悩み事，法律に関する相談などを受け付けている（無料）．
いずれも各市町村，都道府県などで違うので，電話などで相談の必要あり．

②その他の団体など
● 認知症の人と家族の会・認知症の電話相談（社団法人認知症の人と家族の会）
電話受付（月曜日から金曜日　午前10時から午後3時）
0120-294-456
〔社団法人認知症の人と家族の会ホームページ〕
http://www.alzheimer.or.jp/?page_id=146
このほか，46箇所の支部においても電話相談が行われている．
認知症の人と家族の会ホームページで詳しく掲載．

● 介護支え合い電話相談室（社会福祉法人 浴風会）
介護の悩み，介護保険の利用方法など，介護にまつわるさまざまな相談を受け付ける．
03-5941-1038（祝日を除く月〜木曜日 10：00〜15：00）
http://www.yokufuukai.or.jp/call/index.html

● 認知症110番（公益財団法人 認知症予防財団）
認知症に関する無料の電話相談を受け付けて，認知症一般の医学的な相談は予約の上，指定の日時に大学の専門医に電話で相談できる．
0120-654-874（祝日と年末年始を除く月・木曜日 10：00〜15：00）
http://www.mainichi.co.jp/ninchishou/

●**特定非営利活動法人 若年認知症サポートセンター**
65歳未満で発症する若年認知症に関する相談を受け付けている．
03-5919-4186（月・水・金曜日 10：00～17：00）FAX03-5368-1956
http://www.jn-support.com/

2）医療面からの支援

「もの忘れ外来」「メモリークリニック」などを標榜している医療機関はあるが，医師は神経内科，精神科，脳神経外科，内科などいろいろな診療科に属している．

定期的にかかっていて話しやすい医師がいれば，まず相談してみる．認知症の診療ができる介護保険に必要な主治医意見書なども医療機関で記入してもらう必要があるため，必ず受診が必要である．

各都道府県のホームページなどでは認知症地域支援マップで病院機関が検索できるようになっている．

3）介護・福祉面からの支援

65歳以上，または特定の疾患は40歳以上であれば利用できる．

主治医意見書を書く医師を決め，市区町村の窓口に申請すると，調査員が認定に必要な調査を行う．認定に不服がある場合は地域包括支援センターに相談でき，県の介護保険審査会に申請できる．

介護保険はケアプランにそって利用する．「要支援」の認定を受けた人については地域包括支援センターで，「要介護」の認定を受けた人については居宅介護支援事業者のケアマネジャーがプラン作成を支援する．

①訪問系サービス
訪問介護，訪問看護，訪問リハビリテーション，訪問入浴，居宅療養管理指導
②通所系サービス
通所介護（デイサービス），通所リハビリテーション（デイケア）
③福祉用具の貸与
用具のレンタル，用具の購入
④住宅改修
上限20万円までの改修費のうち，9割が支給
⑤宿泊サービス
短期入所生活介護（ショートステイ），短期入所療養介護（ショートステイ），介護老人保健施設（老人保健施設），介護老人福祉施設（特別養護老人ホーム），介護療養型医療施設，認知症対応型共同生活介護（グループホーム），特定施設入居者生活介護
⑥小規模多機能型居宅介護

3. 経済面からの支援

1) 費用負担面からの支援

①医療費控除

所得税を納税している人が対象で，自己又は自己と生計を一にする配偶者やその他の親族のために医療費を支払った場合，一定の金額の所得控除を受けることができる制度

医療費の支出を証明する書類，領収書などが必要．給与所得のある人は，源泉徴収票（原本）も必要となる．地域の税務署で，確定申告を行わなければならない．

<u>医療費控除の対象となるもの</u>

公的医療保険の種類を問わず，医療費控除の対象となる．

医療保険を使った治療や処方薬の費用のほか

- ・治療のためのあんま・マッサージ・指圧師，はり師，きゅう師，柔道整復師などによる施術の対価
- ・医師等の送迎費
- ・通院交通費（自家用車のガソリンは対象外）
- ・義手，義足，松葉づえや義歯等の購入費用
- ・医師による「おむつ使用証明書」のあるおむつ代
- ・介護保険制度で提供される一定の施設・居宅サービスの対価
- ・治療のために使用した市販されている医薬品の購入費用など

<u>問い合わせ</u>　市区町村の介護保険に関する窓口，税務署窓口，地域包括支援センター

②高額療養費

医療機関や保険調剤薬局の窓口で支払った医療費のひと月の自己負担額が自己負担限度額を超えた場合に，その超えた金額を支給する制度．医療機関によっては領収書が必要な場合がある．

<u>対象とならない医療費</u>

保険外併用療養費の差額部分，入院したときの食費，入院したときの差額ベッド代など

<u>権利の消滅時効</u>

高額療養費を請求できる権利は2年

<u>問い合わせ</u>　加入している公的医療保険の窓口，地域包括支援センター

③高額介護サービス費

ひと月の介護保険サービス自己負担額が上限額を超えた場合に，その超えた金額を支給する制度　申請から支給まで2か月程度かかることもある

<u>対象とならない介護サービス費</u>

福祉用具購入費，住宅改修費，施設サービスの居住費，食費，厚生労働省が定めた介護報酬費以外の自己負担分など

<u>世帯合算</u>

介護保険サービスを利用している人が複数いる場合，世帯内で合計した額が対象となる．

<u>申請するとき</u>

申請には，利用したサービスの合計額が分かる書類が必要

給付管理票の写し，サービス利用票，サービス利用票別表の写しなど

<u>問い合わせ</u>　市区町村の介護保険に関する窓口，地域包括支援センター

④**高額医療，介護合算療養費**

同一世帯で医療サービスと介護サービスの両方を利用した場合に，年単位で自己負担の軽減を図る制度

<u>問い合わせ</u>　市区町村の介護保険に関する窓口，加入している公的医療保険の窓口，地域包括支援センター

⑤**自立支援医療（精神通院医療）**

障害者自立支援法により定められた支援で，精神科に通院するための医療費の一部を国が負担する制度．

・自己負担が1割になる

・所得などにより，ひと月あたりの負担額に上限がある

通院による精神科医療が継続的に必要な人に交付される，自立支援医療受給者証が必要

<u>自立支援医療制度が適用される医療の範囲（認知症の人の場合）</u>

医療機関に入院しないで行われる医療費（外来，外来での投薬，デイケア，訪問看護など）が適応となり，認知症とは別の傷病に関する医療費や，入院医療の費用には適用されない．

<u>問い合わせ</u>　まずかかりつけの精神科医に相談する．市区町村の障害・福祉に関する窓口

（障害福祉課，保健福祉課など）保健所，障害者就業・生活支援センターなど

2）生活費からの支援

①**障害年金**

　A．**障害基礎年金・障害厚生年金**

初診日に加入していた年金制度によって受給できる年金が異なる．国民年金に加入していた場合は障害基礎年金を受給，厚生年金に加入していた場合は障害基礎年金に加えて障害厚生年金も受給できる．

保険料納付期間，障害の状態，請求時の年齢の利用条件があり，認定基準と医師の診断書により判断される．

<u>問い合わせ</u>　障害基礎年金の場合は市区町村の年金に関する窓口，かかりつけの病院のケースワーカー，医療ソーシャルワーカー．障害厚生年金の場合は社会保険事務所，ケースワーカーなど

　B．**障害手当金**

厚生年金に加入していて障害厚生年金3級より軽度の場合に，年金でなく一時金として受給できる．

②特別障害者手当

　　日常生活上常に介護が必要で，20歳以上，施設に入所していない，3か月以上病院などに入院していない，所得が基準の範囲内，などの要件がある．
　問い合わせ　市区町村の障害福祉に関する窓口

4．就労時に受けられる支援，その他の支援

1）就労時の支援

①傷病手当
　病気や怪我で会社を休まなければならない時に休業中の生活保障が受けられる．
　加入している公的医療保険の保険者が標準報酬月額の3分の2を支給
　療養中のため就業できないこと，療養のため連続して3日間休んでいること，4日目以降も引き続き休む必要があることのすべてに当てはまる人が利用できる．
　最長で1年6か月まで．
　国民健康保険以外の公的医療保険に加入している人が利用可能．
　問い合わせ　加入している公的医療保険の窓口，勤務している会社，地域包括支援センター

②失業等給付の基本手当
　雇用保険の被保険者の人が離職した場合に失業中の生活の経済的な不安や心配をできるだけ少なくし，再就職へ向けて活動できるために支給されるもの
　一定期間以上雇用保険の被保険者だった，ハローワークへ出向き求職の申し込みを行うこと，再就労への積極的な意思と能力があるのに就職できない状態にある人などが利用できる．
　継続して受給するためには4週間に1回，ハローワークで失業の認定を受ける必要がある．
　問い合わせ　ハローワーク

③就労支援
　精神障害者保健福祉手帳を持っている人や申請予定の人が利用できる．

　A．障害者就業・生活支援センター
　生活や仕事についての総合的な支援で，就職に関する相談や生活費の管理・健康上の問題などについて，具体的なアドバイスをする．

　B．ハローワーク
　働くための相談で，相談者の体の状態に合わせたアドバイスや職業能力テストを受けることができる．

　C．就労移行支援事業所
　職業能力を高めながら就職活動を行うことができる．事業所によって，就労支援の取り組みは異なる．このサービスを受けるには，市区町村から「障害福祉サービス受給者証」の交付を受けることが必要．

D．障害者雇用支援機構

主治医と連携して雇用促進・職場復帰・雇用継続のための専門的な支援を行う．

<u>問い合わせ</u>　市区町村の障害・福祉に関する窓口，障害者就業・生活支援センター，ハローワーク，就労移行支援事業所，障害者雇用支援機構

④介護休業制度

就労者が家族の介護のために一定期間仕事を休業できる制度で，派遣社員やパート，アルバイトの場合でも期間の定めのない労働契約では対象となる．

<u>問い合わせ</u>　勤務している会社や，ハローワーク，地域包括支援センター

雇用期間一年以内，3か月以内に雇用関係が終了する人，労働日数が週に2日以下の場合，この制度を利用できない．

2）その他

①資産運用・資産管理の支援

任意後見制度と法廷後見制度により支援される．詳しくは権利擁護の項で説明する．

②生命保険高度障害認定

「高度障害特約」が付いている場合，保険金が支払われることがある

<u>問い合わせ</u>　生命保険会社担当窓口

③住宅ローンの免除

住宅ローン契約時に加入する団体信用生命保険には高度障害特約が付けられているため，要件に該当する場合利用できる．

<u>問い合わせ</u>　住宅ローン金融機関担当窓口

④日常生活自立支援事業（地域福祉権利擁護事業）

社会福祉法に基づく制度で日常生活の中でさまざまなサービスを利用するときに，理解，判断能力，意思表示を行うことに不便のある人への支援の一つ．

福祉サービスの利用援助，苦情解決制度の利用援助，住宅改造，居住家屋の貸借，日常生活上の消費契約および住民票の届出等の行政手続に関する援助等を基準とする．

預金の払い戻し，預金の解約，預金の預け入れの手続等利用者の日常生活費の管理（日常的金銭管理），定期的な訪問による生活変化の察知，生活支援員が年金証書や預金通帳，実印を保管，公的書類の届け出に関すること，福祉・医療機関への支払い手続きなどのさまざまな相談を受け付ける．契約後は実際にかかる時間によって費用が計算される．

<u>問い合わせ</u>　地域の社会福祉協議会，地域包括支援センター

⑤精神障害者保健福祉手帳

手帳を持っていることでNHKの受信料減免，税制上の優遇措置，さまざまな税金の控除，生活福祉器具の貸与などが受けられる．また自治体によっては公営住宅の優先入居や交通機関の利用料の助成などが提供されている場合がある．認知症初診から6か月以上経ってから，精神保健指定医の診断書が必要となる．

<u>問い合わせ</u>　市区町村の精神保健福祉に関する窓口，保健所，障害者就業・生活支

援センター

5．権利擁護からの支援

1）高齢者虐待防止法

　高齢者の虐待防止と養護者への支援を目的として，「高齢者虐待の防止，高齢者の養護者に対する支援等に関する法律（以下，虐待防止法）」が平成18年4月1日から施行された．「高齢者虐待」とは，暴力的な行為（身体的虐待）だけではなく，暴言や無視，いやがらせ（心理的虐待），必要な介護サービスの利用をさせない，世話をしないなどの行為（介護・世話の放棄・放任）や，勝手に高齢者の資産を使ってしまうなどの行為（経済的虐待），性的な嫌がらせが含まれており，虐待を発見した者への通報義務も定められている．家族による虐待の場合は地域包括支援センターに，介護保険施設や介護サービス事業所等の職員による虐待を受けたと思われる場合は，市区町村の高齢者虐待対応の相談窓口に相談・連絡する．

2）高齢者の消費者被害防止

　悪徳商法などの被害にあったり，不安がある場合は窓口に相談する．本人・家族からは各地域の高齢者被害110番へ．介護事業者・民生委員など高齢者の身近にいる方からの通報・問い合わせは高齢消費者見守りホットラインへ

3）成年後見など

①成年後見制度（図4）

　認知症，知的障害，精神障害などの理由で判断能力の不十分な方は，不動産や預貯金などの財産を管理したり，身のまわりの世話のために介護などのサービスや施設への入所に関する契約を結んだり，遺産分割の協議をしたりする必要があっても，自分でこれらのことをするのが難しい場合がある．また，自分に不利益な契約であってもよく判断ができずに契約を結んでしまい，悪徳商法の被害にあうおそれもある．このような判断能力の不十分な方々を保護し，支援するのが成年後見制度である．「法定後見制度」と「任意後見制度」がある．

A．法定後見制度

　本人の判断力が不十分な状態にある場合に，本人または配偶者，四親等内の親族，市区町村長等の申立てによって，家庭裁判所が適任と認める人を本人の支援者（成年後見人・保佐人・補助人）に選任する制度である．

　また，支援者を監督する成年後見監督人・保佐監督人・補助監督人が選任されることもある．

成年後見人になる人

・配偶者や親族・友人
・弁護士，司法書士などの法律の専門家
・社会福祉士などの福祉の専門家
・その他の第三者や法人

　成年後見（後見・保佐・補助）人や任意後見監督人は，家庭裁判所により本人に

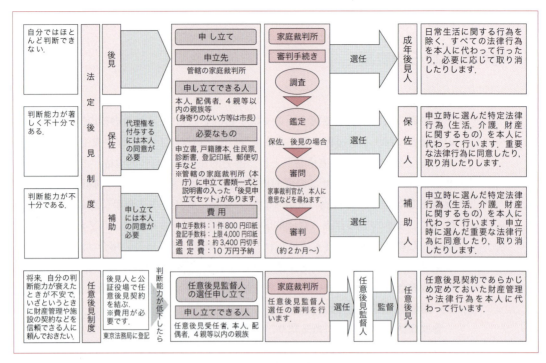

●図4● 成年後見制度の説明

〔大阪市ホームページ：http://www.city.osaka.lg.jp/fukushi/cmsfiles/contents/0000198/198548/kourei_52.pdf（2015年9月最終確認）〕

とって最も適切と思われる人や法人が選任される．

また，複数の成年後見人等が選任される場合もある．

成年後見人の役割

〈後見人〉 判断能力を欠く状況である場合

　日常生活に関する行為を除くすべての法律行為について代理することができ，また取り消すことができる．

〈保佐人〉 判断能力が特に不十分である場合

　重要な法律行為や審判で定められた特定の法律行為について同意・取消しができ，本人の同意を得て審判で定められた特定の法律行為について代理することができる．

〈補助人〉 判断能力が不十分である場合

　本人の同意を得て審判で定められた重要な法律行為について同意・取消しができ，代理することができる．

B．任意後見制度

　本人の判断力があるうちに将来の判断力の低下に備え，「任意後見人」になる人と支援してもらう内容について契約し，公証役場で公正証書を作成しておく．実際に本人の判断力が不十分になったときに，家庭裁判所が選任する「任意後見監督人」の監督のもとで，任意後見人による支援を受ける制度である．自分の生活，療養看護や財産管理に関する事務について代理権を与える．

任意後見人，任意後見監督人になるのは，本人が選定した第三者となる．

受けられるサービス

「財産管理」
・不動産などの管理・保存・処分．
・金融機関との取引．
・年金や不動産の賃料など定期的な収入の管理やローン返済，家賃の支払い，税金，社会保険，公共料金などの支払い．
・生活費の送金や日用品の買い物．
・生命保険の加入，保険料の支払い，保険金の受け取り．
・権利証や通帳などの保管．
・遺産相続などの協議，手続きなど．

「身上監護」
・本人の住まいの契約締結・費用の支払い．
・健康診断などの受診・治療・入院費用の支払いなど．
・医師から病気やケガなどの説明に同席する．
・介護保険などの利用手続き．
・リハビリテーションなどに関する契約締結，費用の支払い．
・老人ホームなど施設の入退所，介護サービスなどの情報収集，本人との話し合い，費用の支払いなど．
・介護サービスや施設のチェック，異議申し立てなど．

ただし，後見人は，賃貸借契約の保証人，入院などの保証人，手術の同意などはできないとされている．また，毎日の買い物，掃除，食事の準備，身体介護などは行わない．

公正証書であらかじめ定めておいた財産管理や身上監護に関する法律行為について代理することができる．

6. 役立つウェブサイト

一般社団法人日本認知症ケア学会　http://www.chihoucare.org
日本認知症学会　http://dementia.umin.jp
公益社団法人日本老年精神医学会　http://www.rounen.org
認知症フォーラム　http://www.ninchisho-forum.com
認知症介護情報ネットワーク　http://www.dcnet.gr.jp
認知症ねっと　https://info.ninchisho.net
認知症スタジアム　http://dementia.or.jp
NPO法人パオッコ　http://paokko.org
WAM NET　http://www.wam.go.jp/content/wamnet/pcpub/top
けあサポ　http://www.caresapo.jp

（小川道子）

【文　献】
1）社会保険研究所：介護報酬の解釈1単位数表編 平成26年4月版．社会保険研究所，2014．
2）成年後見センターリーガルサポート（編）：成年後見監督人の手引き．日本加除出版，2014．
3）長田久雄：家族のココロを軽くする 認知症介護お悩み相談室．中央法規出版，2013．
4）荻野義之：認知症 家族を救う対策集．主婦の友社，2011．
5）高室成幸（監修）：もう限界!! 認知症の家族を介護するときに読む本 第2版．自由国民社，2012．
6）額田洋一：よくわかる成年後見と介護・相続の法律百科．三省堂，2004．
7）繁田雅弘（監修）：認知症の脳活性化プログラム・レシピ−すぐできる介護予防・短期集中リハビリテーション．中央法規出版，2014．
8）長田久雄（編）：認知症ケアの基礎知識．ワールドプランニング，2008．
9）法務省：成年後見制度−成年後見登記制度．（http://www.moj.go.jp/MINJI/minji17.html）
10）厚生労働省（http://www.mhlw.go.jp/）
11）内閣府大臣官房政府広報室：政府広報オンライン 知っておきたい認知症の基本．（http://www.gov-online.go.jp/useful/article/201308/1.html）

第Ⅳ章

今後の展望

これからの展望

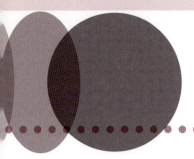

これからの展望

1. はじめに

認知症の作業療法について今後の展望を考えるにあたり，わが国のこれまでの認知症対策を概観する．

2. 認知症対策の契機

わが国では，1972年の『恍惚の人』（有吉佐和子，新潮社）の出版が契機となり，認知症高齢者を介護する家族の悲惨な状況が社会的問題としてクローズアップされるようになった．そこでは，84歳の記憶障害のある老人の徘徊や暴力，不潔行為などに振り回される家族の状況が克明に描写されている．しかし，国の認知症高齢者対策は1980年代に入りようやく体系的な取り組みが始まるなど，それまでは決して十分な対策はとられてこなかった．

3. 認知症対策の概要

わが国の認知症対策の概要を**表1**に示した．1963年に老人福祉法が制定され高齢者介護がスタートした．その後，1982年の老人保健法（2008年：後期高齢者医療制度へ変更）では，老後の健康保持のための疾病予防を含めた内容が示された．

認知症対策では，1986年になって厚生省（現厚生労働省）に痴呆性老人対策推進本部（以下，名称は当時のもの）が設置され，認知症の症状などの説明や介護状況，今後の対策推進について，その取り組みが示された．

1993年には，高齢者関係審議会の合同委員会として痴呆性老人に関する検討会が設置された．そこでの重点検討は，1999年のゴールドプラン21の「高齢者が尊厳を保ちながら暮らせる社会づくり」として継承された．おもな内容は，①痴呆の医学的研究の推進，②介護サービスの充実，③痴呆介護の質的向上，④早期相談と診断体制，権利擁護体制の充実であった．また，同年には，痴呆性老人（現，認知症高齢者）の日常生活自立度判定基準が作成され，後述の「2015年の高齢者介護：高齢者の尊厳を支えるケアの確立に向けて」では，このランクⅡ[注1]以上を認知症とした総数が報告されている[1]．

注1） 日常生活に支障をきたすような症状・行動や意志疎通の困難さが多少見られても，誰かが注意していれば自立できる．本判定基準では，ランクが高まるほど自立度が低下する．

● 表1 ● 認知症高齢者対策の経緯

1963年	老人福祉法制定　　　高齢者介護スタート
1982年	老人保健法制定　　　疾病予防や健康づくり
1984年	痴呆ケアに関する研修事業開始
1986年	痴呆性老人対策推進本部設置
1987年	同報告書とりまとめ
1989年	老人性痴呆疾患センターの創設
	高齢者保健福祉推進10か年戦略（ゴールドプラン）の策定
1992年	痴呆性老人毎日通所型デイサービス（E型）の創設
	65歳未満の初老期痴呆患者が老人保健施設に入所可能になる
1993年	高齢者関係審議会の合同委員会として痴呆性老人に関する検討会設置
	痴呆性老人の日常生活自立度判定基準の作成
1994年	痴呆性老人に関する検討会報告書
1999年	高齢者保健福祉推進5カ年戦略（ゴールドプラン21）の策定
2000年	介護保険制度開始
	高齢者認知症介護研究・研修センターの運営開始
2003年	2015年の高齢者介護－高齢者の尊厳を支えるケアの確立に向けて　報告書発表
2004年	痴呆対策推進室設置
	「痴呆」という用語を「認知症」へと名称変更通知
2005年	介護保険制度改正
2006年	認知症短期集中リハビリテーション実施加算（介護老人保健施設）
2008年	認知症の医療と生活の質を高める緊急プロジェクト　報告書発表
2012年	認知症施策推進5か年計画（オレンジプラン）策定
2013年	認知症初期集中支援モデル事業開始
2015年	認知症施策推進総合戦略（新オレンジプラン）策定

　2000年には，介護保険制度がスタートした．また，高齢者痴呆介護研究・研修センター（現認知症介護研究・研修センター）の運営（東京・愛知・宮城）が開始された．そこではおもに①痴呆の早期発見，②日常生活能力の維持・改善に向けたリハビリテーションなどの技術を研究テーマとし，また，痴呆介護実務者や指導者の養成研修が行われてきている．

　2003年には，今後の高齢者介護のあり方を示した「2015年の高齢者介護：高齢者の尊厳を支えるケアの確立に向けて」が報告された[1]．報告書では，団塊の世代が高齢者に至る2015年が目前に迫り，また，介護保険制度では「尊厳の保持」が重要としたうえで，今後の方策として，①介護予防・リハビリテーションの充実，②生活の継続性を維持するための新しい介護サービス体系の確立，③新しい痴呆高齢者ケアの確立，④サービスの質の確保と向上が重要と提示された．

　2004年には，厚生労働省はこれまでの「痴呆」という用語（名称）は，偏見や差別を招くという観点から，それに代わる新たな用語として「認知症」を提唱し，10年経過した現在国民に定着している[2]．

　2005年の介護保険制度の改正では，後述する介護予防の重点項目として，これまでの運動機能向上などに加えて，心理社会面との関連が示唆されている認知症予防・支援，閉じこもり予防・支援，うつ予防・支援が掲げられた[3]．また，2006年には介護老人保健施設での「認知症短期集中リハビリテーション実施加算」として，認知症と医師が診断した者で生活機能の改善が見込まれると判断された場合には，入所3か月の期間，1週間3日以内を限度に1日20分以上，認知機能障害の

改善やADL訓練などのプログラムを組み合わせた集中的な取り組みが始められた[4]．実施は，理学療法士や作業療法士，言語聴覚士が担当し1日あたり240点が加算される（2014年12月末時点）．

　2008年には，厚生労働省から認知症の医療と生活の質を高める緊急プロジェクトが出された[5]．これまでの認知症対策をさらに推し進める今後の対策として，①実態の把握，②研究開発の加速，③早期診断の推進と適切な医療の提供，④適切なケアの普及および本人・家族への支援，⑤若年認知症対策の推進の重要性が提言されている．

　2012年には，今後の認知症施策として，認知症施策推進5か年計画（オレンジプラン）が公表された[6]．これは，II章-1で示したとおり，①標準的な認知症ケアパスの作成・普及，②早期診断・早期対応，③地域での生活を支える医療サービスの構築，④地域での生活を支える介護サービスの構築，⑤地域での日常生活・家族の支援の強化，⑥若年性認知症施策の強化，⑦医療・介護サービスを担う人材の育成が掲げられている．

　このオレンジプランを受け2015年には，認知症施策推進総合戦略（新オレンジプラン）が策定され，以下の7点が柱として示されている[7]．①認知症への理解を深めるための普及・啓発の推進，②認知症の容態に応じた適時・適切な医療・介護等の提供，③若年性認知症施策の強化，④認知症の人の介護者への支援，⑤認知症の人を含む高齢者にやさしい地域づくりの推進，⑥認知症の予防法，診断法，治療法，リハビリテーションモデル，介護モデル等の研究開発およびその成果の普及の推進，⑦認知症の人やその家族の視点の重視としている．また，認知症の人の意思が尊重され，できる限り住み慣れた地域のよい環境で自分らしく暮らし続けることができる社会の実現を目指す内容となっている．

　わが国の認知症対策では，認知症の人の尊厳を尊重したリハビリテーションやケアの推進と，認知症になっても住み慣れた地域のよい環境で暮らし続けることができる社会の実現が目標となっている．また，国民の認知症の理解を高める啓発活動（一次予防）や早期発見と早期治療（二次予防），発症後の症状の進行遅延（三次予防）を図るなど，より一層の展開が課題となっている．

4．2005年の介護保険制度の改正

　2000年4月に介護保険制度が実施されて以降の要介護認定者数の推移を**表2**に示した．

　全体では，2000年4月の218万人が2005年には411万人，そして2010年には487万人，2013年が564万人と増加している．また，2000年から5年間では，軽度者である要支援が29万人から67万人，要介護1が55万人から133万人へと2倍以上の伸びを示している．このため2005年の介護保険制度改正では，予防重視型システムとして介護予防への転換がその柱として示された．そして，2006年度から①運動機能向上，②栄養状態の改善，③口腔機能の向上，④閉じこもり予防，

● 表2 ● 要介護度別認定者数の推移

(単位　千人)						各年4月末
	2000年	2005年	2010年	2011年	2012年	2013年
総数	2,180	4,110	4,870	5,080	5,330	5,640
要支援	291	674				
要支援1			604	662	692	773
要支援2			654	669	712	771
要介護1	551	1,332	852	910	970	1,052
要介護2	394	614	854	901	952	993
要介護3	317	527	713	700	724	747
要介護4	339	497	630	641	670	696
要介護5	290	465	564	593	609	612

(資料　介護保険事業状況報告)

⑤認知症予防，⑥うつ予防の6つが取り組まれるようになった．

　介護予防とは，「要介護状態の発生をできる限り防ぐ(遅らせる)こと，そして要介護状態にあってもその悪化をできる限り防ぐこと」と定義されている[3]．また，介護予防は，生活機能の低下した高齢者に対しては，ICFの「心身機能」・「活動」・「参加」のそれぞれの要素にバランスよく働きかけることが重要であり，単に運動機能や栄養状態といった心身機能の改善だけを目指すものではなく日常生活の活動性を高め，家庭や社会への参加を促し，生きがいや自己実現のための取り組みを支援して，QOLの向上を目指している[8]．

5．介護予防における一次・二次・三次予防

　2006年度から開始された介護予防の概念を**図1**に示した．予防については，第Ⅱ章-1で示したとおり，一次予防・二次予防・三次予防の3段階で考えられている．すなわち，一次予防は活動的な状態を保持するための啓発や教育，二次予防は生活機能低下の早期発見と対応，三次予防は要介護状態の改善や重度化と症状の進行を遅らせることである．

　介護予防事業は，地域支援事業と予防給付，介護給付による3つのサービスからなる．地域支援事業は，一次予防事業と二次予防事業で構成されている．前者は，要介護状態にない活動的な者を対象とし，生きがいをもち地域で自立した生活を長く送ることができるように支援する事業(ポピュレーション・アプローチ)である．後者は，要介護リスクの高い者を対象にした要介護状態への移行防止を図る事業(ハイリスク・アプローチ)である．

　一方，予防給付は，要支援状態の者を対象とし，介護給付は要介護状態の者に対して，それぞれの状態の悪化防止を目的にした事業である．これらを一次予防〜三次予防の観点からまとめたものが**表3**である．

　なお，今後の介護予防事業は，介護予防・日常生活支援総合事業(案)として見

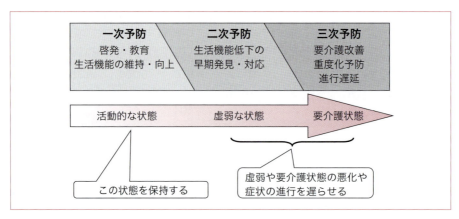

● 図1 ● 介護予防の概念

〔介護予防マニュアル[8]を改変〕

● 表3 ● 介護予防の対象者・内容

介護予防における予防段階	対象者	内容	施策など
一次予防	活動的な状態にある高齢者を含むすべての高齢者	生活機能の維持・向上（精神・身体・社会の各相における活動性の維持・向上）を図る	地域支援事業 一次予防事業 （ポピュレーション・アプローチ）
二次予防	要支援・要介護状態となるおそれがある高齢者	生活機能低下の早期発見・早期対応を行う	地域支援事業 二次予防事業 （ハイリスク・アプローチ）
三次予防	要支援・要介護状態にある高齢者	要支援・要介護状態の改善や重度化予防を行う	予防給付 　要支援者対象 介護給付 　要介護者対象

直しが検討されている[9]．これは，一般介護予防事業と介護予防・生活支援サービス事業からなる．一般介護予防事業は，一次予防事業と二次予防事業を区別せず，地域の実情に応じた効果的・効率的な事業として推進する．また，介護予防を機能強化する観点から地域リハビリテーション活動支援事業が予定されている．

介護予防・生活支援サービス事業は，従来の二次予防事業対象者に実施していた通所型介護予防事業と訪問型介護予防事業を必要に応じて引き続き，対象者を限定して実施される．今後の動向に注目しておきたい．

6. 介護予防にみる認知症予防

2012年3月の介護予防マニュアル改訂版[8]によると認知症予防は，「認知機能低下予防・支援」へと変更されている．これは現状では，認知症発症の前段階とされる軽度認知障害（Mild Cognitive Impairment：MCI）の時期で認知機能低下を抑制することが，認知症の発症予防には最も効果的と考えられているからである．

一次予防事業では，地域住民全体に対して，長い期間にわたる認知機能の変化やMCIの状態，認知症発症と治療やケアなどについての正しい知識の普及と，MCI

などの時期での適切な運動と社会参加や趣味活動などが認知症予防には重要なことを理解してもらう．たとえば，運動では有酸素運動のウォーキングやフィットネスが推奨されている．また，有酸素運動と認知機能を組み合わせたデュアルタスクの有用性が報告されている[10]．

二次予防事業では，MCI の疑われる人をスクリーニングして，詳細な認知機能検査や受診を勧める．また，週1回で3か月間の運動プログラムへの参加を提示している．一次予防および二次予防事業により最終的には運動習慣の定着化を図ることが望まれている．

また，厚生労働省では，社会参加と地域づくりを合わせた介護予防・認知症予防が重要とし，たとえば，サロン活動を活用したポピュレーション・アプローチによる予防事業を推奨している．先駆的な愛知県武豊町の取り組みでは，地区ごとに高齢者がいつでも気軽に立ち寄れる地域サロンを一次予防事業として立ち上げ，地域住民主体の活動の中で多彩な企画が次々と生み出され，前年度に比べて介護予防事業参加者数が大幅に増加している[7]．また，認知症予防によいとされる社会的ネットワークとサポートの拡充や心理社会面の良好な変化，サロン参加者ではサロン非参加者に比べて，要介護認定率が低いことなどの成果が報告されている[11～13]．

7．作業療法士による認知症予防

認知症についていえば，作業療法士の果たしてきた役割は大きい．しかし，これまでは既に認知症を発症した個人を対象とした，症状の改善や重度化の進行を遅らせる三次予防が中心であった．これからは，2012 年9月の「認知症施策推進5か年計画（オレンジプラン）」および2015 年の新オレンジプランの重点で掲げられている，二次予防にあたる早期対応としての「認知症初期集中支援チーム」の一員として，「認知症になっても本人の意思が尊重され，できる限り住み慣れた地域のよい環境で暮らし続けることができる社会」の実現に寄与する職種を目指す必要がある[6]．

また，要介護状態となる身体機能障害を負った時点から急性期・回復期・維持慢性期の各ステージにおいて，作業療法士は，対象者の認知機能の低下や認知症の危険性について慎重に検討すべきである．そして，その可能性が考えられる場合には，それぞれのステージにおいて対応が求められる．ただし，この実践には，認知症の基礎，基本的な評価，作業療法介入法などについて，それぞれの知識を整理し，そして日々の業務での確実な実践の蓄積が必要である．

ところが少なくない作業療法士が，作業療法でありながら他の○○療法と銘打って作業療法介入を行っている．これが他職種の人には「作業療法士とは，また，作業療法とはいったい何か」と疑問をもたれる状況を大いにつくり出している．あくまでも○○の活動を用いた作業療法による効果を示すことが，作業療法士の手腕の見せ所ではないだろうか．したがって，それを明らかにしていくためには，①作業療法の具体的な目標を設定する，②方法の展開や内容，認知症の人のターゲットと

する項目の変化を記録として残す，③介入効果を検証する再評価を実施する，④そして効果について考察するという点の徹底がより一層求められる．なぜならば，これらの実践の有無が対象者のその後のQOLを左右するからである．

一例をあげると，現在，身体障害のリハビリテーションは，脳血管疾患等リハビリテーション，運動器リハビリテーション，呼吸器リハビリテーション，心大血管疾患リハビリテーションの4つの疾患別で実践されている．これらの対象には認知症発症もしくは合併の可能性が高い．とくに，運動器リハビリテーションでは，大腿骨頸部骨折患者には，高齢の女性が多く，骨折症例における認知症併存割合は半数程度との報告がある[14]．このような症例の場合には，身体運動や作業活動，ADL訓練に加えて作業療法士のコミュニケーションを駆使した認知面やBPSD（Behavioral and Psychological Symptoms of Dementia）へのアプローチは欠かせない．

8. 認知症になっても安心して生活できる地域づくり

認知症になってもその人たちが，安心して安全に暮らしていける地域や社会づくりが望まれている．われわれは，認知症の人の生活歴に加えて，これまで過ごしてきた地域の特性や自宅周囲の環境について情報を得ようとする．はたして，どのような地域や社会なら認知症の人が安心して安全に暮らしていけるのだろうか．その手がかりとして，ここではソーシャル・キャピタルについて述べる．

ソーシャル・キャピタルとは，お互いを信頼することができ，困ったときには助け合う関係があり，また普段から積極的な交流のあるほうが，住民間での協力的な行動につながりやすいことをいう[15]．これが豊かな地域ほど社会のさまざまな側面で良好な結果に結びつきやすくなり，地域住民の健康に有利に作用すると考えられている．

人々が健康な状態にある時期から，彼らの住んでいる地域や社会において，ソーシャル・キャピタルの豊かさを醸成することが必要なのではないだろうか．そのような地域や社会で暮らし続けてきた高齢者は，たとえ認知症になったとしても彼らに表れるさまざまな症状を周囲が受け入れ，これまで通りの生活を継続できる可能性が高まるのではないだろうか．つまり，個人を対象としたハイリスク・アプローチによる健康の啓発を超えた，ポピュレーション・アプローチによる地域介入がよりいっそう重要と思われる．

一方，施設入所者で考えるなら，認知症の人同士や職員を含めた人と人との馴染みの関係は，安心感につながるという施設内でのソーシャル・キャピタルの豊かな状態と捉えられるのではないだろうか．

9. まとめ

これまでの認知症対策を概観すると，認知症の人の尊厳を尊重したリハビリテー

ションやケアと家族介護者の介護負担軽減に向けた対策が根幹をなしてきている．また，介護予防推進に向けては，認知症の発症予防につながる啓発活動としての一次予防，早期発見と早期治療である二次予防の取り組みに加えて，安心・安全に住み続けることができる地域づくりの重要性が指摘されるようになってきている．

作業療法士は，これまでの認知症を発症した人の症状の悪化予防（三次予防）に加えて，より早期の一次予防，二次予防での取り組みが望まれる．その実現には，認知症の人に関わっている（これから関わる）作業療法士自身が，どの領域でどのような認知症の予防に関わっていくのか，また，作業療法士の武器として何を用いていくのかを再考する必要に迫られている．

しかし，それでは十分ではなく，作業療法部門やリハビリテーション部門，関連多職種との議論を踏まえ，作業療法士による認知症の人のための作業療法を示していくことが今後の大きな課題といえる．

（竹田徳則）

【文 献】
1) 高齢者介護研究会：2015年の高齢者介護−高齢者の尊厳を支えるケアの確立に向けて−．2003．
2) 厚生労働省：「痴呆」に替わる用語に関する検討会報告書．
(http://www.mhlw.go.jp/shingi/2004/12/s1224-8a.html)
3) 辻 一郎・他：総合的介護予防システムについてのマニュアル．厚生労働省，2006．
4) 平井基陽：「認知症短期集中リハビリテーション」と介護老人保健施設の役割．老年医学，**45**(9)：1123-1127，2007．
5) 認知症の医療と生活の質を高める緊急プロジェクト：「認知症の医療と生活の質を高める緊急プロジェクト」報告書．厚生労働省，2008．
6) 厚生労働省：認知症施策推進5か年計画（オレンジプラン）について．
(http://www.mhlw.go.jp/stf/houdou/2r9852000002j8dh.html)
7) 厚生労働省：認知症施策推進総合戦略〜認知症高齢者等にやさしい地域づくりに向けて〜（新オレンジプラン）について．(http://www.mhlw.go.jp/stf/houdou/0000072246.html)
8) 厚生労働省：介護予防マニュアル（平成24年3月改訂版）．
(http://www.mhlw.go.jp/topics/2009/05/tp0501-1.html)
9) 厚生労働省：これからの介護予防．
(http://www.mhlw.go.jp/stf/seisakunitsuite/bunya/hukushi_kaigo/kaigo_koureisha/yobou/index.html)
10) 独立行政法人国立長寿医療研究センター：認知症予防に向けた運動 コグニサイズ．
(http://www.ncgg.go.jp/ncgg-overview/pamphlet/koguni_pamph.html)
11) 竹田徳則・他：心理社会的因子に着目した認知症予防のための介入研究：ポピュレーション戦略に基づく介入プログラム理論と中間アウトカム評価．作業療法，**28**(2)：178-186，2009．
12) 竹田徳則：地域介入による介護予防効果検証：武豊プロジェクト．総合リハビリテーション，**42**(7)：623-629，2014．
13) 竹田徳則：認知症予防の現状と地域での実践 愛知県武豊町の場合．老年精神医学雑誌，**25**(12)：1346-1353，2014．
14) 喜友名翼・他：大腿骨近位部骨折例における受傷前ADLと認知症の検討．整形外科と災害外科，**60**(4)：789-792，2011．
15) 市田行信：ソーシャル・キャピタル−地域の視点から−／近藤克則（編）：検証「健康格差社会」介護予防に向けた社会疫学的大規模調査．pp107-115，医学書院，2007．

第Ⅴ章

まとめ

1. 15年目の手紙－作業療法をとおして出会う人たち
2. リハビリテーションの実践－認知症の人の尊厳

section 1　15年目の手紙
──作業療法をとおして出会う人たち

1．突然届いた手紙

「憶えていらっしゃいますか？　15年前，デイケアでお世話になった中野（仮名）の妻です……」

そう始まる手紙を受け取ったのは，大学に勤務して6年目の秋のことだった．それまで病院，デイケア，特別養護老人ホームと臨床の作業療法士を経て大学の教員になったが，仕事の内容は全く違い，当初は教員としての立ち回りに戸惑うばかりで，失敗の連続だった．そして，仕事にもようやく慣れ，なんとなく自分なりに動くことができるようになった頃に突然きた手紙だった．

＜へぇー，懐かしいな，でもよくここに勤めているのがわかったなー＞

そんなことを思いながら封筒を開け，手紙をとりだして便せん3枚に書かれた文字に目を落とした．

「主人は5年前，自宅で息を引き取りました」

＜え！？　自宅で……＞

その当時の奥さんの口癖は，

「主人が私のことをわからなくなったら，すぐに施設に入ってもらいます」

だった．

筆者がまだ20代の頃に勤務していた病院で，重度認知症デイケアを開設する計画がもちあがり，筆者も備品の準備やデイケアのプログラムを作成するなど，開設に向けて関わりをもっていた．最初は来られる方も少なく，定員25人のところ，8～10人くらいの参加状況だったが，そのぶん一人ひとりにじっくりと関わることができ，そうした意味ではよい関わりができていたのではないかと思ったりもする．

そしてその利用者のなかに，中野さんのご主人がいたのである．中野さんのご主人は若年性アルツハイマー型認知症（61歳）で，3年前に診断され，筆者が関わりをもち始めた頃にはすでに言葉をうまく発することができなかった．しかし，十分といえないが言葉以外でのコミュニケーションは可能で，デイケア内では大きな混乱を示すこともなかった．ADLは失行症（観念失行や着衣失行など）のため，着衣，歯ブラシの操作などで混乱をきたすことが多くなっていた．動作ができない状態をそのままにしておくと，次第に表情が険しくなり，その場に立ったまま小さく足踏みをする．しかし，要所，要所でうまくサポートすれば，穏やかに過ごすことができていた．奥さんもそうした状況を知っていたので，中野さんとはデイケアに

一緒に来て，終わりまで一緒に過ごして帰宅していた．

　半年が経ち，デイケアの利用者も1日に15人ぐらいに増え始めた頃である．中野さんは自宅で夜間徘徊，不眠，尿・便失禁の回数が増え，デイケアでも不安な表情をしていることが多く，いすに座っていても突然立ち上がり，眉をハの字にして，その場で小刻みに足踏みをするのである．「どうしましたか？」と声かけをし，ゆっくりといすに腰掛けてもらっても，10分も経たないうちに同じように不安そうに立ち上がる．一緒に付き添っている奥さんの表情も疲れており，在宅での介護の大変さが明らかに想像できたので，奥さんの話を聞き，施設の紹介や当院で一時的な入院（ショートスティ）も可能である，などの情報提供を行っていた．

「あのとき，病院の看護師さんや小川さんが話を聞いてくれて，またいろいろな情報を聞かせてくれて，とても助かりました．そのときだけとはわかっていても，なんだか救われたような気がして，本当にうれしかったです．でも，もう在宅の介護にはほとんど限界を感じていました……」

　ある夜，家を出ようとする中野さんと，それを止めようとする奥さんとの間でもみ合いになり，その拍子で奥さんが転んでしまい，捻挫をしてしまったことがあった．

「いつも不安そうに，しかめっ面をして目も合わせない．何を考えているかわからない．失禁した洋服と，汚れた便器を洗っているとき，涙がぽろぽろ出てきて，こんな主人をみたくないという思いと，なぜ私だけが……，という思いとが交錯して，とても苦しい毎日でした．そして，もみ合いになり転んだその夜，一気に胸の奥から感情がわき起こってきたんです．

＜もうこの人のなかに私はいない，これまで一緒に暮らしてきた夫はいない＞

そのとき，主人の施設入所を決意しました」

「明日，デイケアが終わった後，入所の手続きをとってもらおう……」

2．変更した活動

　その日は秋晴れでとてもいい天気だった．海沿いにある病院のなかにも，潮風が吹き込み，心地よい雰囲気が辺りを覆っていた．デイケアには中野さんと奥さんを含む12名の参加者があった．午前中はいつも通り創作活動を行った．中野さんはいつものように立ったり，座ったりを繰り返し，奥さんはじっとそばについて，ときおりいすに座るようになだめながら時間を過ごしていた．昼食の時間が過ぎ，心地よい雰囲気のなか，デイケア内を見渡したとき，筆者はこのまま室内で活動を行うのがもったいない，と感じた．そして急きょ，看護師とソーシャルワーカーに「裏の畑で焼き芋しませんか！」と活動の変更を提案してみた．

「それいいです．やりましょう，やりましょう」

　スタッフも二つ返事で賛同してくれ，その日用意していたレクリエーションのプログラムは次回に回し，午後からの活動を「焼き芋」にしたのである．

　さっそく芋を売店に買いに行き，利用者，中野さん，そして奥さん，みんな一緒

に裏の畑に大移動して，畑周辺の枯れ葉や小枝を集め，みんなで焼き芋の準備を行った．

　畑では雑草を抜く人，ぶらぶらと散策する人，火のそばを離れない人，それぞれの時間を思い思いに過ごしていた．中野さんはというと，室内ではあんなに落ち着かなかったのに，畑では火のそばで穏やかにじっと座っている．もともとアウトドアが好きだった中野さん．

　＜何か思い出したかな！？＞

　そんなふうに思って奥さんに視線を向けると，奥さんも少し戸惑いながらそばにいるようだった．小1時間ほど経ち，焼き芋ができあがり，みんなでそのまま外で食べることにした．

　「さー，できあがりましたよ！　食べましょう！」

　筆者も焼き芋は大好きだったので，食べられるうれしさも多少あったのだろうが，何よりも畑で一緒に過ごしたその空間は，いつも意識している「認知症」ということをあまり意識せずに，互いに素の部分で関わりをもてているように思えて，そのことが嬉しかったのかもしれない．

　＜中野さん，食べているかな！？＞

　火の近くに置いてあるベンチに，奥さんと一緒に中野さんは座っていた．

　焼きたての芋をほくほくしながらおいしそうに食べている中野さん．ここ最近デイケアではみることの少なくなった満面の笑顔と一緒に……．

　「おいしいですか？　外で食べるのはまたひと味ちがいますものね！」

　そう言って，立ち去ろうとしたとき，うつむき加減で横に座る奥さんの様子がふと気になった．

　「どうされましたか？」

　と声をかけると，

　「いや，何でもないんです．何でもないんです」

　と，ただそれだけいって，下を向いたまま顔を上げようとしない．私もそれ以上聞くのをやめた．

　奥さんは泣いていた．

　あれから十数年の歳月が過ぎ，今こうして受け取った手紙のなかに，そのときの涙の意味がつづられていた．

　「小川さん，あの日焼き芋をしてくれましたね．介護に疲れきって，またどんどん衰えていく夫をみたくない，さまざまな思いのなか施設入所を決意してデイケアに行ったあの日」

　「デイケアが終わった後，入所の相談をするつもりでした」

　「焼き芋の準備などで外に出てからは，これが終わり室内に帰ってから相談するんだと，心の準備をしていました」

　「焼きあがったお芋をもらい，半分に割って2人で食べようとしたそのとき，主人は自分からお芋に手を伸ばして，にこにこしながら，それはおいしそうに食べて

くれたんです．その瞬間……」
　＜あー，主人が帰ってきた……＞そう思いました．
「そう，そこには30数年一緒に過ごしてきた，主人がいたのです」
「世話好きで，いつも笑っていた，やさしい主人が……」
「いろいろな思いが巡って，もう涙を止めることができませんでした」
　＜もう少しがんばってみよう，もう少し＞
「それからは，いくどとなく心が折れそうなときもありましたが，あのときの焼き芋を食べる主人の笑顔が私を細い糸でつなぎ止めてくれたように思います」
「家で看取ったとき，主人に"ありがとう"が言えました．もしあのとき，施設に入っていたなら，ありがとうは言えなかったかもしれません．いや，言える気持ちになっていたかどうかもわかりません」
「たくさんの偶然が重なったとはいえ，いまこうして"よかった"と思える日があることに，またデイケアのスタッフの方々に出会えたことにとても感謝しています．ありがとうございました．突然の手紙で驚かれたでしょうが，荷物を整理するなか，デイケア活動中の写真がたくさん出てきて，思いがこみあげてきて思わずペンを執りました．失礼のほどお許しください．　　　中野佐知子」

3．いちばん大切なこと

　人は笑ったり，泣いたりしながらそれぞれ自分の生活を営み，自分のストーリーを綴っている．そして何かの縁でそれぞれの営みがたまたま交錯し，そこからまたお互いが影響し合って，その関係性のなかで新たな物語が展開されていく．
　この手紙をもらって思ったことは，「自分はこれまで作業療法をとおして，いろいろな方々と関わりをもってきたけれど，その方たちのストーリーではどんな登場人物だったのだろうか」，「どうして知識もなく，経験も少ない，何もわかっていなかった若造の自分が，十数年を経て感謝の手紙をもらえるほどの働きがそのときできたのか」ということだった．
　答えは簡単に出るものではないと思う．しかし，いま思い起こしてひとつだけ思い当たることは，「あーよかったー，とできるだけたくさん感じてもらえるようにアンテナをはり，そして信号を感じたならすぐに動いてみる」ということだったのではないかと思う．
　健康になる，障害が軽くなる，それは生きていくうえでとても大切なことであり，私たち医療職がめざす目標でもある．しかし，それは最終的な目標ではないはずだ．何のための健康か，何のために障害が軽くなることが必要なのかをしっかりと考える必要がある．喜びを感じる，安らぐ，学ぶ，人の役に立つ，愛する，そうしたことが本当は一番大切なことなのではないか，それがたとえ障害を抱えていたとしても，変わりはないはずである．しっかりとした支援を行うために，知識や技術は必要である．しかし，若さゆえ技術として，言葉として表現することができないとしても，なんとかしたいという"一生懸命（熱い思い）"がときとしてそうし

た技術や知識を超えて，奇跡を生む瞬間があるということなのかもしれない．
　これからも作業療法をとおして多くの方々と出会い，影響し合いながら，そのときどきの物語を綴っていく．自分はその台本のなかでどういった登場の仕方をするのか，そうした想像を巡らせて関わるのも作業療法の醍醐味だと思うが，いかがなものか．

（小川敬之）

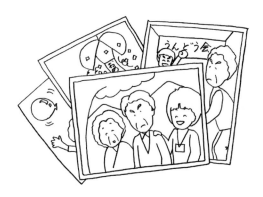

リハビリテーションの実践
—認知症の人の尊厳

1. 認知症の人との関わり

　私と認知症との出会いは50年近く前にさかのぼる．祖母は80歳で他界した．晩年には寝たきりの生活であったが，世話する母が常に側にいないと用もないのに大声で「おーい，おーい」呼び続けていた．また，ある時は，母が財布を盗んだと言っては，母を困らせていたことを記憶している．ところが，「世話になって申し訳ない」と母に手を合わせることもしばしばあり，母は複雑な心境のようであった．いま思い起こすと当時，認知症の人を在宅で介護する家族では，この様な光景は日常茶飯時だったのかもしれない．

　さて，作業療法士の資格を取得して30年を超えた．当初10年間は臨床活動に専念し，身体障害と老年期障害の人を中心に担当していた．その後は，作業療法士の教育の場に身を尽くし，その傍らで現在は，主に介護予防・認知症予防に携わっている．これまでに多くの認知症の人とその家族に関わり，そして作業療法士としての喜びを感じたり自分の非力さを情けなく思ったりしながら現在に至っている．また，保健・医療・福祉関連職種の認知症に対する作業療法や，リハビリテーションの誤解にも随分と悩んできた．これに対して，認知症のリハビリテーションや作業療法について，認知症ケア標準テキストの執筆の機会をいただいたり[1]，機会あるごとに講演会での講師を引き受けたり，研究を報告して[2〜6]，その誤解を払拭することに努めてきた．

　作業療法士になりたての頃の筆者は，認知症と思われる人を担当し，現存（残存）している能力面に着目し，作業活動としての手工芸などの生産的活動や，家事活動をプログラムの中心に据え活動を提供してきた．また，これまでにその一部を報告してきた[7]．

　温厚なAさん（女性，当時83歳）は，アルツハイマー型認知症で「何もできん婆だで」が口癖の人だった．独歩可能でADLは自立していたが，HDS-Rの得点は一桁で見当識障害と記憶障害が顕著であった．しかし，手工芸は得意で毛糸を使っての人形づくりやネット手芸に黙々と取り組んでいた．「ひ孫にやるのが楽しみ」と言いながら，いつもにこにこと楽しそうな表情で作業している姿が印象的な人だった．家族も同伴しての作業療法場面では，「ぼけて何もできないと思っていたし，家では何もせずボーっとした生活だったけど，まだこんなことが十分にできたのですね」とAさんの取り組みに驚きと安堵の様子であった．このような場面を経験するたびに，何もできないと烙印を押されたり，周りから活動を義務的に無

理強いされるのではなく，認知症の人に残されている能力をみきわめ，そしてそれを活用し，彼らが自ら取り組める場を提供できる作業療法本来のよさを痛感してきた．一方では，献身的な介護者の取り組みが介護の葛藤につながるケースも経験してきた．

2．認知症の人との関わり ―献身的な介護者の事例

　平成8年末から外来通院のBさんを6年間（月1～2回）担当した．Bさん（男性，当時66歳）は，アルツハイマー型認知症で，ADLはすべて自立，HDS-Rは22点，MMSEが24点だった．二世帯住宅で共働きの長男夫婦と孫2人の6人暮らしであった．和菓子職人（自営）のBさんは，それをつくる手順を間違えたり，材料を適切量配合できなくなったり，これまで販売してきた和菓子を作ることができなくなってきたという．また，つり銭を間違ってしまうこともしばしばであった．

　初めてお会いしたBさんは，自分自身の不甲斐なさを責め，妻共々今後に不安を募らせた状態であった．今後しばらくは，得意先の仕事は続けていきたいとの希望であった．このため仕事に関しては，妻の支えが必要なことから二人で事前に作業工程と材料や分量などを確認しながらメモする，そして工程が進むごとにチェックする，電卓を利用するなどを助言した．また，生活では日課として続けていた長良川遊歩道の散歩を継続する，日記を付け1日の出来事を確認することを勧めた．妻には，今後Bさんがたどると予想される病気の過程や，決して自分ひとりで何とかしようと考えたり介護を抱え込んだりしないこと，Bさんにできることは役割として続けてもらうことなどが重要であると伝えた．

　経年的状況では，HDS-Rは18点（平成9年）が13点（10年），9点（11年），6点（12年），その後は検査拒否となった．仕事は妻の補助により続けることができていたが，やはり販売できる和菓子をつくることができないということから得意先に事情を話し，平成10年に店を閉めることとなった．

　一方，生活では，平成11年頃から髭剃りを使いこなせなくなったり，衣服の上下左右が混乱する着衣失行が出現したりし，妻の介助量が増え始めた．食事では，たとえばそうめんを食べるときにつけ汁を全て飲みその後に麺だけ食べる，刺身を醤油につけずに食べるなどがみられるようになってきた．役割としていた園芸では，水を何度もやってしまうなど，いましがたの行為や出来事を覚えていない状況が顕著となった．また，近所の葬儀には場にそぐわない普段着で参列する出来事もあった．さすがに妻もこれにはショックを受けた．近所の人はBさんの奇異と思えるこの出来事を話題にするようになっていった．

　その後も症状は進行し，平成13年末には寒いにも関わらず裸でトイレにいたり，風呂場では浴槽のふたを抱きかかえていたり，夜間の失禁，玄関先での放尿が頻発するようになった．孫もこれまでにないBさんの様子をみて，目に余る小ばかにした言動が目に付くようになってきた．妻は同居の長男夫婦と孫にも気遣いの日が

続くようになっていった．平成14年には，常時妻がそばにいないと生活できない状況となり，妻の精神的・身体的な負担は増すばかりであった．

筆者は，外来受診時にBさんご夫婦に会うたびに近況を確認しながら考えられる対処法の助言に努めた．同時に妻の負担軽減の必要性を伝え，通所や入所を利用することをあわせて勧めていった．その理由は，妻が近所の目や細かな詮索を気にしながらも，長年連れ添ってきたBさんを，日課の散歩やときには旅行に連れ出すなどとても献身的で，自分自身の健康を損なってしまう危険性があったからである．

平成14年秋，妻は自宅での介護に限界を感じ，施設への入所を断腸の思いで決断し，Bさんは筆者が勤務する関連の老人保健施設に入所することとなった．入所当初は，生活環境の変化の影響と思われるこれまでになかった症状として，たとえば，いすを机の上にのせたり，水道の蛇口をゆるめたりする行為が常時続くようになった．入所後も妻は，Bさんとの外出の時間をつくり，散歩後に食事を終え，施設に送り届けるなど，一貫した献身的な姿勢に筆者は頭が下がる思いでいっぱいだった．平成15年春には，筆者が職場を変わることとなり，ご夫婦にそのことをお伝えし最後まで担当できない状況になったことをお詫びした．

その後，妻からは何度か丁重なお便りをいただいた．「当時介護がとてもとても重荷となり限界を感じておりました折，倒れてからでは遅いですよと積極的にアドバイスしていただき，お陰さまで今では心身ともとてもリラックスしております」．しかし文面には，「この先，どのように病が進行していくか，また，この施設にどれくらいの期間お世話様になれるのかと考えると不安がどっと頭にのしかかってきます」と今後の不安が綴られていた．別便では，「いつ，退所命令がでるのかと内心落ちつかない日々でいたところ，心配していたとおり突然，今後の生活について相談したいので施設から連絡が入り，退所して欲しいとのことを告げられました．せっかく軌道にのった施設での生活だったのに，目の前が真っ暗になりました」と切ない思いが書かれていた．ただし，文面の最後には，自宅から近い他の施設を紹介され入所が決まったことも添えられていた．

3. 認知症の人との関わり ―今後に向けて

Bさんの事例から以下の3点について考えさせられた．まず，認知症の早期発見と治療，リハビリテーションは必須である．それに加えて，認知症の避けがたい症状の進行に対して長期的な視点に立った関わりが必要であること．次に，介護者への情緒的サポートと情報的サポートの提供が，懇切丁寧になされる施設や職員の存在が欠かせないこと．そして，認知症の人とその家族が，人として安心安全な生活を継続できることを保障した施設やサービスが必要なことである．

保健・医療・福祉の方向性は国の政策によって影響をうけるが，2012年に「認知症施策5か年計画（オレンジプラン）」，2015年には「認知症施策推進総合戦略（新オレンジプラン）」が公表された．リハビリテーションの理念と思想を背景とし

た職種である作業療法士として，誰もが認知症になっても安心して暮らしていける環境と社会づくりに貢献し続けることで，認知症の人のその人らしさを尊重した普遍的な生活の確立に，これからも最善を尽くしていきたいと考えている．それがこれまで担当させていただいた多くの認知症の人とご家族，地域在住高齢者への恩返しだと肝に銘じている．

（竹田徳則）

【文 献】
1）日本認知症ケア学会（編）：認知症ケアの実際Ⅱ 各論 第3版．ワールドプランニング，2007．
2）竹田徳則・他：心理社会的因子に着目した認知症予防のための介入研究：ポピュレーション戦略に基づく介入プログラム理論と中間アウトカム評価．作業療法，**28**(2)：178-186，2009．
3）竹田徳則：認知症の一次予防に着目した取り組みと可能性．日本認知症ケア学会誌，**11**(3)：629-634，2012．
4）竹田徳則：地域介入による介護予防効果検証：武豊プロジェクト．総合リハビリテーション，**42**(7)：623-629，2014．
5）竹田徳則：認知症予防の現状と地域での実践 愛知県武豊町の場合．老年精神医学雑誌，**25**(12)：1346-1353，2014．
6）竹田徳則：認知症のリハビリテーション．日本認知症ケア学会誌，**13**(4)：677-683，2015．
7）日本認知症ケア学会（編）：認知症ケア標準テキスト 改訂・認知症ケア事例集．ワールドプランニング，2006．

索引

【欧文字】

action observation sheet	138
AD	60
ADAS	128
Alzheimer type dementia	59
Alzheimer's disease	60
Alzheimer's disease assessment scale	128
animal-assisted therapy	97
apathy	64
ATD	50, 59
──の抗認知症薬	83
Binswanger type	63
BPSD	70, 104
──に対する薬物療法	86
──の分類	71
CDR	132
clinical dementia rating	132
DASC	166
DBD	132
DBD-13	166
DCM	210
dementia behavior disturbance scale	132
dementia care mapping	210
dementia with Lewy bodies	65
DLB	65
DPS	24
DSM-5	58, 59, 125
early onset dementia	239
EOD	239
epigenesis theory	3
Erikson	3
evidence-based practice	149
FAST	132
fronto-temporal dementia	66
FTD	66, 67
FTLD	67
functional assessment staging	132
GDS 15	138
geriatric depression scale	138
HDS-R	126
horticultural therapy	98
IADL	129
ICD-10	58, 125
ICF	24
ICIDH	24
IPA	70
J-ZBI	144
J-ZBI_8	166
L-ドーパ	85
major neurocognitive disorder	59
MCI	59, 137, 288
memory book	94
mild cognitive impairment	59
mild neurocognitive disorder	59
mini-mental state examination	128
Minkowski	5
MMSE	128
MoCA	137
MOHO	152
music therapy	96
N-ADL	129
narrative	160
neurocognitive disorder	125
neuropsychiatric inventory	132
NFT	60
NINCDS-ADRDA の臨床診断	60
NMDA 受容体拮抗薬	82
NM スケール	135
NPI	132
N 式老年者用精神状態尺度	135
N 式老年者用日常生活動作能力評価	129
PA	67
PET	58
Pick dementia	66
Pick 病	66
progressive non-fluent aphasia	67
QOL-D	130
RCT	43
reality orientation	93
reminiscence	91
RO	93
SD	67
semantic dementia	67
senile plaque	60

senility	58	【あ】	
sensitivity	127	悪性健忘	59
social inclusion	238	悪性の社会心理	106
SP	60	アセチルコリン仮説	83
specificity	127	アリセプト	82
SPECT	58	アルツハイマー型認知症	59, 165, 174
Squireの分類	69	――の薬物療法	83
strategic infarct dementia	63	アルツハイマー病	60
treatable dementia	59	アロマ活動	36
untreatable dementia	59		
validation therapy	93	【い】	
vascular dementia	63	意志質問紙	153
VD	63	異食	256
WAIS-R	137	位置探索サービス	255
WHO	24	意味記憶	69
Zarit burden interview	144	意味性認知症	67
Zarit介護負担尺度日本語版	144	医療費控除	275
		医療保険	243
βアミロイド	86		
		【う】	
		ウェルビーイングの提供	24
		うつ	53
		【え】	
		エピソード記憶	61, 69
		エビデンスレベル	27
		エリクソンの漸成理論	4
		園芸療法	98
		【お】	
		老い	3
		オランザピン	86
		オレンジプラン	20, 269, 286
		音楽療法	30, 96
		【か】	
		介護休業制度	278
		介護支え合い電話相談室	273
		介護支援専門員	246
		介護者へのサポート	261
		介護負担への対処	262
		介護保険	243
		介護保険制度	285
		介護保険法	24

介護予防 287
介護老人福祉施設 246
介護老人保健施設 222, 246
回想法 91
　——の効果 92
改訂長谷川式簡易知能評価スケール 126
家族会 264
家族介護MBI 262
家族支援 263
かなひろいテスト 138
ガランタミン 82
環境調整 252
観察 78
観察法 124
感度 127
漢方薬 86

【き】
記憶障害 58, 69
危険因子 50
器質性精神障害 59
基本チェックリスト 143
記銘力障害 60
逆行性健忘 69
急性期病院 196
興味関心チェックリスト 182

【く】
クリティカルパス 270
グループホーム 247

【け】
ケアマネジャー 246
傾聴 110
軽度認知障害 59, 137
結晶性能力 6
言語的コミュニケーション 110
幻視 65
現実見当識訓練 93
見当識障害 70

【こ】
更衣動作 176
行為発現の経路 117

高額介護サービス費 275
高額療養費 275
後期高齢者 15
抗精神病薬 208
向精神薬 86
行動観察方式 AOS 138
抗認知症薬 82, 208
　——の副作用 83
抗ヒスタミン剤 88
高齢化率 14
高齢社会 14
高齢者虐待防止法 279
高齢者総合相談センター 273
高齢消費者見守りホットライン 279
ゴールドプラン21 284
国際障害分類 24
国際生活機能分類 24
語健忘 61
個人史 160
語想起障害 61
コホート研究 17
コミュニケーション 104
コミュニケーション障害 75
コリンエステラーゼ阻害薬 82
根拠に基づく実践 149
混合型認知症 85

【さ】
作業行動理論 151
作業的存在 151
作業療法5か年戦略 25
作業療法アプローチ 26
作業療法士 289
ざるの目認知症 64

【し】
視覚認知障害 65
実践理論 150
嫉妬妄想 61
市民後見人 270
社会的ネットワーク 52
若年性認知症 239, 271
若年認知症 19
　——サポートセンター 274

住宅改修 ……………………………… 274
重度認知症デイケア ………………… 245
周辺症状 ………………………………… 70
就労移行支援事業所 ………………… 277
就労支援 ……………………………… 277
宿泊サービス ………………………… 274
障害高齢者の日常生活自立度判定基準 … 143
障害者雇用支援機構 ………………… 278
障害者就業・生活支援センター …… 277
障害手当金 …………………………… 276
障害年金 ……………………………… 276
常同行動 ………………………………… 67
傷病手当 ……………………………… 277
上腕骨近位端骨折 …………………… 190
自立支援医療 ………………………… 276
新オレンジプラン ………………… 21, 286
神経原線維変化 ………………………… 60
進行性非流暢性失語 …………………… 67

【す】
遂行機能 ………………………………… 70

【せ】
生活行為聞き取りシート …………… 181
生活行為向上マネジメント …… 79, 181
整形外科 ……………………………… 189
精神科療養病棟 ……………………… 245
精神障害者保健福祉手帳 …………… 278
精神通院医療 ………………………… 276
精神発達遅滞 ………………………… 215
精神保健福祉センター ……………… 249
成年後見制度 ………………………… 279
世界保健機関 ………………………… 24
セロクエル ……………………… 85, 86
前向性健忘 ……………………………… 69
全体理論 ……………………………… 149
前頭側頭型認知症 ……………… 66, 67
せん妄 ………………………………… 205
せん妄症状 …………………………… 198

【そ】
喪失感 …………………………………… 6
ソーシャル・キャピタル …………… 290

【た】
タウの過剰リン酸化 …………………… 86
タクティールケア ……………………… 95
多発性脳梗塞型 ………………………… 63

【ち】
地域ケア会議 ………………………… 270
地域支援マップ ……………………… 273
地域福祉権利擁護事業 ……………… 278
地域包括ケア ………………………… 25
地域包括ケアシステム ……………… 271
地域包括支援センター ………… 249, 273
地域密着型サービス ………………… 247
知的障害 ……………………………… 221
痴呆 …………………………………… 285
着衣失行 ……………………………… 174
中核症状 ………………………………… 69
中間範囲理論 ………………………… 150
超コミュニケーション法 …………… 155
調理 …………………………………… 31
治療可能な認知症 ……………………… 59

【つ】
通所介護 ………………………… 180, 248
通所系サービス ……………………… 274
通所リハビリテーション …………… 248
低栄養 ………………………………… 199

【て】
デイケア ……………………………… 248
デイサービス ………………………… 248
テスト法 ……………………………… 124
デリバリー作業 ……………………… 233

【と】
統合失調症 …………………………… 208
橈骨遠位端骨折 ……………………… 190
動物介在療法 ………………………… 97
特異度 ………………………………… 127
特別障害者手当 ……………………… 277
特別養護老人ホーム ………………… 246
トップダウンアプローチ ……………… 74
ドネペジル ……………………………… 82
ドパミン作動薬 ………………………… 85

取り繕い ………………………………………… 61

【に】
日常生活自立支援事業 ………………………… 278
日常生活用具給付制度 ………………………… 252
日本語版 MoCA ………………………………… 137
入浴 ……………………………………………… 258
任意後見制度 …………………………………… 280
人間作業モデル ………………………………… 152
認知症 …………………………………… 14, 59, 285
　――の行動・心理症状 ………………………… 70
　――の症状 ……………………………………… 69
　――のタイプ …………………………………… 59
　――の発症予防 ………………………………… 288
　――の発症率 …………………………………… 17
　――の人と家族の会 …………………………… 273
　――の評価 ………………………………… 74, 124
　――の有病率 …………………………………… 16
　――の予防 ……………………………………… 50
認知症110番 …………………………………… 273
認知症カフェ ……………………………… 170, 271
認知症ケアパス ………………………………… 270
認知症ケアマッピング …………………… 155, 210
認知症ケアモデル ……………………………… 271
認知症高齢者健康関連QOL評価票 ………… 130
認知症高齢者の日常生活自立度判定基準 … 143
認知症サポーター ……………………………… 270
認知症施策推進総合戦略 ……………………… 286
認知症疾患医療センター ……………………… 244
認知症初期集中支援 …………………………… 164
認知症初期集中支援チーム ……………… 270, 289
認知症短期集中リハビリテーション実施加算 … 285
認知症短期集中リハビリテーション評価表 … 227
認知症治療病棟 ………………………………… 245
認知症ライフサポートモデル ………………… 271

【の】
脳血管性認知症 ………………………………… 63
　――の薬物療法 ………………………………… 85

【は】
パーソン・センタード・ケア ………………… 105
場あわせ反応 …………………………………… 61
徘徊 ……………………………………………… 253

排泄 ……………………………………………… 256
バリデーションセラピー ……………………… 93
ハローワーク …………………………………… 277
ハロペリドール ………………………………… 86

【ひ】
被影響性の亢進 ………………………………… 67
非言語的コミュニケーション ………………… 111
膝人工関節置換術後 …………………………… 198
非薬物療法 ……………………………………… 89
病識の欠如 ……………………………………… 67
ビンスワンガー型 ……………………………… 63

【ふ】
福祉用具 ………………………………………… 251
　――の貸与 ……………………………………… 274
負担感スケール ………………………………… 261

【へ】
平均寿命 …………………………………………… 2, 15
米国精神医学会 …………………………………… 58, 59

【ほ】
法定後見制度 …………………………………… 279
訪問介護 ………………………………………… 248
訪問系サービス ………………………………… 274
訪問リハビリテーション ………………… 181, 248
ボーヴォアール ………………………………… 6
ボケ ……………………………………………… 58
保健所 …………………………………………… 249
保護的因子 ……………………………………… 50

【ま】
まだら認知症 …………………………………… 64
マネジメント …………………………………… 251

【み】
ミンコフスキー ………………………………… 5

【め】
メタ理論 ………………………………………… 149
メマンチン ……………………………………… 82
メモリーブック ………………………………… 94

【も】
ものとられ妄想 …… 61
もの忘れ …… 58

【や】
薬剤性 BPSD …… 87
薬物療法 …… 82
役割獲得モデル …… 151
役割チェックリスト …… 153

【ゆ】
有料老人ホーム …… 247

【よ】
抑肝散 …… 86

【ら】
ライフイベント …… 2
ライフサイクル …… 2
ライフレビュー …… 91
ランダム化比較試験 …… 43

【り】
離床センサー …… 257
リスパダール …… 86
リバスチグミン …… 82
流動性能力 …… 6
良性健忘 …… 59
料理動作 …… 176

【れ】
レジスタンストレーニング …… 35
レビー小体型認知症 …… 65, 179, 231
　――の薬物療法 …… 85

【ろ】
老研式活動能力指標 …… 141
老人性認知症センター …… 249
老人斑 …… 60
老人福祉法 …… 24, 284
老人保健法 …… 24, 284
老年期の課題 …… 4

【編者略歴】

小川 敬之（おがわ のりゆき）

1963年	福岡県生まれ
1985年	労働福祉事業団九州リハビリテーション大学校作業療法学科卒業
1985年	労働福祉事業団神戸労災病院勤務
1988年	日本赤十字社今津赤十字病院（重度認知症治療病棟，重度認知症患者デイケア）
1997年	日本赤十字社特別養護老人ホーム豊寿園生活指導係長兼訓練係長
2000年	九州保健福祉大学保健科学部作業療法学科講師
2005年	九州保健福祉大学保健科学部作業療法学科准教授
2007年	九州保健福祉大学大学院保健科学研究科修士課程修了
2011年	九州保健福祉大学保健科学部作業療法学科教授
2017年	宮崎大学大学院医学系研究科内科学講座循環体液制御学分野博士課程修了　博士（医学）
2018年	京都橘大学健康科学部作業療法学科教授

竹田 徳則（たけだ とくのり）

1955年	広島県生まれ
1978年	日本福祉大学社会福祉学部社会福祉学科卒業
1978年	医療法人成精会刈谷病院勤務
1982年	国立療養所東名古屋病院附属リハビリテーション学院作業療法学科卒業
1982年	名古屋市厚生院勤務
1983年	医療法人甲風会有馬温泉病院勤務
1991年	医療法人尚徳会ヨナハ総合病院勤務
1992年	学校法人誠広学園平成医療専門学院作業療法学科勤務
2001年	日本福祉大学大学院社会福祉学研究科修士課程修了
2003年	茨城県立医療大学保健医療学部作業療法学科助教授
2005年	星城大学リハビリテーション学部作業療法学専攻教授
2006年	日本福祉大学大学院社会福祉学研究科社会福祉学専攻博士後期課程修了　博士（社会福祉学）

認知症の作業療法 第2版
ソーシャルインクルージョンをめざして　ISBN978-4-263-21949-2

2009年6月20日　第1版第1刷発行
2015年1月10日　第1版第8刷発行
2016年1月20日　第2版第1刷発行
2019年1月10日　第2版第4刷発行

編　者　小川　敬之
　　　　竹田　徳則
発行者　白石　泰夫
発行所　医歯薬出版株式会社

〒113-8612　東京都文京区本駒込1-7-10
TEL.(03)5395-7628(編集)・7616(販売)
FAX.(03)5395-7609(編集)・8563(販売)
https://www.ishiyaku.co.jp/
郵便振替番号　00190-5-13816

乱丁，落丁の際はお取り替えいたします　　印刷・あづま堂印刷／製本・愛千製本所

© Ishiyaku Publishers, Inc., 2009, 2016. Printed in Japan

本書の複製権・翻訳権・翻案権・上映権・譲渡権・貸与権・公衆送信権（送信可能化権を含む）・口述権は，医歯薬出版(株)が保有します．

本書を無断で複製する行為（コピー，スキャン，デジタルデータ化など）は，「私的使用のための複製」などの著作権法上の限られた例外を除き禁じられています．また私的使用に該当する場合であっても，請負業者等の第三者に依頼し上記の行為を行うことは違法となります．

JCOPY ＜出版者著作権管理機構　委託出版物＞
本書をコピーやスキャン等により複製される場合は，そのつど事前に出版者著作権管理機構（電話 03-5244-5088，FAX 03-5244-5089，e-mail: info@jcopy.or.jp）の許諾を得てください．

●地域で生活を支える包括型支援！新時代の作業療法実践の道標となる好評書！

生活を支援する
精神障害作業療法
急性期から地域実践まで　第2版

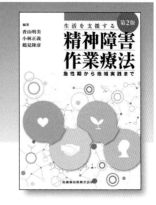

◆香山明美・小林正義・鶴見隆彦　編著
◆B5判　336頁　定価(本体3,900円＋税)　ISBN978-4-263-21933-1

● 2004年，精神保健医療福祉の改革ビジョンにおいて「入院医療中心から地域生活中心へ」という基本方針が掲げられた．本書はこのような時代の要請に応じ，精神保健領域の作業療法を網羅するテキストとして，さらには臨床家のための実践書として編集され，初版から7年間で高い好評をえ，刷りを重ねてきた．
● 2013年，地域福祉を促進する「障害者の日常生活及び社会生活を総合的に支援するための法律(障害者総合支援法)」が施行されたことに合せ，改訂では大幅な見直しを行い，さらなるバージョンアップをはかった．

◆本書の主な目次
第1章　精神保健医療福祉の動向と作業療法士の役割
第2章　作業療法実践の基本的視点
第3章　急性期作業療法の考え方と実際
第4章　退院支援の考え方と実際
第5章　地域生活支援のあり方と実際
第6章　作業療法士が遭遇することの多い疾患の知識と対応の基本

●豊富な実践報告を盛り込みながらうつ病の作業療法を総括した初の成書！

うつ病の作業療法

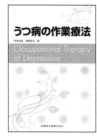

◆早坂友成・稲富宏之　編
◆B5判　212頁　定価(本体3,600円＋税)　ISBN978-4-263-21428-2

●うつ病治療における「作業療法」に期待が高まるなか，基本知識からOTの役割，実践方法，社会復帰支援プログラムが具体的に記された待望の一冊．

●ほとんどすべての認知症患者に存在するコミュニケーション障害へのアプローチ！

認知症のコミュニケーション障害
その評価と支援

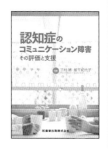

◆三村　將・飯干紀代子　編著
◆B5判　180頁　定価(本体3,000円＋税)　ISBN978-4-263-21435-0

●認知症は種類や重症度は多様であるものの，ほとんどすべての患者にコミュニケーション障害が存在する．本書は，コミュニケーションという切り口で認知症をとらえ，支援のための実用的な方法論を，症例を多用しながら具体的に解説したテキストブックである．

医歯薬出版株式会社　〒113-8612 東京都文京区本駒込1-7-10　TEL03-5395-7610　FAX03-5395-7611　https://www.ishiyaku.co.jp/